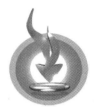

21世纪普通高等学校信息素质教育系列教材

医学信息检索

（第三版）

主 编　张　倩　徐　云

副主编　王小惠　蒋海萍　覃丽琳
　　　　郑宏智　黄　琼

U0279038

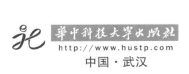

华中科技大学出版社

http://www.hustp.com

中国·武汉

内 容 提 要

本书根据医药卫生工作者及医学院校学生的信息需求，重点讲述了现代医学方面的信息检索与利用，内容包括绪论、现代图书馆文献信息利用、参考工具书、计算机检索、中文医学信息资源检索、外文数据库检索、特种文献信息检索、网络信息资源检索及搜索引擎、网络免费医学资源、课题主题分析与文献鉴别与评价、医学文献写作等。依托丰富的数据库资源，全书突出了信息利用的基本知识和与生物医学有关的重要数据库的使用。

本书可作为医学院校教材，也可作为医药卫生工作者继续教育用书及医学临床、教学、科研工作者的参考用书。

本教材由一线资深主讲教师编写，经过十年打磨，这是第三版。其内容实用，层次分明，选材新颖、常见、易得，既展示了信息资源建设的新成果，又突出了实践内容。各章节配有大量图片、例题和最新的网址链接，便于读者自学。

图书在版编目(CIP)数据

医学信息检索/张倩，徐云主编. —3 版. —武汉:华中科技大学出版社,2021.4(2024.1重印)
ISBN 978-7-5680-6911-3

Ⅰ. ①医… Ⅱ. ①张… ②徐… Ⅲ. ①医学信息-信息检索 Ⅳ. ①R-058

中国版本图书馆 CIP 数据核字(2021)第 067895 号

医学信息检索（第三版）   张 倩 徐 云 主编
Yixue Xinxi Jiansuo(Di-san Ban)

策划编辑：袁 冲
责任编辑：白 慧
封面设计：孢 子
责任监印：朱 玢
出版发行：华中科技大学出版社（中国·武汉）   电话：(027)81321913
            武汉市东湖新技术开发区华工科技园   邮编：430223
录　排：华中科技大学惠友文印中心
印　刷：武汉科源印刷设计有限公司
开　本：787mm×1092mm　1/16
印　张：15.25
字　数：380 千字
版　次：2024 年 1 月第 3 版第 3 次印刷
定　价：48.00 元

第三版前言

文献信息检索是一门科学方法课，它指导学生如何查找文献、获取知识和信息，是一门实践性很强、应用性很广、内容更新快的工具性课程，被人们喻为开启知识宝库的钥匙。

自 1984 年国家教委（现更名为教育部）发出关于在高等院校开设文献检索与利用课的文件以来，全国各高校陆续开设了文献检索与利用课程。近年来，信息技术的发展和网络应用的普及，使医学院校医学信息检索与利用课程的教学内容不断丰富，教学方法趋向规范，授课面也越来越广。高校开设此课程旨在培养学生敏锐的信息意识，让学生掌握探索知识的本领和检索的技能，具备信息利用能力和独立研究能力。

当今是信息时代，现代计算机技术、数据库技术、多媒体技术、通信技术，尤其是计算机网络技术迅速发展，造就了信息传播的全球化。急剧增长、不断完善的学术资讯服务使信息检索变得快捷、便利。例如：数据库的操作更简单，界面更直观；文献信息既有文摘也有全文，既有文本也有图像；数据库提供智能化和个性化的服务等。面对不断增加的文献数据库品种和瞬息万变的信息流，学生缺乏熟练专业的检索技能，对检索结果不能正确鉴别优劣，这就需要有系统的课程和专业教材引导学生了解文献信息的检索原理，掌握常用专业文献信息数据库和网络检索工具的检索技能，学会辨别文献信息的真伪、优劣及学术价值，利用获得的信息和知识创新思维，完成学习过程中的各项任务。

为此，宁夏医科大学、嘉应学院医学院、桂林医学院、贵州医科大学、佛山科学技术学院等多个医学院校的文献信息检索课的资深教师做出了不懈的努力，综合了各医学院校常用的数据库和网络资源，联合编写了本教材。

自 2011 年本书第一次出版以来，已经过去了十年。这次推出的第三版，保留了 2015 年第二版的框架和主体内容，根据医学信息检索技术的发展、现代图书馆资源服务的变革以及读者的反馈意见，对部分内容进行了完善、调整和更新。全书共 11 章，各章节配有例题和实践操作图示。第 1 章介绍了信息的基本概念、信息检索的基本原理和方法；第 2 章重点介绍了图书馆的类型、数字图书馆、现代信息技术在图书馆中的应用及文献信息资源共享，对现代图书馆文献信息的利用及信息技术在图书馆中的应用做了详细的阐述；第 3 章介绍了目前常用的中、外文参考工具书及其检索方法，旨在让学生了解参考工具书，增强信息意识，学会利用各种工具书；第 4 章至第 6 章对常用的中、外文生物医学文献数据库、全文数据库的检索途径进行了详尽的介绍，并附上相关数据库网址，配以大量的图示和例题，阐述了各种数据库的检索方法，内容更直观易懂；第 7 章对特种文献做了详细介绍，内容丰富；第 8 章介绍了网络信息检索基础知识，对常用的知名中、外文搜索引擎进行了详细介绍，实用性强；第 9 章为学生和科研工作者提供了详细和免费的网络资源信息，对文献信息的查询具有较大的指导意义；第 10 章包含大量的实例阐述和课题主题分析，指导读者正确鉴别和评价文献，以达到择优利用的目的；第 11 章是对文献信息检索的综合利用和升华，综合前面各章节的

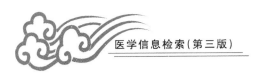

信息检索方法，教读者如何进行信息检索、科研选题和文献写作，对学生完成论文撰写具有实际的指导意义。为提高信息检索课的教学实践能力，本书在每章后面附上了思考题，以供学生课后思考和实践。

第三版的主编是张倩和徐云。修订具体分工如下：徐云老师负责第 2 章、第 6 章部分内容的修订，王小惠老师负责第 5 章部分内容的修订，蒋海萍老师负责第 6 章部分内容的修订，覃丽琳老师负责第 8 章、第 9 章部分内容的修订，张倩老师负责第 3、第 10 章内容的修订。其他章节未做改动，其中第 1 章、第 4 章由王小惠老师编写，第 7 章由黄琼老师编写，第 11 章由郑宏智老师编写。由张倩老师负责全书的统稿工作。

本书在编写的过程中参阅了大量的相关文献，同时得到了各医学院校图书馆的领导和工作人员的大力支持、无私帮助，在此，对各医学院校图书馆的领导和工作人员，以及本书所参阅的大量文献的作者致以衷心的感谢。

由于编者知识和水平有限，书中的疏漏或错误之处在所难免，敬请同行、专家及广大读者批评指正，以利于今后的完善和充实。

编　者

2020 年 11 月 25 日

目　　录

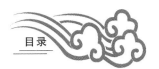

第1章 绪 论

随着信息技术的迅猛发展和网络的日益普及,信息作为继材料、能源之后的第三种重要资源,成为当今社会经济发展的三大支柱之一。在医学科学研究方面,学科之间的交叉、渗透、整合越来越明显,医学知识和医疗技术更新迅速,医学文献数量也以指数级迅速增长。文献信息有助于医务人员及医学科研人员交流经验、增长知识和提高水平。人们对医学文献信息资料的依赖程度进一步加强,经济、科技甚至国力的竞争已经逐步演变为信息的竞争。如何选择合适的文献信息源、怎样掌握检索与利用信息资源的基本理论与方法、如何判断文献信息的真伪、如何评价文献信息的优劣及学术价值等,已经成为人们日常生活中的重要内容。本章主要介绍医学文献信息资源的基本概念、基本知识及文献检索的基本理论。通过本章的学习,学生能够掌握医学文献信息检索基本知识,具备一定的信息素养,为以后检索工具的学习奠定基础。

1.1 基 本 知 识

1.1.1 文献和信息的基本概念

1. 文献

《文献著录 第1部分:总则》(GB/T 3792.1—2009)认为,文献(document)是"记录有知识的一切载体"。人类在漫长的生产实践、科学实践和社会实践中逐步认识客观世界,从而得到了大量有用的知识。为了把这些知识积累起来,便于传播和供后人借鉴,人们就将这些知识或信息用一定的符号、文字、图像等记录在一定的载体上,这就形成了文献。所以,文献是记录有知识或信息的载体,是人类社会交往及长期从事生产和科学技术活动的真实记录,是各种知识或信息载体的总称。文献包含以下三个基本要素。

(1)知识或信息的具体内容。

(2)提示和表达知识和信息的手段,如文字、符号、图像、声频、视频等。

(3)记录知识和信息的物质载体,如竹木、帛、金、石、泥陶、纸张、磁带、光盘等。

由此可见,文献记录了人类历史长河中科学技术的发展,以及人类社会活动所取得的成就和达到的水平,积累着各种对后人有用的事实、数据、理论、方法,记载着前人成功的经验和失败的教训,是人类物质文明和精神文明不断发展的产物。

人类自出生起就面临生、老、病、死等各种问题,把与之做斗争的经验保存下来,并记录在一定的载体上,为后人所借鉴,就形成了医学文献。医学知识或信息是医学文献的具体内容,载体是医学文献的外部形态,文字、符号、图像等是医学知识或信息的记录手段。

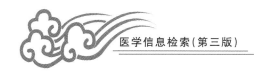

2．知识

知识（knowledge）是人类在认识和改造客观世界的实践中获得的对事物本质的认识和经验的总和，是人们通过实践对客观事物及其运动过程和规律的认识。人类通过信息来认识世界和改造世界，并在这个过程中不断地将感性认识或经验进行总结、处理、加工，以形成知识。自然科学知识是人们改造自然所获取的知识，医学知识属于自然科学范畴，是人类在长期与疾病做斗争的实践过程中所积累起来的经验。从本质上讲，知识蕴涵着推动社会发展、人类进步的巨大力量。

3．信息

信息（information）是物质存在或运动方式与状态的表现形式或反映，是现实世界事物的反映。它提供了客观世界事物的消息、知识，是事物的一种普遍属性。狭义的信息是指具有新内容或新知识的消息，广义的信息是指事物属性的表征。不同事物具有不同的存在状态和运动方式，会表现不同的信息，信息也就千差万别。通常人们根据信息发生源的不同，将信息分为四大类，即自然信息、生物信息、机电信息和社会信息。例如，风、雨、雷、电、春、夏、秋、冬等为自然信息；鸟语花香、燕子随季节迁徙等是生物信息；无线电波、脉冲信号等是机电信息；知识、信仰等是社会信息。

信息的产生、传递、接收是自然界和人类社会中一种很普遍的现象。人们正是通过获取和识别不同信息来区别各种事物，从而认识世界和改造世界的。信息有如下几个特点。

1）客观性

信息是客观的，它源于人们对客观事物的认识。

2）共享性

信息可以通过各种方式，借助于各种载体或媒介广泛传播，可多次重复利用。人们可以通过学习吸收信息，并将其转化为自己的知识，提高自己的水平。信息是现代社会快速发展的原动力。

3）时效性

事物在不断变化，知识和技术也在不断创新。人们获取的信息只有得到适时利用，才能体现最好的价值。原有的信息如果超越了特定的条件或时限，信息就会失去它原有的价值。信息的时效性决定着信息的经济价值、社会价值和学术价值。

4）独立性

一则信息可以存在于不同的载体上，有不同的表达方式，但不影响其性质和功能。

4．信息素养

信息素养（information literacy）是伴随社会信息化的形成和发展而出现的一个名词术语，是指具有检索、分析、评价和利用各种信息源以满足信息需求及制定明智决策的能力，是对个人信息行为能力、独立学习能力及批判性思维能力等的概括性描述。信息素养是一个比较宽泛的概念，包括能够判断什么时候需要信息，并且懂得如何去获取信息，如何去评价和有效利用获得的信息等。信息素养一般包括信息意识、信息能力、信息道德等。信息意识是信息素养的前提，包括充分认识信息的重要作用，树立终生学习、勇于创新的观念，对信息敏感，有洞察力，能迅速、有效地发现与掌握有价值的信息。信息能力是信息素养的重点和核心，是指具有有效利用各种工具及信息资源获取信息、加工处理信息和创造新信息的能

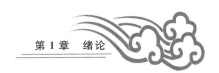

力,包括能够主动确定所需信息范围和程度,能够利用合适的方式有效地获取所需信息,能够批判性地评价、分析信息资源,并能够独立、有效、准确地利用信息资源解决问题。信息道德是指人们在获取、利用信息过程中必须遵循的道德,包括树立正确的法制观念,增强信息安全意识,了解与信息和信息技术有关的道德问题,遵守法规和有关获取及使用信息资源的行为规范。目前很多国家的教育部门以美国在 2000 年公布的《美国高等教育信息素养能力标准》中的各项标准作为衡量学生信息能力的通用标准。该标准认为有信息素养的人应具备以下能力。

(1) 能确定所需信息的范围。

(2) 能对所需信息进行高效的存取。

(3) 能评判性地评估信息及信息源。

(4) 能将获取的信息与自身的知识加以融合。

(5) 能有效地利用信息来完成特定的任务。

(6) 能理解与信息利用相关的经济、法律及社会因素,并在社会伦理及法律规范之下存取、利用信息。

1.1.2　文献信息的类型

文献的数量庞大,其分类方法有许多种,可根据其载体形态、内容等进行划分。

1. 按记录手段划分

按记录手段可将文献划分为如下几种类型。

1) 手写型

一般以纸张、竹、帛等为载体,人工手抄而成,例如,古代的文献、书法作品、手稿、书信、原始记录等。这类文献一般具有一定的保存价值。

2) 印刷型

印刷型文献是以纸张为主要信息载体,以印刷技术为记录手段而产生的文献。它是目前出版物的主要形式,也是馆藏文献的主要类型,如传统的图书、期刊等。其优点是便于携带,是人们交流信息和传递知识的最常用的媒介。其缺点是占用空间大,易受虫蛀、水蚀,在循环使用中因外环境的影响而受损。常用的图书有专著(monograph)、教科书(textbook)、参考工具书(reference book)等。

3) 声像型和缩微型

声像型文献是指以唱片、录音带、录像带,以及高密度视、听光盘等为载体所形成的声音和图像资料。缩微型文献是指用传统摄影方法制作的缩微胶卷或缩微胶片。这两种形式的文献的主要优点是体积小,成本低,便于复制、携带。但这两种文献形式随着电子型文献的快速发展而逐渐被淘汰。

4) 电子型

电子型文献是指采用电子手段,将信息数字化而形成的文献。这主要是通过编码和程序设计将文献变成计算机可读文字或语言,存储于磁盘、光盘等载体上,并借助于计算机及现代化通信手段实现传播和利用的一种新的文献类型。电子型文献主要包括电子图书、电子报纸、电子期刊及各种类型的数据库等。

电子出版物突破了传统文献类型的物理形态和传播利用方式,它的优点为存储量大,形

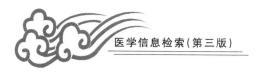

式多，成本低，便于检索、阅读、复制。它开辟了一条新的信息传播渠道，极大地提高了文献信息传递和利用的效率，是目前最为普及的文献类型。

2. 按出版形式划分

按出版形式可将文献划分为如下几种类型。

1）图书

图书（book）是现代出版物中最常见的一种类型，是系统论述各门科学知识的比较成熟、定型的出版物。它包含封面、书名、作者、出版地、出版者等，并装订成册。它是最为古老的、至今仍被频繁使用的一种文献类型。

2）期刊

期刊（periodical；journal；magazine）又称杂志。期刊是有固定的名称（刊名），定期或不定期出版的连续出版物。期刊以报道各学科最新的知识信息、经验总结及科研成果为主。期刊每期发表多篇文章，内容新颖、不重复。期刊的出版周期短、通报速度快、信息量大。

学术性期刊常将杂志（magazine）、学报（acta；journal）、纪事（annals）、进展（progress；advances in...）、评论（reviews）等作为刊物名称的组成部分。

核心期刊是指某学科所涉及的期刊中刊载论文较多的（信息量大的），论文学术水平较高的，能反映本学科最新研究成果及本学科前沿研究状况和发展趋势的，较受该学科读者重视和为他们所参考利用的期刊。目前查询核心期刊的工具有《中文核心期刊要目总览》《国外人文社会科学核心期刊总览》等。

3）会议文献

会议文献（meeting papers；conference proceedings）指的是各种会议上宣传或提交讨论和交流的论文、报告、会议纪要等文献，是反映科学技术发展的最新水平或最新成果和趋势，了解国内外科技水平和科研动向的重要信息来源。会议文献所承载的最新研究成果或阶段性成果，能使专业人士获取许多有价值的信息和有益的启示，所以会议文献备受他们的青睐。学术会议是进行学术交流的一种重要方式和渠道。

4）学位论文

学位论文（dissertation）是作者从事科学研究取得创造性结果或有了新的见解，并以此为内容撰写而成的，为申请相应的学位而提交的学术论文。学位论文主要包括学士论文、硕士论文、博士论文等。其特点是探讨问题专一，论述详细、系统，数据充分，有新论点、新依据，具有一定的独创性。它是学生研究性学习成果的体现。学位论文对科研、生产和教学有一定的参考价值。学位论文大多不公开出版发行，但目前相当多的数据库收集了学位论文，如中国知网、万方数据库等。

5）科技报告

科技报告（scientific & technical report）是描述一项科学技术研究的进展、成果或对一项技术研制试验和评价的结果；或是论述一项科学技术问题的现状和发展的文件。科技报告涉及的内容广泛、专深、具体，而且是较新的研究成果，往往能反映出一个国家或一个学科专业的科研水平。科技报告的特点是有各自机构的名称和连续编号，一般是一册一个报告，不定期出版。

6）专利文献

专利是指受到法律保护的技术发明，是知识产权的一种具体体现形式。专利文献

(patent document)是指专利局公布或归档的与专利有关的文献,它是各国及国际性专利组织在审批专利过程中形成并定期出版的各类文献的总称。专利文献包括专利说明书、专利公报、专利分类资料、专利检索工具及专利从申请到结束的全过程所包括的一些文件和资料。其中,专利说明书记载着发明创造的详细内容及被保护的技术范围,是集技术、法律、经济信息于一体的特殊类型的科技文献。专利文献反映了当时某项科技所达到的最新成就,是科学技术领域的一种重要的信息来源。

7)政府出版物

政府出版物(government publication)是指各国政府及其所属机构出版的文献资料。政府出版物涉及的内容比较广泛,可分为行政性文件和科技文献两类。行政性文件包括政府法令、规章制度、方针制度、指示决议和各种调查统计资料等;科技文献包括科技报告、技术改革、调查报告、科技资料和科学技术政策等文献,具有较高的参考价值。

8)技术标准

技术标准(technical standard)又称为标准化文献或标准资料,一般是指对生产和工程质量、规格及检验方法等所做的技术规定,是由标准及其他具有标准性质的规定组成的一种特定形式的文献体系,并且有一定的法律效力,是人们从事生产和建设的共同依据。每一个技术标准都是独立完整的文献,可分为国际标准、区域标准、国家标准、部门标准、企业标准等。它反映当时的经济技术政策、生产工艺水平,对新产品的研制和改进起借鉴作用。

1.1.3　文献的级别

文献从创造者传递到使用者手中要经历一个过程,根据文献中信息量的多少,以及内容的加工深度和功能的不同,可将文献分为一次文献、二次文献、三次文献和零次文献等类别。

1. 一次文献

一次文献(primary literature)是指作者以本人的工作经验、研究成果为依据写成的具有一定创造性或新见解的原始文献。其特点是具有创新性、原始性、先进性,是科学技术发展的标志。一次性文献包括期刊论文、专著、科技报告、学位论文、会议资料、技术标准等。一次文献所记录的是作者的新发现或发明,以及新见解、新理论、新方法等新颖、具体和详尽的知识,因此它是人们学习、科学研究时可参考的最基本的文献类型,也是最主要的文献信息来源,是产生二次文献、三次文献的基础,是文献检索的主要对象。

2. 二次文献

二次文献(secondary literature)是对一定范围、时间或类型的大量无序、分散的一次文献,按其特征收集、整理、压缩、加工,著录其特征,如篇名、著者、关键词、主题、分类、出处等,并按一定顺序组织编排,用于检索、利用这些文献而编制的新的文献形式。二次文献包括索引、文摘、目录及相应的数据库。二次文献因具有检索功能而被称为检索工具或检索系统。

3. 三次文献

三次文献(tertiary literature)是科技人员围绕某一专题,在充分利用二次文献的基础上,对一次文献的内容做出系统整理和概括的论述,并加以归纳、分析之后综合编写而成的概括性文献,或综述已取得的成果和进展,或预测未来的发展趋势。三次文献主要包括综述、述评、年鉴、手册、指南、百科全书、词典等。三次文献是以现有的一次文献中的知识信息

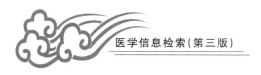

为基本研究素材,对其进一步加工、整理、分析、归纳,使之成为有序化的知识信息产品。因此,三次文献具有信息含量大、综合性强等特点,有很高的参考价值。

4. 零次文献

零次文献(zero literature)是指未经系统加工或未经发表的,直接记录在载体上的原始信息,如实验数据、会议记录、设计草图、调查材料等。这些未进入社会交流的信息常常反映研究工作的新发现、新问题或研究人员的新想法,这些信息是一次文献的素材,对一次文献的形成起着重要作用。零次文献具有新颖性、创造性等特点,但信息分散、不成熟,所以难以通过正式渠道获得。

从一次文献到二次文献,文献结构发生了变化,二次文献是在对一次文献加工、整理、编排、标引的基础上形成的,有助于一次文献的查找和利用;三次文献则是通过二次文献收集一次文献,并对一次文献的内容进行综合分析、重新组织和提炼而形成的文献。这一综合的系统过程不断循环往复,既是一种文献信息工作,也是以知识信息的开发利用为前提的知识创新活动。

1.1.4 文献信息发展的特点

随着社会和科学技术的不断发展,文献信息呈现出相应的变化,主要表现出如下几个特点。

1. 数量庞大,增长速度快

目前,全世界的科技期刊数量已超过 10 万种,每年的论文发表数量超过 400 万篇;我国的科技期刊已超过 4 800 种,每年发表的论文已超过 20 万篇,期刊数量和论文数量每年都以超过 10% 的速度增长。从整个世界科技出版物来看,医学文献占整个科技文献的四分之一,是整个科技文献的重要组成部分,在我国的科技期刊中,常用的国内医学及相关学科的期刊就有 1 600 种左右,居各学科之首。

2. 文种繁多,呈英文化趋势

全世界出版的文献文种正在不断增加,科技文献绝大多数用英文、德文、法文、俄文、日文等 12 种文种出版。第二次世界大战前后,科技发展的中心首次移到美国,英文开始取代德文和法文等,成为一种国际性科技交流的主要语言。因此,英文文献在科技文献中所占的比重呈快速上升趋势。我国出版的英文期刊的数量也在逐年增加,如《中华外科杂志》《中华护理杂志》等刊物开始吸纳英文文稿。

3. 载体呈多样化

目前医学文献的载体除了传统的印刷型外,还有录像带、录音带、电影、幻灯片等各种视听型;缩微胶片、缩微胶卷、缩微卡片等缩微型;磁带、磁盘、光盘等机读型。多样化的载体,大大方便了读者。在相当长的时期内,印刷型文献将与其他类型文献同时并存,互相补充。

4. 内容重复、分散与学科交叉

当前,文献重复发表的现象越来越多,这既是现代科学技术综合交叉、彼此渗透的结果,也是同一篇文章用不同形式、不同文字,在不同范围发表的结果。随着学科专业化、综合化及各学科相互交叉渗透发展,医学文献不仅刊载在医学专业期刊上,还大量刊载在一些综合

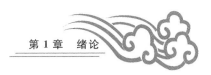

性期刊或其他学科领域的期刊上,如临床护理专业的杂志上刊登有护理教育、护理教学等方面的文章,这是当代学科门类之间广泛交叉渗透的必然结果。

5. 知识老化快

随着科学技术的迅速发展,知识的老化速度加快,文献寿命(半衰期)缩短。再加上科技论文数量的大量增加,论文发表的时间也相对滞后,有些文献还未出版或刚出版就被新知识更替。新材料、新理论、新工艺等不断涌现,致使已有的知识越来越快地被淘汰,文献的使用寿命也必然缩短。鉴于此,迫切要求缩短出版周期,以达到提高文献利用价值的目的。

6. 交流传播速度加快

随着互联网的飞速发展,文献的交流传播由借助于书信形式进行,发展到论文的投稿、修改、编辑、出版、发行等一系列的工作都借助于网络完成,不管是使用电子邮件,还是数据库查询,信息之间的交流传播在瞬息之间便可完成,极大地加快了文献信息交流传播的速度。

1.2　文献信息检索

随着科学技术的快速发展,越来越多的信息以数字化形式记录和存储,人们从而能更方便地获取信息。因此,如何有效地选择和利用信息的技能和技巧就变得越来越重要,目前选择和利用信息的有效科学手段就是文献信息检索。

1.2.1　信息检索的定义

信息检索(information retrieval)是指通过一定的方法,从任一信息集合中查出特定信息的过程。所谓"信息集合",就是指检索系统,包括手工检索的检索工具、计算机检索的数据库和硬件设备与软件系统。广义的信息检索包括信息的存储与检索两项技术和过程;狭义的信息检索仅指从已经存储的且有检索功能的信息集合中查找出所需信息的过程。

1.2.2　信息检索的分类

根据检索的对象或检索的结果,信息检索可分为事实检索、数据检索、书目检索和全文检索四类。

1. 事实检索

事实检索的检索对象和检索结果为特定的事实,包括名词、概念、思想、知识等非数值型文献信息。事实检索主要借助各种参考书及事实型数据库来实现。

2. 数据检索

数据检索又称数值检索,其检索对象为特定的数值数据,包括科学实验、技术数据,各种参数、图表、图谱、化学结构式等数值数据。数据检索检出的结果是经过专家测试、评价的,可直接用于定量分析。数据检索需借助相关的参考工具书及事实型数据库来实现。

3. 书目检索

检索者使用文献检索工具或书目数据库进行书目检索,检索出来的结果是书目数据,如

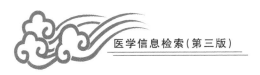

文献的篇名、作者、文摘、出处等。检索者可根据检索结果中相关的信息进一步阅读和获取文献原文。

4. 全文检索

全文检索的对象和检出的结果是文献全文,也可根据用户的需要检索有关的句子、章节或段落。目前的中国学术期刊、中国生物医学文献数据库、维普中文科技期刊等数据库都可进行全文检索。

1.2.3 检索工具书

检索工具书是指累积和存储文献线索、报道文献信息、提供检索途径的一种工具期刊或工具书。文献线索是描述文献外表特征或内容特征的简要形式,一般包括题名、著者、分类、主题、来源、关键词和摘要等。

按内容著录形式划分,检索工具书可分为目录式、题录式和文摘式三类。

1. 目录式检索工具书

目录式检索工具书是系统地记载图书或其他各类完整独立文献的,并提示其外表特征和内容特征,且按一定规则次序编排的检索工具。目录式检索工具书按物质形态可划分为卡片式目录、书本式目录和机读目录三类;按收录文献类型可划分为图书目录、期刊目录、声像资料目录、数据库目录、电子出版物目录等类型;按文献收藏范围可划分为馆藏目录和联合目录两类。

2. 题录式检索工具书

题录式检索工具书是由描述单篇文献外部特征的著录项目构成的,一般包括单篇文献的题名,著者,发表年、卷、期等。如《全国报刊索引》《中国科技期刊中医药文献索引》和美国的《医学索引》等都是国内外著名的题录式检索工具书。

3. 文摘式检索工具书

文摘是提供文献主要内容,简明描述文献重要内容的条目。将大量的文摘汇集,按一定的方法编排相应的题录,报道和提示文献信息的工具书称为文摘式检索工具书,如美国的《化学文摘》《生物学文摘》是世界著名的文摘式检索工具书。

在三种检索工具书中,目录式检索工具书常以文献的"种""册"作为著录的基本单位,题录式检索工具书通常以"篇"作为著录的基本单位。所以,题录式检索工具书比目录式检索工具书更能体现文献的内容。而文摘式检索工具书对文献内容的报道更为详细、具体。

1.3 检索语言和检索方法

检索语言是人们在信息检索领域中用来描述文献外表特征和内容特征及检索提问的一种专用语言,是根据文献信息存储与检索的需要而创造的一种人工语言,是汇集、组织、存储、检索文献信息的工具和手段。它是文献著者、信息管理者及检索者之间沟通的桥梁。检索语言可分为描述文献内容特征的检索语言和描述文献外表特征的检索语言两大类。

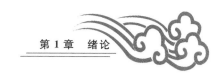

1.3.1 描述文献内容特征的检索语言

1. 分类检索语言

分类检索语言是指将文献根据其所属学科内容加以分类和系统排列的文献信息检索语言。这种分类法能较好地体现学科的系统性,便于检索者从专业和学科途径查找文献资料。我国主要依据《中国图书馆分类法》对文献进行分类。它将全部的知识分为五大部分,在此基础上又扩展为二十二个基本大类,每个大类再逐层细分,最多可分至八级,形成严格有序的体系分类表。

2. 主题检索语言

主题检索语言是指采用描述文献主题内容的词语作为标志,并按字顺排检文献的检索语言。主题语言主要包括主题词和关键词两种。

1）主题词

主题词又称叙词,是经人工规范化处理的最能表达文中主题概念的词语。主题词的规范作用在于对同义词、近义词、拼写变异词、全称和缩写等进行归并,以保证输入检索词时,能多词命中,能够快速、准确、全面地检索出需要的文献信息。主题词由主题词表控制。目前美国国立医学图书馆编制的《医学主题词表》(*Medical Subject Headings*,简称 MeSH)是医学领域最为成熟的主题表。《中文科技资料目录》也提供了规范化的主题索引。例如:

急性淋巴细胞白血病(非主题词)　　见白血病,淋巴细胞,急性(主题词)
艾滋病(非主题词)　　　　　　　　见获得性免疫缺陷综合征(主题词)

2）关键词

关键词主要来自文献的题名、摘要或正文,能概括文献的主题内容。关键词具有实际检索意义,能够反映文献的最新信息,用法简便。普通检索人员不经培训就能掌握和利用关键词。但关键词未经规范化处理,同义词、近义词未规范统一,在使用关键词检索时容易造成漏检和误检,影响文献的查全率和查准率。

3. 代码检索语言

代码检索语言将文献中论述事物的代码作为标志和检索系统的索引语言,适用于专业人员检索特定专业的文献信息,如美国《化学文摘》中的分子式索引。

1.3.2 描述文献外表特征的检索语言

描述文献外表特征的检索语言是指将文献外表特征(包括题名、著者、著者单位、文献类型、出版年、出版者、文献序号等)作为标志和检索点而设置的检索语言,主要应用于以下方面。

1. 题名索引

题名索引是将文献的题名按一定顺序排列所建立的一种索引,主要包括书名目录、刊名目录和篇名索引等。

2. 著者索引

著者索引是以文献著者、译者、编者或专利发明人等的姓名或机构团体的名称作为文献

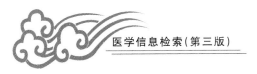

检索的标引。

3. 引文索引

引文索引是基于原始文献、参考文献或引用文献之间的引证关系而创建的索引。引文索引能较好地描述文献中交叉学科或边缘学科的主题,提示科学技术发现或发明之间的内在联系及科学技术的发展进程。美国的《科学引文索引》(SCI)是引文索引的典范。

1.3.3 检索途径

检索途径就是针对有序存储的文献的某一特征,使用检索语言进行文献查询的方法,常用的检索途径如下。

1. 自由词检索

自由词又称文本词,是著者写文章时选用的自然词语,主要来自标题、关键词、文摘、全文。自由词不受主题词表的限制,文献的用词取决于著者的表述。

2. 主题词检索

主题词又称叙词,是经过人工规范化处理的、最能表达主题概念的词语。使用主题词检索能对主题词的同义词、近义词及缩写词同时进行检索,可以提高文献检索的查全率,避免漏检。

3. 分类检索

分类检索是指根据文献所属学科专业,以学科分类号为检索入口,按分类号和类名进行文献检索的方法。它普遍用于图书馆馆藏目录及国家书目查询系统。

4. 著者检索

著者检索是指以文献著者姓名为检索入口的检索方法。著者检索的规则是姓在前,名在后,但欧美人的署名习惯是名在前,姓在后,因此,使用英文名进行检索时要进行转换。例如,Jessica Smith 要改成 Smith J 进行检索。著者姓名中如果出现逗号,那么逗号前的为姓,检索时可把逗号去掉,名字保留首字母即可。在西文中使用著者查询,也是姓在前,名在后。

5. 题名检索

题名检索是以文献的题名、刊名或篇名为检索入口的检索方法。

除了以上几种常用的检索途径外,一些专业数据库还提供了许多有特色的检索途径,如专利号检索等。

1.4 信息能力和信息道德

1.4.1 信息能力的概念

信息能力是指人们在社会生活和科学劳动中搜集、加工、传递、吸收和利用信息的一种能力。它主要包括信息的搜集获取能力、分析鉴别能力和综合利用能力。信息获取能力是指获取信息的效率和质量。对信息工具、检索方法的掌握程度直接影响信息获取的效率和质量。信息的搜集获取能力主要包括信息接收力、信息捕捉力、信息吸收力、信息检索力、

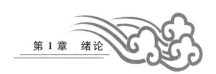

分析鉴别能力是指对获取的信息进行分析、筛选,选择适合个体需要的信息的能力。分析鉴别能力主要包括信息判断力、信息筛选力、信息传递力。综合利用能力是指对选定的信息进行综合分析,再加工利用,形成自己的观点和看法的能力。综合利用能力包括信息加工力、信息衍生力等。

1.4.2　信息道德

信息道德是指个体在整个信息活动(包括信息的获取、使用、制造、传播过程)中应遵守的一定的伦理规范,它是调节信息创造者、信息服务者、信息使用者之间相互关系的行为规范的总和。它的目的是促使个体遵循一定的信息伦理和道德标准来规范和约束自身的信息行为,不危害社会或不侵犯他人的合法权益。在信息活动中要遵循公正、平等、真实的原则,尊重他人的知识产权。在实际的信息行为活动中,信息道德往往被忽视,所以应开展信息道德教育,让信息创造者、信息服务者、信息使用者都能掌握并遵循相关的法律法规,自觉抵制侵犯他人知识产权的行为。

目前,网络发达,信息海量增长。网上的信息包罗万象、良莠兼具,一些黄色、虚假、有害和反动的信息影响了青少年的健康成长,所以在加强技术防范的同时,更要加强青少年的思想品德教育和信息道德教育,提高他们的信息鉴别能力,让他们拥有健康、积极的信息心理素质。

思考题

1. 简述信息的基本概念及其特点。
2. 简述文献信息的类型及其级别。
3. 简述目前文献信息发展的特点。
4. 信息检索可分为哪几类?信息检索工具有哪些类型?
5. 在检索语言中,关键词与主题词有什么区别?
6. 主题词检索有哪些优点?
7. 著者检索中,中西方姓名在检索时表达式有什么不同?
8. 信息能力主要包括哪几项内容?
9. 什么是信息道德?

第 2 章　现代图书馆文献信息利用

2.1　图书馆概况

2.1.1　图书馆的定义

根据《辞海》的解释,图书馆是收集、整理、保管、传递和交流人类知识和信息,以供读者参考、利用的文化机构或服务体系。其包含两层含义:其一,图书馆是收藏知识和信息的地方;其二,图书馆收藏的知识和信息是供人使用的。"藏"是用的前提,"用"是藏的目的。

2.1.2　图书馆的简史

图书馆的发展在我国经历了藏书楼、近代图书馆和现代图书馆三个时期。

1. 藏书楼

我国古代的藏书机构名称多样,有府、阁、观、台、殿、院、堂、斋、楼等,著名的有西周时期的盟府,两汉的石渠阁、东观和兰台,隋朝的观文殿,宋朝的崇文院,明代的澹生堂,清代的文渊阁、岳麓书院等。但当时藏书楼是皇家或封建大家族的私人场所,普通百姓是不能使用的。

2. 近代图书馆

鸦片战争后,我国开展了新文化运动。1904 年,在浙江绍兴出现了第一所向社会开放的公共藏书楼——古越藏书楼。同年,湖南图书馆诞生,这是我国第一所用"图书馆"命名的省级公共图书馆。辛亥革命前后,许多省城效仿这一形式,成立省立公共图书馆。1912 年,我国国家图书馆——北京图书馆的前身京师图书馆,正式对外开放。旧时以楼、府、阁、院、殿等为名的藏书楼也改称图书馆,从此掀开了我国近代图书馆发展的新的一页。藏书楼与图书馆之间的根本区别在于是否向公众开放。

3. 现代图书馆

应用计算机技术是现代图书馆的主要标志。20 世纪 90 年代以后,计算机技术、网络技术在我国图书馆得到广泛应用,极大地促进了文献信息的加工整理和传播利用,使图书馆向现代化、信息化方向迅速发展。现代图书馆作为信息化时代的产物,已由单纯的收集、整理和利用文献的相对封闭的系统,发展为以传递文献信息为主的全面开放的信息系统。

2.1.3　图书馆的类型

(1)中国目前有多种类型的图书馆,按其所属的主管部门、服务对象、收藏范围的不同,可以划分为多种不同的类型。

按管理体制（隶属关系）划分，图书馆可分为文化系统图书馆、教育系统图书馆、科学研究系统图书馆、工会系统图书馆、军事系统图书馆等类型。

按馆藏文献范围划分，图书馆可分为综合性图书馆、专业性图书馆、盲文图书馆、特藏图书馆等类型。

按服务对象划分，图书馆可分为公共图书馆、学校图书馆、少儿图书馆、盲人图书馆、少数民族图书馆等类型。

按行政等级划分，图书馆可分为国家图书馆、省级图书馆、市级图书馆、县级图书馆等类型。

按馆藏文献的性质及载体形式划分，图书馆可分为纸质图书馆、复合图书馆、数字图书馆等类型。

（2）现实中对图书馆的分类不是采用单一的标准，而是把多种标准结合起来进行的。这样才能更准确地描述一所图书馆的性质。目前，通常认为公共图书馆、高等院校图书馆、科学和专业图书馆是我国整个图书馆事业的三大支柱。

公共图书馆是面向社会公众开放的图书馆，担负着为大众服务和为科学研究服务的双重使命，其中，为大众服务、普及科学文化知识、提高全民科学文化水平是它的首要任务。公共图书馆的藏书范围一般较为广泛，内容涉及各个学科，兼顾通俗性与学术性，收藏具有当地特色的文献也是公共图书馆的任务之一。我国的公共图书馆按行政区域建立，包括省、市、县图书馆，如广西壮族自治区图书馆等。

高等院校图书馆是学校的文献情报中心，是为所属学校的教学、科研服务的学术性机构。学术性和服务性是其工作的基本特性，教育职能和情报职能是其基本职能。高等院校图书馆的主要服务对象是教师和学生，主要收藏本校教学、科研所需资料。高校图书馆不仅是校园文化的中心、学校的文献情报中心，也是素质教育的重要基地。

科学和专业图书馆指中国科学院、中国社会科学院系统及各研究所的图书馆，还有政府部门及其下属研究所和大型厂矿企业的技术性图书资料室，以及一些专业性的图书馆。这类图书馆藏书的学科专业性很强，尤其注重国外最新的文献资料的收集，直接为科研和生产服务。

2.1.4　数字图书馆

1. 定义

数字图书馆（digital library，简称 DL）是人类社会进入信息化时代的产物。数字图书馆的概念于 20 世纪 90 年代提出。数字图书馆的定义：保存数字格式存储的电子文献，并通过计算机和网络传递所藏数字化信息，同时对网上信息进行虚拟链接并提供服务的信息机构。数字图书馆是传统图书馆的延伸和扩展，是未来图书馆发展的方向。

2. 特征

数字图书馆是信息资源在分布式计算机网络环境中的组织形式，与传统图书馆相比，数字图书馆的特征表现在以下几方面。

1）信息资源数字化

信息资源数字化是数字图书馆的基础，数字图书馆的其他特点都是建立在信息资源数

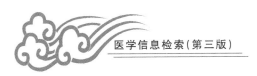

字化的基础之上的，这也是数字图书馆与传统图书馆的最大区别。数字图书馆的本质特征就是利用现代化信息技术和网络通信技术，将各类传统介质的文献进行压缩处理并转化为数字信息（具有文本、声、光、图像、视频等多种媒体形式），以向读者展示生动、具体、形象、逼真的信息。

2）信息传递网络化

在信息资源数字化的基础上，数字图书馆通过高速度、高保真、大容量的计算机和网络体系，将世界各国的图书馆和无数台计算机联为一体。信息传递的网络化，带来了信息服务的跨时空性、信息利用的开放性、信息传递的标准化与规范化等特点。

3）信息实体虚拟化

在网络环境下，数字形式的文献信息可以快捷地在全世界范围内传输，每一个拥有计算机的读者都可以十分方便地共享世界上任何一所数字图书馆的资源。数字图书馆使实体图书馆与虚拟图书馆结合起来，打破传统图书馆是"藏书建筑"的观念。实体图书馆是虚拟图书馆赖以服务的基础，而虚拟图书馆是实体图书馆借以发展的方向。

4）信息共享化

由于有了数字化与网络化的坚实基础，数字图书馆的信息资源利用，体现出跨地域、跨国界的资源共建的协作性与资源共享的便捷性。信息传递的网络化，使众多图书馆能够借助网络获取各类数字信息，读者可以通过计算机网络，在办公室或家中浏览、检索远程数据库，不仅节省了大量的时间和费用，而且实现了资源共享。数字图书馆共享化的广度和深度是传统图书馆所无法比拟的。

5）信息提供的知识化

数字图书馆将图书、期刊、照片、声像资料、数据库、网页、多媒体资料等各类信息载体与信息来源，在知识单元的基础上有机组织并链接起来，以动态分布的方式为用户提供服务；而自动标引、元数据、内容检索、不同数据库的互联等知识发现与组织的技术，将使数字图书馆的功能由提供文献向提供知识转变。

3. 中外数字图书馆的建设进展

1）中国国家数字图书馆

中国国家数字图书馆（网址为 http://www.nlc.cn）工程是国家"十五"规划确定的重点文化设施建设项目，是充分依托中国国家图书馆丰富的馆藏资源和国家数字图书馆工程资源建设联盟成员的特色资源，借助遍布全国的信息组织与服务网络所建立起来的，目前我国规模最大的数字图书馆。其内容覆盖经济、文学、历史、医药卫生、工业、农业、军事、法律等22个门类。其资源类型包括文本、图像、音频、视频等多种形式，包括古今中外各个历史时期。中国国家数字图书馆主页如图2.1所示。

2）中国高等教育数字图书馆

中国高等教育数字图书馆（China Academic Digital Library & Information System，简称 CALIS），网址为 http://www.cadlis.edu.cn，是"十五"期间"中国高等教育文献保障系统"公共服务体系二期建设内容。目前该项目已初步建成具有国际先进水平的开放式中国高等教育数字图书馆，面向全国高校以全方位、个性化方式提供：e 得文献获取服务、e 读学术搜索服务、外文期刊网服务、CALIS 联合目录服务以及会员管理、在线应用培训、集成化服务接口等服务。中国高等教育数字化图书馆主页如图2.2所示。

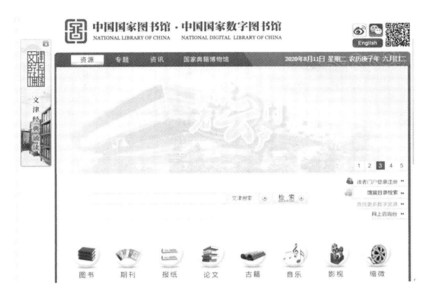

图 2.1　中国国家数字图书馆主页

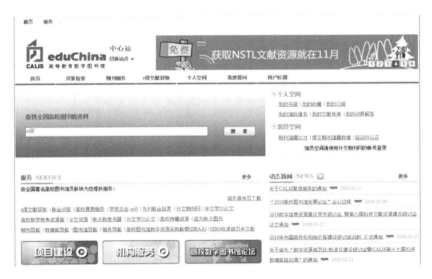

图 2.2　中国高等教育数字图书馆主页

3）世界数字图书馆

世界数字图书馆（WDL）的网址为 http://www.wdl.org/zh,是由联合国教育、科学及文化组织与 32 个合作的公共团体共同建设的,由规模较大的图书馆——美国国会图书馆主导开发,在互联网上以多语种形式免费提供源于世界各地文化的重要原始材料,世界数字图书馆检索页面如图 2.3 所示。其主要目的:促进国际和文化间的相互理解;增加互联网上文化内容的数量和种类;为教育工作者、学者和普通观众提供资源;加强伙伴机构的能力建设,以缩小国家内部和国家之间的数字技术差距。世界数字图书馆让世界各地的读者可以在同一个网站上以各种不同的方式发现、学习和欣赏世界各地的文化珍宝。这些珍贵文物包括

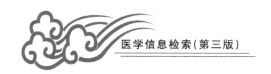

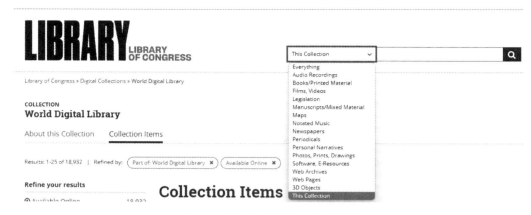

图 2.3　世界数字图书馆检索页面

（但不限于）手稿、地图、珍本书籍、乐谱、录音、电影、印刷品、照片和建筑图纸等。世界数字图书馆提供中文、英文、阿拉伯文、法文、葡萄牙文、俄文和西班牙文等多种文字版本的资料。

2.1.5　现代化信息技术在图书馆中的应用

1. 图书馆信息技术的定义

图书馆信息技术，通常是指利用排版印刷技术、复印技术、缩微技术、计算机技术、高密度存储技术、通信技术、多媒体技术和网络技术等现代化手段对图书馆的文献信息进行存储、加工、处理、传输、输出等自动化处理的技术。排版印刷技术、复印技术、缩微技术属于图书馆传统信息技术，计算机技术、高密度存储技术、通信技术、多媒体技术和网络技术等则属于图书馆现代化信息技术。信息技术的发展变化，必然导致图书馆运作与服务方式上的变革。

2. 现代化信息技术的应用

1）无线射频技术

无线射频技术（radio frequency identification，简称 RFID）是一种非接触式的自动识别技术，它通过射频信号自动对静止或移动着的多个目标进行识别，并高效地获取目标信息数据，其与互联网技术进一步结合还可以实现全球范围内的目标跟踪与信息共享。无线射频技术最早应用于军事领域。无线射频技术由于具备读取速度快、体积小、可擦写等特点，逐渐被引入现代图书馆的管理当中。目前，已经有新加坡、澳大利亚、印度、荷兰、马来西亚和中国等多个国家或地区的近 100 家图书馆采用无线射频技术。无线射频技术能提高典藏管理的效率，简化流通环节，快速定位文献的物理位置，防止文献被盗。

2）Web 2.0 和 Lib 2.0 技术

Web 2.0 是由一系列互联网新技术发展而来的，这些技术包括新闻聚合（RSS）、博客（blog）、互联网百科全书（wiki）、社会性网络（SNS）等，它使网络由过去的中心化转向分散化，用户可以在网上获得更多传播、分享、交流的自由。Web 2.0 意味着互联网的可读、可写和交互性更强。Lib 2.0（也称图书馆 2.0）随着 Web 2.0 的蓬勃发展而悄然兴起，但 Lib 2.0

不是 Web 2.0 的简单移植,而是观念更新和服务创新的体现。它是 Web 2.0 的技术或服务在图书馆中的应用,强调开放性与交互性兼有的服务方式,使得图书馆的工作方式逐步转向以读者为中心,鼓励读者参与、双向交流、随时随地无障碍获取信息。Lib 2.0 打造的"图书馆因你而变"的理念通过 blog、wiki、RSS、SNS 等一系列 Web 2.0 技术来实现。其中,RSS 技术可实现信息推送服务;blog 技术实现信息共享和导航服务;AJAX(异步 Java Script 及 XML,一种创建交互式网页应用的网页开发技术)实现信息整合服务;wiki 技术实现图书馆知识共享;SNS 搭建用户交流平台;IM(即时通信)加强互动性咨询服务。

3)手机图书馆

随着移动通信技术的飞速发展,手机已经成为信息传播的新兴载体。手机作为最方便快捷的终端,具有阅读便捷、不受时空限制的特点。它比计算机更普及,比报纸互动性更好,比电视更便于携带,而且可以显示声音、图像等多媒体内容。其中手机短信服务(short message service,简称 SMS)具有随时在线、无须拨号、价格便宜、覆盖范围广等特点,特别适合小流量数据的频繁传送,再加之经济、方便、可靠等诸多优势,深受人们的欢迎。利用短信服务平台,读者无须到馆就可以方便快捷地享受图书馆的各种服务,如书目查询、借阅查询、读者证挂失、到期提醒、过期催还及预约取书等服务。

2.2　现代图书馆服务与文献信息资源共享

2.2.1　图书馆馆藏

图书馆馆藏是指图书馆收藏的各种类型文献资料的总和。它是以图书馆的性质、任务和读者需求为依据,经过全面筹划、长期积累,并经图书馆员整理、组织、管理、保存而形成的,可以为读者提供使用的书刊资料的综合体。图书馆馆藏是图书馆开展各项服务的基础,也是满足读者文献信息需要的基本保证。在网络时代,图书馆馆藏不仅应包括本馆的印刷品,还应包括本馆购买的各类电子资源、数据库,以及通过资源共享体系可获取的各类资源及网络上免费的各类学术资源。

2.2.2　图书馆的主要服务项目

为读者服务是图书馆的宗旨,图书馆为读者提供的主要服务项目如下。

1. 借阅服务

文献借阅是图书馆最基本也是最重要的服务项目,分为外借和馆内阅览两种形式。读者可以利用图书馆目录查询系统查询所需的文献资料,然后到书架上查找,在馆内阅读或外借。各馆对外借书刊都有不同的借阅册数和借阅期限要求,有条件的图书馆还开展了网上图书续借、预约借书、随书光盘借阅、馆际互借等服务。

2. 参考咨询服务

参考咨询是图书馆员对读者在利用文献和寻求知识、情报过程中提供帮助的活动。它以协助检索、解答咨询和专题文献报道等方式向读者提供事实、数据和文献线索。参考咨询最早出现于 1876 年的美国,迄今已有 100 多年的历史。大部分图书馆均设有专门的咨询

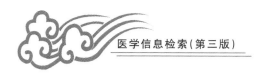

台，读者在利用图书馆获取信息的过程中，如果有任何问题，均可通过口述、电话、e-mail 等方式咨询。随着网络技术和信息科学的飞速发展，咨询形式和内容都发生了根本性的改变，在线咨询、实时咨询、互动咨询、可视咨询等各种方式纷纷涌现，呈现出实时、动态、便捷、高效的特点。

3. 读者教育与阅读指导服务

读者教育与阅读指导是图书馆中一切具有教育职能的部门根据自身的条件和自己的服务对象，按照时代发展的要求，采取各种不同的方式吸引读者，并主动影响其阅读行为，培养读者的阅读技巧与方法，帮助其提高阅读能力和阅读效率的一种教育活动。读者教育的目的，一方面是向读者宣传和介绍图书馆的资源和服务，另一方面是提高读者的阅读能力和信息素养，使其掌握利用图书馆及其馆藏资源的基本知识和技能。图书馆的读者教育和阅读推广活动形式多样，主要有推荐书目、新书通报、读者活动周/月、读者沙龙、读者讲座、读者座谈会、各类数据库培训讲座、图书馆选修课等。

4. 信息检索服务

信息检索是指依据一定的方法，从已经组织好的大量信息集合中查出特定的相关信息的过程。信息检索服务包括定题、代检代查、科技查新、文献传递等服务。

5. 现代技术服务

现代技术服务是指为读者提供的现代化技术服务。它包括文献复印、磁带复录、报刊资料装订、图文扫描、视听技术服务，以及开放电子阅览室等服务。一些有条件的图书馆还提供 RSS 推送、手机图书馆等服务。

2.2.3　信息资源共享

信息资源共享是指将一定范围内的文献情报机构共同纳入一个有组织的网络之中，各文献情报机构之间按照互惠互利、互补余缺的原则，进行协调和共享文献信息资源的活动。众所周知，每一所图书馆的人力、物力都是有限的，不可能收集所有的文献。换言之，没有一所图书馆可以百分百满足所有读者的需要。另外，我国的文献资源分布不均衡，布局不合理，文献资源建设中重复与遗漏现象严重，导致社会整体文献保障率低下。加强文献信息资源的一体化建设，走资源共建共享之路是解决读者需求的无限性与馆藏的有限性的矛盾的唯一方法。

20 世纪 90 年代，随着国内信息网络环境的形成，借助信息网络进行区域文献信息资源保障、共享与服务系统建设成为新时期图书馆事业发展的主要标志，并取得了许多重大进展。下面，介绍我国目前主要的资源共享项目。

1. 中国高等教育文献保障系统

中国高等教育文献保障系统（China Academic Library & Information System，简称 CALIS），网址为 http://www.calis.edu.cn，是经国务院批准的我国高等教育"211 工程"，"九五""十五"总体规划中三个公共服务体系之一。其宗旨是，在教育部的领导下，把国家的投资、现代图书馆的理念、先进的技术手段、高校丰富的文献资源和人力资源整合起来，建设以中国高等教育数字图书馆为核心的教育文献联合保障体系，实现信息资源共建、共知、共享,以发挥最大的社会效益和经济效益,为中国的高等教育服务。CALIS 管理中心设在北京大学,下设文理、工程、农学、医学 4 个全国文献信息服务中心,构成了 CALIS 资源保障体系的第一层,主要起到文献信息保障基地的作用。其中文理、工程两个全国中心分别设在北京大学和清华大学,农学和医学两个全国中心则分别设在中国农业大学和北京大学医学部。CALIS 保障体系的第二层建设了 7 个地区性文献信息中心,即华东北(上海交通大学)、华东南(南京大学)、华中(武汉大学)、华南(中山大学)、西北(西安交通大学)、西南(四川大学)、东北(吉林大学),以及 1 个东北地区国防文献信息服务中心(哈尔滨工业大学)。在未设全国中心和地区中心的地区建立 24 个省级文献信息中心,构成了 CALIS 保障体系的第三层。对于各校图书馆所不能满足的文献信息需求,将按省级信息中心到地区中心再到全国中心的顺序进行协调。CALIS 通过三层文献信息保障与服务,成为中国经济和社会发展的重要基础设施。迄今为止,参加 CALIS 项目建设和获取 CALIS 服务的成员馆已超过 500 家。CALIS 管理中心通过 e 得(易得)文献获取平台,为读者提供从文献检索到原文获取一站式服务。读者以馆际互借或文献传递的方式,通过所在成员馆获取 CALIS 文献传递网中 46 所服务馆丰富的文献收藏。服务内容包括馆际借阅、文献传递、特种文献代查代索等。

2. 国家科技图书文献中心

国家科技图书文献中心(NSTL)的网址为 http://www.nstl.gov.cn,是根据国务院领导的批示于 2000 年 6 月 12 日组建的一个虚拟的科技文献信息服务机构,成员单位包括中国科学院文献情报中心、工程技术图书馆(中国科学技术信息研究所、机械工业信息研究院、冶金工业信息标准研究院、中国化工信息中心)、中国农业科学院图书馆、中国医学科学院图书馆。其宗旨是,根据国家科技发展需要,按照"统一采购、规范加工、联合上网、资源共享"的原则,采集、收藏和开发理、工、农、医各学科领域的科技文献资源,面向全国开展科技文献信息服务。目前该文献中心在全国各地已经建成了 8 个镜像站和 33 个服务站,构成了辐射全国的网络化的科技文献信息服务体系,已发展成为国内最大的公益性的科技文献信息服务平台。目前,NSTL 拥有印本外文文献 25 000 多种,其中外文期刊 17 000 多种,外文会议录等 8 000 多种,居国内首位。网络版全文文献资源包括 NSTL 订购、面向我国学术界用户开放的国外网络版期刊;NSTL 与中国科学院及 CALIS 等单位联合购买、面向我国部分学术机构用户开放的国外网络版期刊和中文电子图书;网上开放获取期刊;NSTL 拟订购网络版期刊的试用;NSTL 研究报告等。通过互联网,所有个人用户都可免费使用该系统提供的二次文献检索服务。它的注册用户还可方便地要求系统以电子邮件、传真、邮寄等方式提供所需的一次文献,24 小时提供文献检索服务。它对西部地区用户实行订购文献半价优惠政策。

3. 中国科学院文献情报中心

中国科学院文献情报中心的网址为 http://www.las.ac.cn。

中国科学院文献情报中心以向中国科学院科研人员提供高效的馆际互借与文献传递为主要任务,其目标是,在全院范围内形成完善的馆际互借与文献传递服务保障体制,充分共享中国科学院各级文献情报机构的文献资源,为科研人员的文献信息需求提供充分的保障,促进科学研究和知识创新。

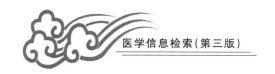
2.3 图书馆馆藏书刊检索和电子图书利用

2.3.1 馆藏书刊排架

目前,大多图书馆采取开放式管理模式,实行藏、借、阅、咨一体化的服务方式。为保证馆藏书刊有序陈放在书架上,每一存储区的文献按一定的分类方法进行排架。

1. 图书排架

开架区图书普遍按照《中国图书馆分类法》(原称《中国图书馆图书分类法》,简称《中图法》)组织馆藏和排架,《中图法》是中华人民共和国成立后编制出版的,具有代表性的大型综合性分类法,是当今国内图书馆使用最广泛的分类体系,既是图书馆进行文献分类排架的依据,也是读者查找图书的主要线索。《中图法》以科学分类和知识分类为基础,并结合文献内容特点及形式特征,将文献分成 22 个大类。每一大类下又分成若干小类,如此层层划分,形成树状的知识结构。目前的《中图法》是 2010 年第 5 版,其 22 大类的类目如下:

A 马克思主义、列宁主义、毛泽东思想、邓小平理论	N 自然科学总论
B 哲学、宗教	O 数理科学和化学
C 社会科学总论	P 天文学、地球科学
D 政治、法律	Q 生物科学
E 军事	R 医药、卫生
F 经济	S 农业科学
G 文化、科学、教育、体育	T 工业技术
H 语言、文字	U 交通运输
I 文学	V 航空、航天
J 艺术	X 环境科学、安全科学
K 历史、地理	Z 综合性图书

《中图法》的类目配号采用字母和阿拉伯数字相结合的混合号码制,即一个字母标志表示一个大类,以字母的顺序反映大类的序列,在字母后用数字表示大类下的类目划分。如 R 类医药、卫生的二级类目如下:

R1 预防医学、卫生学	R74 神经病学与精神病学
R2 中国医学	R75 皮肤病学与性病学
R3 基础医学	R76 耳鼻喉科学
R4 临床医学	R77 眼科学
R5 内科学	R78 口腔科学
R6 外科学	R79 外国民族医学
R71 妇产科学	R8 特种医学
R72 儿科学	R9 药学
R73 肿瘤学	

2. 期刊排架

期刊有过刊和现刊之分。过刊是期刊出版一年以后装订成册的期刊合订本。期刊的排架目前没有统一的规定,一般按刊名的字母顺序(西文)或刊名的汉语拼音顺序排架,也有先按学科分类,再按刊名的字顺排序的。

3. 书库的排架顺序

每一排书架的侧面都设有架标,架标显示的是一段分类号区间,开始号代表该排架起架的第一本书,由小至大,逐渐过渡到末尾架,结束号为该排架的最后一本书。面对书架,根据架标指示,左手起架,书序排号自左向右由小至大;小架与小架之间由上至下连接;排架与排架之间则呈 S 形迂回绕架连接。

2.3.2　馆藏机读目录查询

馆藏目录是按照特定的方法组织起来的用于揭示、报道和检索一所或多所图书馆的馆藏文献的工具。随着计算机、网络的普及,以及图书馆工作自动化程度的提高,联机公共检索目录(online public access catalogue,简称 OPAC)得到广泛应用。目前,绝大多数图书馆的馆藏目录都可以在网上进行检索。通过馆藏目录,读者可以了解图书馆是否有所需图书、藏书地址、能否借阅等信息。如果需要了解多所图书馆的馆藏图书信息,还可以查找能反映多所图书馆馆藏的联合目录,如CALIS联合目录、OCLC 联机联合目录等。

1. 深圳图书馆 ILASII 系统的馆藏目录检索子系统

该系统提供了题名(刊名)、责任者、主题词、分类号、国际标准书/刊号、索取号等多种检索途径供读者选择,其主页如图 2.4 所示。按照检索结果页面的索取号和馆藏地点(见图 2.5和图 2.6),就可以找到图书所在的库室、书架,直至找到所需图书。

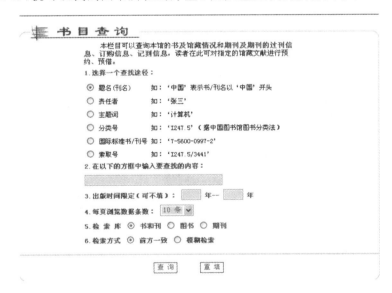

图 2.4　ILASII 系统的馆藏目录检索子系统主页

2. 国内高等院校 CALIS 联合目录公共检索系统

该系统网址为 http://opac.calis.edu.cn,它提供简单检索、高级检索、古籍四部类目浏览三种检索方式,检索数据范围包括CALIS成员馆的所有文献数据。在 CALIS 联合目录公共检索系统首页先选择检索途径,再输入检索词,单击"检索"按钮或按回车键即可进行检索,如图 2.7 所示。

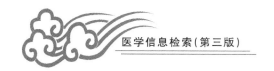

书目详细信息 <<< 重新检索

题名：	医学信息学
作者：	王伟
出版项：	北京：高等教育出版社，2006
页码：	221页
价格：	CNY23.40
主题：	医学　　医学　　信息学
索取号：	R-05/77
分类：	R-05
相关信息：	
ISBN：	7-04-018792-2
随书光盘：	请求随书光盘

图 2.5　ILASII 系统的馆藏目录详细信息

〖馆藏信息〗

条码号	馆藏地点		流通类型	状态	应还日期	卷册说明
000214442	东城自然科学书库	流通		入藏		
000215717	东城自然科学书库	流通		入藏		
000215718	临桂校区	流通		入藏		
000223474	乐群剔旧库	流通		入藏		
000223475	临桂校区	流通		入藏		
000223476	东城自然科学书库	流通		入藏		

图 2.6　ILASII 系统的书目馆藏地点

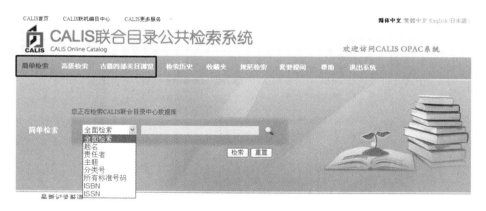

图 2.7　CALIS 联合目录公共检索系统首页

3. WorldCat

WorldCat（OCLC 联机联合目录）网址为 http://www.oclc.org，是目前世界上最大的书目与馆藏信息数据库，包含 OCLC 中 1 万多所成员图书馆的书目记录和馆藏信息。WorldCat 数据库拥有 20 亿条馆藏记录、约 1.3 亿条独一无二的书目记录，是 OCLC 为世界各国图书馆馆藏图书与其他资料所编纂的目录。它的主题范畴广泛，覆盖了公元前 1 000 年至今的资料，基本上反映了世界范围内图书馆的馆藏情况。它记录的资料类型有图书、期刊、报纸、地图、乐谱、手稿本、网络资源等,记录的资料涉及 470 多种语言,资料来源于 120 多个国家与地区。在 WorldCat 中,用户可迅速了解馆藏的位置,从而可以很便利地借阅到所需资料,如图 2.8 所示。

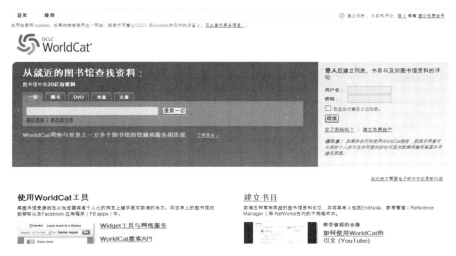

图 2.8　WorldCat 首页

2.3.3　电子图书及其利用

电子图书(electronic book,简称 e-book)又称数字图书,是指以电子文件的形式存储在各种磁性或电子介质中的图书。相对于传统纸质图书而言,电子图书使用计算机或便携式阅读终端进行下载或在线阅读。目前,国内的电子图书馆有超星数字图书馆、书生之家数字图书馆等。

1. 超星数字图书馆

超星数字图书馆(网址为 http://book.chaoxing.com)由北京世纪超星信息技术发展有限责任公司投资创办,是全球最大的中文数字图书馆之一。超星数字图书馆收录有文学、文化艺术、经济管理、教育、医学、历史、地理、计算机通信、工业技术、数理化等各类专业图书及学术视频 40 多万种。超星阅读器(SSReader)是阅读超星数字图书馆中图书原文的必备工具,可从超星数字图书馆网站上免费下载。超星数字图书馆提供分类检索、书名检索及著者检索等检索途径。其中,免费图书馆可提供数万种电子图书在线免费阅读。

2. 书生之家数字图书馆

书生之家数字图书馆由北京书生电子技术有限公司于 2000 年创办,图书内容涉及各学科领域,较侧重教材(教辅)与考试类、文学艺术类、经济金融与工商管理类。由其创建的书生读吧,是全球最大的电子图书门户网站,提供在线书评、读书社区、作者专区、出版社专区、期刊社专区等服务,可达到"为书找读者,为读者找书"的效果。用户使用前需安装书生阅读器。用户可分类浏览,也可按图书名称、出版机构、关键词、作者、ISBN 等多种检索方式查阅图书。

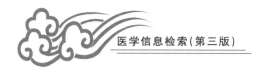

3. 方正 Apabi 电子图书

方正 Apabi 电子图书由北大方正电子有限公司创办,收录了全国 400 多家出版社出版的最新中文图书,大部分是 2000 年以后出版的,并与纸质图书同步出版。它收录的图书涵盖社会学、哲学、宗教、历史、经济管理、文学、艺术、数学、化学、地理、生物、医药卫生、航空、军事等领域。阅读图书前用户需安装 Apabi 阅读器。用户可分类浏览,也可按图书名称、出版机构、关键词、作者、ISBN、组合检索、全文检索等多种检索方式查阅图书。

4. FreeBooks

FreeBooks(网址为 http://www.freebooks4doctors.com)收录了 Internet 中的近 400 种免费医学图书,以英文为主,也有法语、德语和西班牙语。它提供按书名字顺浏览和学科类别查询两种检索途径。

5. PubMed Bookshelf

PubMed Bookshelf(网址为 http://www.ncbi.nlm.nih.gov/books)收录了 1 000 余种生物医学免费电子图书和 6 000 余种学术报告,其中不乏权威的教科书,如 *Molecular Cell Biology*(第 4 版)、*Genomes*(第 2 版)等。检索方法与 PubMed 数据库的使用方法类似。用户可分类浏览,也可按图书名称、出版机构、关键词、作者、ISBN 等多种检索方式查阅图书。

2.3.4 学科导航

学科导航是近年来图书馆提供的新型学科服务,是当今图书馆面对互联网时代开发和补充馆藏的重要手段。

1. 学科导航的定义

学科导航也称学科门户、学科信息门户,英文名称有 subject information gateway、information gateway、subject-based information gateway 及 net resources subject guide 等多种提法。目前,图书情报界对学科导航还没有一个统一的定义。CALIS 将学科导航定义为:把有用的学术类的网络资源按照学科分类进行搜集归类的技术。

2. 学科导航的特点

学科导航有 3 个主要特点,即科学性、实用性和合理性。学科导航与搜索引擎不同。第一,学科导航主要推荐与本学科相关且具有研究价值和学术价值的网站。学科导航的内容包括学科概况、专业性相关网站、电子期刊和学术动态等。第二,学科导航一般由专业的图书情报人员进行评价并给出推荐意见,更强调知识性。

3. 国内学科导航系统举要

1) CALIS 重点学科网络资源导航门户

CALIS 重点学科网络资源导航门户网址为 http://navigation.calis.edu.cn。

CALIS(中国高等教育文献保障系统)在"九五"期间启动了"重点学科网络资源导航库"(以下简称"导航库")项目,目的是最大限度地节省读者的检索和甄选时间,为他们提供相关重点学科的最优秀的网站信息资源,帮助高校科研人员快速、准确地获取所需的相关权威机构、出版物、专家、学术动态等信息。该导航库收集了由 54 所高校图书馆共建的哲学、经济学、法学、教育学、文学、理学、医学、工学等 11 个学科门类的网络资源,提供分类浏览、快速检索、高级检索 3 种检索方式,如图 2.9 和图 2.10 所示。

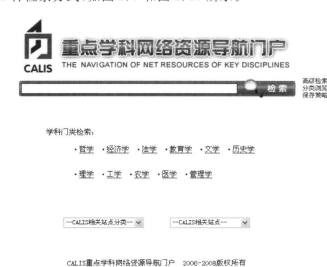

图 2.9　CALIS 重点学科网络资源导航门户首页

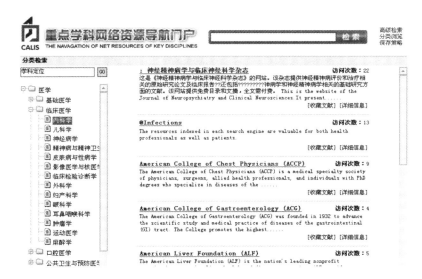

图 2.10　CALIS 重点学科网络资源导航条目

2）方略知识管理系统

方略知识管理系统是北京雷速科技有限公司创办的包括哲学、经济学、法学、教育学、文学、历史学、理学、工学、农学、医学、军事学和管理学等 14 大学科门类、108 个一级学科、600 多个二级学科在内的新型、综合性的学科网站集群,是我国目前收录资源数量最多、学术质量最高、用户最多的学科导航网站集群,如图 2.11 所示。该系统是商业数据库,不提供免费服务。

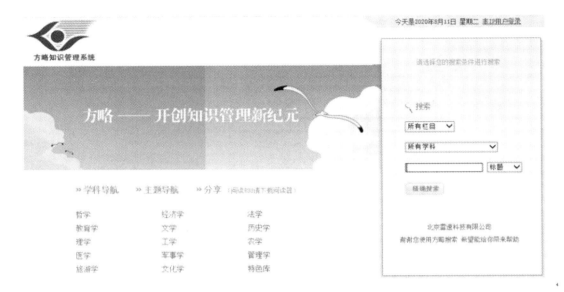

图 2.11 方略学科导航首页

思考题

1. 简述图书馆的分类标准及相应类型。
2. 简述数字图书馆的定义及特征。
3. 国内重要的数字图书馆项目有哪些？
4. 简述图书馆信息技术的定义。图书馆现代化信息技术有哪些？
5. 简述图书馆馆藏的定义。
6. 我国主要的文献信息资源共享项目有哪些？
7. 图书馆图书排架的标准是什么？
8. 简述学科导航的定义及特点。

第3章 参考工具书

3.1 概 述

3.1.1 含义与特点

人们在工作学习、科研生产及日常生活中，都不可避免地要通过某种手段来有目的地获取某种文献信息，以开阔眼界，更新自身知识。文献信息的获取一般有两种形式：一种是获取文献线索，它是一种相关性检索，不直接解答用户提出的技术问题本身，只提供与之相关的文献供用户参考；另一种是获取数据或事实，它是一种确定性检索，要直接回答用户提出的技术问题，直接提供用户所需的确切数据或事实。例如查找概念、计算公式、机构概况、疾病病因、临床表现及治疗，以及某种药物的用法等，这种属于数据或事实的文献信息就需要借助各种类型的参考工具书或事实型数据库，才能得到答案。参考工具书是指专供用户查找参考资料和线索的一类图书，它有别于获取文献线索的检索工具书，是用于获取数据和事实的工具性图书，其形式多样，可以是定义、公式、数字、图表、简介等，是数据和事实类检索中常用的工具。

参考工具书(reference book)是根据某种需求，汇集一定范围内的、比较成熟的知识材料，按照一定的体例和检索方法编排而成的，专用于查考的工具类图书。对其定义进行扩展，可理解为一切可以解答各种咨询的知识载体的总和。与普通的图书相比较，参考工具书具有以下三个方面的特点。

1. 参考性

与普通图书比较而言，参考工具书是在大量普通图书的基础上，就某一学科、某一领域或某一问题，经过整理、加工提炼和浓缩形成的。它的用途不是让人们像对待普通图书一样，系统地从头到尾阅读它，而是供人们根据实际需求查阅相关章节的知识点，以解惑答疑。

2. 概括性

为了实现查考的价值，参考工具书的内容多取材于各种文献资料，是有关专家学者对大量知识材料的精炼、提纯，它在广泛的基础上对知识进行高度概括和集中描述，并使之系统化、条理化。例如，医学手册提供了某种疾病的病因、病史、诊断、治疗及药品处方、药物用法用量、禁忌事项等常用数据、图表等事实和技术资料的系统知识，语言上用词简练、概括。

3. 易检性

参考工具书的编排体例讲究科学，具有严格的结构，一般包括序、跋、凡例、目次、正文、

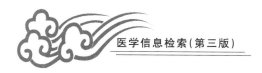

附录和辅助索引等部分。采用既兼顾内容的内在联系，又注重操作的简单易行的特定编排方式，提供多种检索入口，例如部首、笔画、分类主题或时间地域，以方便读者查阅。

3.1.2　作用

参考工具书是人类知识的汇总，是人们在整个学习和生产活动中不可或缺的图书。古今中外学有成效之士无不重视各类工具书的利用。学会并善于使用各类参考工具书解决日常工作、学习、科研、生产中所遇到的各种疑问，是学习和掌握文献检索技能的重要内容，可以大大节省时间和精力，提高学习和工作的效率，收到事半功倍的效果。具体体现在以下几方面。

1．解惑答疑

众所周知，在日常读书学习、研究问题、开展工作中，人们往往会碰到有疑问的字词、重要人物、重要事件、专业名词术语、某些统计数据等，这时查阅词典、百科全书、年鉴手册等参考工具书，问题即可迎刃而解。

2．指引读书门径

人们在日常学习，或者掌握、研究某学科知识的过程中，需要查找哪些文献，阅读哪些文献信息，才能入室登堂、窥究奥秘呢？这时利用百科全书类参考工具书，便可了解有关学科的基本知识，了解深入研究还需参阅哪些文献，找到深入学习和掌握有关知识的途径。

3．提供参考资料

人们在学习和研究中，除了必须掌握本学科的理论知识和发展状况外，还需掌握相关学科的学术动态、研究水平、发展概况。例如，有些研究项目，国内可能有不少科研人员从各个角度进行研究，国外也可能有成批学者在探讨，或者已引进其他相关学科研究成果加以解决。我们查阅国内外出版的年鉴类参考工具书，便可了解近年来的研究概况、发展动态，并了解应该参考的书目、论文等资料。

4．节省时间精力

各种参考工具书都具有共同功能，就是节省读者获取知识的时间和精力。它们根据一定的社会需要，汇集大量有关文献，提供可靠的浓缩知识，并依照特定编排体例和科学排列方式，提供快速查找途径，从而帮助读者从浩如烟海的文献中快速获取所需的资料，节省了读者的大量时间和精力，收到事半功倍的效果。

3.1.3　分类和排检方法

1．参考工具书的类型

参考工具书种类繁多，各有其用，一般可以从以下几个角度分类。

（1）按学科范围，参考工具书分为自然科学工具书和社会科学工具书两类。

（2）按收录内容，参考工具书分为综合性工具书和专科性工具书两类。

（3）按功能用途，参考工具书分为字典、词（辞）典、百科全书（包括类书、政书等中国古代的百科全书）、年鉴、手册、图表、名录、书目、索引、文摘、地图、图谱等类别。

（4）按出版形式，参考工具书分为印刷版、电子版和网络版三类。

2．参考工具书的排检方法

参考工具书的排检方法是指工具书的编排和检索方法。工具书的排检方法大体可以分为字顺法、分类法、主题法和时地法等类别。常见西文参考工具书的排检通常采用字顺法，即按照单词的西文字母顺序编排，这种排检方法方便易学。中文参考工具书的排检则比较复杂，根据内容的不同，其主体和辅助索引的编排也不同，通常是以一种编排方法为主，辅以其他检索途径，以方便各类读者的使用。读者在使用前需要阅读前言、凡例，了解具体的排检方法。中文参考工具书常见的排检方法有以下几种。

1）字顺法

字顺法是中文参考工具书的主要排检法，其中包括形序法、音序法、号码法。一般字典、词（辞）典、百科全书等均采用这种方法进行编排。

（1）形序法　形序法是根据汉字形体结构的某些共同点加以组织编排的。这种方法符合人们从汉字字形出发来求音求义的查字检词要求。形序法一般包括部首法和笔画笔形法。

① 部首法　部首法是按照汉字的形体特征，把相同偏旁的字归到一起且称为一部的排检方法，那些相同的偏旁就称为部首。例如，计、认、讲、语、请等都有一个相同的偏旁"讠"，把这些字统一归到"讠"部，"讠"就是这一部的部首。对于一些不知道读音的汉字，就可通过偏旁部首的途径来查检。

② 笔画笔形法　笔画笔形法是中文参考工具书中常见的一种编排方法。这种编排方法按照汉字的笔画数进行组织排序，先把同笔画数的字归到一起，再按横、竖、撇、点、折这五种汉字笔形顺序排列。这种方法简便易学，但要求检索者了解汉字的正确书写顺序，否则影响查检速度。

（2）音序法　音序法是按照读音排检汉字的方法，最常见的是按汉字拼音的字母顺序排列，字音相同，再按汉语声调，即阴平、阳平、上声、去声这四声排列。音序法查检迅速，符合国际上工具书的编排习惯，也适用于计算机建库与检索，但要求使用者具备较高的汉语拼音水平。

（3）号码法　号码法是形序法的一种变形。它是按照汉字的笔形结构进行编码，再根据号码顺序排检汉字的一种方法，其中最具代表性的当属四角号码法。

2）分类法

分类法是将知识或文献按照其内容性质或学科体系，分门别类地加以组织编排的方法。分类法还可细分为按学科系统归类和按事物性质归类两种。例如常见的手册、年鉴、指南等就是采用分类法进行编排的。

3）主题法

主题法是根据文献内容涉及的主题组织排检的方法。它可以把不同领域的学科和不同性质的事物中的同一主题资料集中在一起，以便查检专指度较高的文献资料。主题法使用的语言包括主题词语言或关键词语言。

4）时地法

时地法包括时序法和地序法。时序法按照时间和事物发展的先后顺序组织编排有关资料内容，多用于编排年表、历表、大事记、年谱等工具书。地序法按照行政区域组织编排有关知识内容，主要用于编制地图集、机构名录等参考工具书。

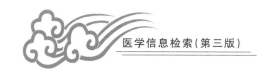

3.2　常用参考工具书的类型

3.2.1　字典、词典

字典、词典（也称辞典）是最常用的一类工具书。它汇集了单字或单词，按一定的方式组织编排，并解释其形、音、义及用法，同时给出词源、外来语、短语、同义词、反义词、缩写词及常见的成语、俚语等。词典可进一步区分为专科性词典和综合性词典两类。专科性词典收集某一学科领域内的专有名词和常用术语，供专业学习研究使用。综合性词典收编范围较广，主要用于解决人们在阅读时遇到的一般疑难，如《新华字典》《现代汉语词典》《辞海》《英汉大词典》等。

医学词典汇集了医学范围内的名词术语，是学习、了解和掌握医学知识的必备参考工具书。应根据字、词典的权威性、词汇量和新颖性（适时性）恰当地选择和使用这一类工具书。常用的医学字、词典有以下几种类型。

（1）综合性医学词（辞）典　例如 *Dorland's Illustrated Medical Dictionary*（《多兰氏插图医学词典》）、*Dictionary of Medical Syndromes*（《医学综合征词典》）及《最新简明英汉医学辞典》《世界最新英汉医学辞典》《汉英医学大词典》等。

（2）中医药学词典　例如《中医大辞典》《中药辞海》《现代中药学大辞典》等。

（3）基础医学词典　例如《英汉生理学词汇》《英汉病理学词典》等。

（4）临床医学词典　例如《诊断学大辞典》《现代护理学辞典》《临床医学冠名词典》等。

3.2.2　百科全书

百科全书（encyclopedia）是以词典形式进行编排的一种大型参考工具书，是百科知识的总汇。综合性百科全书收集多个学科领域内的知识和资料，包括名词术语，并将其分列条目，逐条加以说明，还附有参考书目，以便读者追根寻源。百科全书所述知识内容比一般词典详尽，比有关专著精练，读者能从中快速了解有关学科知识领域的概貌。但因百科全书内容丰富、部卷庞大、编纂严谨，故出版周期较长。百科全书收录的资料虽然稳定性好，但新颖性相对较差，比较适合查考一般性知识。国内外学术水平较高，具有一定权威性、综合性的百科全书有以下几种。

1.《不列颠百科全书》

《不列颠百科全书》（*The Encyclopedia Britannica*）又称《大英百科全书》，初版时间为1768年，历史悠久，由世界上多个国家的著名学者联合编纂，采用连续修订制，内容严谨，学术地位无可争辩，是世界公认的具有权威性、知识性的大型综合性百科全书，堪称"没有围墙的大学"。《不列颠百科全书》简编、详编版本均按条目字顺排列。

2.《中国大百科全书》

《中国大百科全书》第一版由中国大百科全书总编辑委员会编辑，中国大百科全书出版社出版。这是我国第一部大型现代综合性百科全书，全书共74卷。从1980年开始陆续按学科分卷出版，不列卷数，每卷只标出学科名称，如《哲学》《语言文字》《中国传统医学》《图书馆学·情报学·档案学》等。全书各学科内容按各学科体系、层次，以条目形式编写，按条目汉语字母顺序排列。每卷正文之前有该学科全部条目分类目录，正文后附有汉字笔画索引，以及条目外文索引、内容索引和外国人名译名对照表。《中国传统医学》卷全面介绍了中医药的相关人物、基础理论、病证等内容，较为实用。《现代医学》卷分上、下两册，汇集现代医学的人物、发展、基本理论等。

3.《中国医学百科全书》

《中国医学百科全书》由上海科学技术出版社出版，本书自 1982 年起开始编辑，先按学科或专业分卷出版单行本。全书共 93 个分卷，如《中医学》《军事医学》《预防医学》《基础医学》《临床医学》《毒理学》等。每卷均由各学科名人编写，内容全面且简明扼要，资料数据翔实可靠，并备有中文词汇查检目录和英汉词汇对译表，是各类图书馆必备的工具书，也是研究人员常用的参考工具书。

3.2.3　年鉴

年鉴（annual；yearbook）是全面汇总过去一年内的大事要闻、进展动向、成果成就、统计资料等内容，按年度编辑出版的一种动态性工具书。年鉴可分为综合性和专科性两种。一些著名的大型综合性百科全书每年都出版相应的百科年鉴，以对其收录内容及时进行补充和更新。专科性年鉴集中反映有关专业学科一年内的进展和数字统计资料。如美国设有医学年鉴公司，专门出版医学临床各科年鉴。我国自 1983 年起由人民卫生出版社陆续出版了《中国卫生年鉴》（1983 年首卷）、《中国内科年鉴》（1983 年首卷）、《中国外科年鉴》（1984 年首卷）、《中国药学年鉴》（1985 年首卷）、《中医年鉴》（1983 年首卷，1989 年第 7 卷起改名为《中国中医药年鉴》）、《中国口腔医学年鉴》（1986 年首卷）、《中国计划生育年鉴》（1989 年首卷）等几种医学专业年鉴。另有《中国医学科学年鉴》（1984 年首卷），由天津科学技术出版社出版。另外，一些所谓"进展"（advance progress）、"年评"（annual review）等出版物，虽然叫法不同，实际上也具有年鉴的性质。借助年鉴，可以较好地回溯过去一年内所发生的大事要闻，了解最新数据资料，从而系统地掌握科研动态和发展趋势。在使用年鉴时应注意出版时差问题，如《中国卫生年鉴》（1993 年卷），其中反映的内容是 1992 年内发生的事件，同时应注意年鉴的编辑或出版单位的权威性和可靠性。《中国卫生年鉴》由卫生部主办，综合反映了中国医药卫生工作各方面的情况、进展和成就等资料，主要内容有重要会议报告、政策法规、各项卫生工作进展、军队及地方卫生、学术团体、人事与干部、卫生统计等，资料翔实可靠，是图书馆必备的参考工具书，也是科研卫生工作者和情报人员查阅与利用率最高的工具书。

3.2.4　手册

手册（handbook；manual）一般汇集了某个专业学科领域内较为成熟稳定的知识和经验，内容丰富，简明实用，便于携带，易于查考。此类专业参考工具书还包括指南、便览、必备、大全等。有关医学各专业学科的手册种类繁多，有的可用于查找疾病的病因、诊断方法、治疗方法；有的集中了各种手术方法与操作常规；有的汇集了临床各类检验指标和各种实用数据。

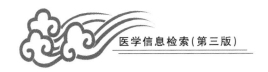

1.《默克诊疗手册》

《默克诊疗手册》由医学博士罗伯特·贝尔考主编，黄怡兴等译，人民卫生出版社出版。该手册是一本历史悠久、使用广泛的临床医学参考书，旨在为临床医生、医学生、实习医生、住院医生及其他卫生专业人员提供必要的医疗知识。

2.《临床医师诊疗全书》

《临床医师诊疗全书》由北京医科大学第一临床医院百余名专家教授编写。全书共分30余册，包括《现代内科诊疗手册》《现代外科诊疗手册》《现代妇产科诊疗手册》，以及现代传染病学、神经病学、眼科、耳鼻喉科、皮肤性病学、急诊医学等分科手册，是各级医师常备的实用参考工具书。

3.2.5　名录和机构指南

人们在科研活动、学术交流或日常社会交往中，常常需要了解某人的背景资料或某个组织机构的大概情况及地址，这就使得各种传记工具书或名录应运而生。名录主要有当代的和回溯性的两种。辞典式名录多采用履历式体裁编写，仅提供事实性信息，内容简明扼要。传记式名录提供的资料则较为翔实，有描述、记载，也有评论。机构指南是专门介绍各种机构及其负责人和成员情况的出版物，内容包括组织机构的全称、通信地址、联系电话，以及发展简史、人员概况等有关信息。名录和机构指南是人际交往中必不可少的参考工具书。国内外大型名录有以下几种。

1. 人名录

人名录（who's who）源于名人传记。它是一定区域、一定时间或一定学科范围内知名人物简传的汇集，如《国际名人录》《世界名人录》《医学国际名人录》等。

2. 机构名录

机构名录（directory）是各种组织机构名称及其基本信息的汇编。机构名录大体有国际性、国家地区性和单一性三种类型，如 *The World of Learning* 和《中国卫生系统通讯录》《中国高等学校简介》等。

3.2.6　图表、图谱

图表、图谱（atlas）是以图形或表格的形式直观地反映客观事物和科学知识，并配以简要通俗的文字说明的一种特定类型的参考工具书，具有科学性、简明性、直观性、准确性等特点。有关医学知识的图表主要包括解剖学图谱、临床各科图谱、寄生虫图谱、各种中医药图谱，以及反映疾病分布情况的医学地图集等。

3.2.7　药典

药典（pharmacopoeia）是一种有特定用途的医学专业词典。它不是普通的药物词典，而是国家制定的药品质量标准，具有法律效力。它是查找有关药学知识的重要工具书，如《中华人民共和国药典》、*United States Pharmacopoeia*（USP，《美国药典》）等。

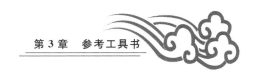

3.3　医学参考工具书的应用

3.3.1　工具书的选择

古今中外有关医学领域的参考工具书种类繁多,数量庞大,编排不同,功能各异。要想有效地利用这一参考信息源,除了要了解以上工具书的类型、功用,以及一般排检方法等概况以外,还应该注意以下几个问题。

1. 选择合适的工具书

医学参考工具书林林总总、不胜枚举。在实际应用过程中,应注意针对具体的问题和要求,选择合适的、对口的工具书加以利用,做到"有的放矢"。另外,要注意同一种工具书新旧版本的更替。通常,新版工具书在原有的基础上修订、增删,内容优于旧版。我国中医文化博大精深、源远流长,在利用中医药类的辞书查找资料时,还应注意繁简版本的选择,以便更好地继承前人的成果、经验。

2. 兼顾工具书的综合利用

有时一种医学知识可以在不同类型的工具书中有不同程度的反映,因编辑角度不同,面向读者对象不同,收录内容的侧重就有所不同。因此在查考较为复杂的医学问题时,往往需要参照几种类型的工具书,并加以综合、比较、鉴别之后,才能得到全面、完整、翔实、可靠的解答。例如,查找医疗卫生法规资料,除利用相应的卫生法规汇编外,还可以利用医学年鉴和报刊目录、索引等;查找我国中医药学方面的资料,可以利用《中华人民共和国药典》《中医药词典》《中国医学百科全书(方剂学)》《中国中医药年鉴》《中医方剂手册新编》等参考工具书。

3. 勤检多练,必有裨益

只有养成良好的治学习惯,遇到问题时,勤翻多检,在实践中提高鉴别与判断能力,逐步积累经验,才能对参考工具书运用自如,达到博览国内外医学科技知识和进展的目的。对于不太熟悉或不常用的工具书,用前应先仔细阅读前言、凡例,在了解其收录范围和编排体例后,再查找所需资料信息,方可达到事半功倍的效果,即所谓"磨刀不误砍柴工"。

4. 注意发展趋势,掌握主动权

随着计算机技术、激光技术等高新技术的推广应用,参考工具书的编纂也开始进入电子自动化时代,载体呈现多样化发展态势。多媒体技术使得许多医学参考工具书更好地体现了图文并茂的特色和方便快捷的检索优势。目前一部分工具书已有相应的机读版光盘数据库。参考信息源电子化、网络化是未来发展的必然趋势,读者应密切注意有关方面的发展动态,以便跟上时代,及时掌握利用参考信息源的现代化方法和技能。

3.3.2　印刷版医学参考工具书

印刷版参考工具书又称纸质参考工具书,是指以印刷技术为主要手段、以纸张为信息记录载体的参考工具书。印刷版参考工具书的种类繁多,按功能用途可分为字典、词(辞)典、百科全书、年鉴、手册、图表、名录、药典等。参考工具书的内容非常丰富,有些工具书的内容

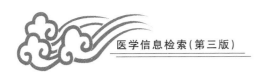

是专业性的,有些则是综合性的,而且各种工具书在内容上存在一定的重复交叉现象。同一知识内容、数据资料可能被多种工具书收录,即使是编纂目的、专业内容或读者对象相同的工具书,也可能有多种不同的版本,因此,在需要利用工具书来查找资料、解决问题的时候,常常有选择的余地。使用者要根据提问的条件和解决问题的侧重点选择合适的工具书,有时甚至需要综合利用多种工具书。对于某些复杂课题,在综合利用各种医学工具书的同时,还应注意利用普通医学书刊,甚至非医学参考工具书。

1. 医学词语的查找

1）一般医学名词术语的查找

（1）医学词典　查找一般医学名词首先应选用医学词典,因为这类词典对医学词汇的收录比较全面,解释详尽。例如,"衣原体"一词,可在《实用医学大词典》中查找。

（2）医学百科全书　医学百科全书也是查找医学名词术语的常用工具书,它收录的内容全面、系统,提供更深入、更贴切的词义解释,并涉及各相应学科的名词术语,如《中国医学百科全书》。

（3）综合性词典或百科全书　综合性词典或百科全书往往包罗普通的和各个学科领域的词汇及其词义解释,其特点是收录范围宽,词汇量大,但其对词语的解释不如医学词典或医学百科全书那么详尽,如《辞海》《中国大百科全书》等。

（4）普通医学专著　医学专著或教科书通常围绕某个专题进行全面、系统的论述,它往往可提供有关概念、定义、术语等的专门而明确的解释。

2）医学名词译名的查找

医学名词译名的查找实际上是指两种以上语言相对词语含义的相互翻译,可利用双语种或多语种词典。例如,需要查找"激酶""基因突变"的英语翻译,可查阅《汉英医学大词典》;再如,要查找"colony""medial atrial vein"对应的中文是什么,一般可查阅《英汉医学词汇》这类医学词典。

3）医学缩写词和缩略语的查找

查找医学缩写词和缩略语可利用下列工具书。

（1）医学缩略语词典　这类词典所收录的缩写词和缩略语较为丰富,如《英汉医药学缩略语词汇》等。

（2）一般医学词典　一般医学词典会收录一些常用的医学缩写词和缩略语,因此也可用来解答有关缩略语查找的问题,如《英汉现代医学药学海》等。

（3）科技缩略语词典　除了专门的医学缩略语词典外,许多科技缩略语词典也收录了相当数量的医学缩略语,如《英汉科技文献缩略语词典》《英汉缩略语综合大词典》等。

（4）有关医学书刊中附设的缩略语对照表　不少医学书刊常常附有缩写词或缩略语一览表,它们所列的词汇往往限于特定文献中出现的缩写词或缩略语,有可能收录更专门、更罕见的特殊用语。如《生物学文摘》（*Biological Abstracts*）和《化学文摘》（*Chemical Abstracts*）等,每期均附有缩略语对照表,而《医学索引》（*Index Medicus*）等文献检索工具均提供刊名缩写与全称对照表。

2. 医学人物资料的查找

凡涉及古今中外医学人物的生平事迹、研究成果、发表的理论专著等方面的问题,均可利用医学名人录等工具书来解答。

1）医学名人录或医学传记词典

通常,医学名人录只收录当代在世的医林人物,且叙述简略,不加评论;而医学传记词典主要收录历史上的医学家,且叙述详尽,附加评论,如《国际医学名人录》(*International Medical Who's Who*)、《美国医学家传记词典》(*Dictionary of American Medical Biography*)等。

2）医学百科全书或医学年鉴

医学百科全书和医学年鉴往往收录了相当多的人物资料。其中医学年鉴还较多地报道当今医学学科著名人物的活动,并有专门的人物评价专栏和人物索引,如《中国药学年鉴》《中国中医药年鉴》等。

3）人物传记索引

利用人物传记索引查找特定医学家的传记资料是比较便捷的,因为从待查人姓名出发,可以迅速查明所有报道此人的传记词典和名人录。例如,在某传记索引中,查到有十种传记词典或名人录报道了待查人的情况,就可从这十种工具书中选择一种或几种进行查阅,如《古今世界科学家传记和肖像索引》(*Index to Scientists of the World from Ancient to Modern Times：Biographies and Portraits*)。

3. 医学机构资料的查找

在实际工作中,为了及时了解和吸收国内外同行的先进经验与技术,需要进行学术交流和业务合作,邀请国外著名医学专家来华讲学,派人出国考察、进修留学等,开展这些工作都必须事先调查和了解对方的详细情况。医学机构名录正是能较好地调查和了解情况的工具书。

1）医学机构名录

医学机构名录是查找医学机构资料的主要工具书。例如,欲了解美国哈佛大学医学院的入学条件、学科设置及各科教师、年度费用、经济资助等情况,可查阅《美国医学教育指南》(*Directory of American Medical Education*)等。

2）医学年鉴

医学年鉴常收录医学机构的资料,如《中国卫生年鉴》《中国药学年鉴》等。这些年鉴都提供有关医学机构的名称、负责人、创建时间、地址等信息,读者亦可将其作为查找医学机构,特别是查找新成立的医学机构的常用工具书。

4. 医学统计资料的查找

查找医学统计资料,主要有以下途径。

1）专门的统计年鉴

统计年鉴专门收录统计资料,不但统计指标集中、系统,而且资料新颖、准确、可靠,是查找医学统计资料的主要工具书。例如,欲了解某年全世界婴儿的出生率和死亡率,即可查找《世界卫生统计年鉴》(*World Health Statistics Annual*)。此外,欲了解医疗卫生统计数据,还可查找综合性统计年鉴,如《中国统计年鉴》等。

2）一般医学年鉴

一般医学年鉴也收载医疗卫生统计资料,如《中国卫生年鉴》设有"卫生统计"栏目,《中

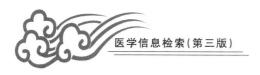

国计划生育年鉴》设有"人口与计划生育统计"栏目,亦是查找这类资料的常用工具书。

3)医学资料汇编或资料性手册

医学资料汇编一般会收集医疗卫生统计资料,如《中国卫生保健》《当代中国的卫生事业》等。此外,不少资料性手册也收录了医疗卫生统计资料,如《计划生育手册》《中国概况手册》等。

5.医疗卫生法规资料的查找

法规是法律、法令、条例、规则、章程的总称,查找这类资料,主要利用卫生法规汇编、医学年鉴、卫生法规文摘和索引等。

1)卫生法规汇编

卫生法规汇编比较集中和系统地收集了有关医疗卫生的法规和条例等内容,使用起来较为便捷。例如《最新医疗卫生法规全书》《全国卫生防疫标准规范与防疫机构工作政策法规全书》等。此外,综合性法规汇编也收录了医疗卫生法规,如《中华人民共和国法规汇编》《中华人民共和国法律汇编》等。

2)医学年鉴

医学年鉴设有专门栏目来报道近期颁布的卫生法规和条例,如《中国卫生年鉴》设有"政策法规"栏目,适合查找近期公布的、尚未收入法规汇编的卫生法规资料。

3)卫生法规文摘和索引

卫生法规文摘和索引能为读者提供有关法规的摘要和线索,从而取得事半功倍的效果,如《国际卫生立法文摘》(*International Digest of Health Legislation*)等。此外,还可查阅综合性法规文摘和索引,如《中华人民共和国现行行政法规、地方性法规、自治条例和单行条例目录》等。

6.医学界大事资料的查找

1)医学界大事年表

医学界大事年表收集了一定时间范围内发生的主要医学事件与活动,分别予以简要记述,并按照医学事件发生的日期进行排列,它是查找医学界大事的主要工具。例如,欲知道我国第一例试管婴儿是哪年哪月、于何地何机构、由何人主持研究获得成功的,可查阅《简明中外医史手册》等。

2)医学百科全书

医学百科全书一般收载了发生在医学领域的重大事件,并介绍有关事件的背景,内容较为详尽,亦是查找医学界大事的重要工具书。例如,要知道细胞病理学学说的创立时间及其发展经过,可查阅《中国医学百科全书》。另外,《中国医学百科全书·医学史》卷后有"中国医史年表"和"世界医史年表"。

3)医学年鉴

医学年鉴几乎都设有专栏来反映本年度发生的医学界大事,如《中国中医药年鉴》设有"中医药界纪事",《中国计划生育年鉴》设有"计划生育大事记"。因此,医学年鉴最适合查找近期发生的医学界大事。例如,欲知道我国2006年医学界的大事,可查阅2007年版的《中国卫生年鉴》中的大事记栏目。

4)医史专著、医学参考工具书及其附录

要知道某些医学界历史大事,还可直接利用医史专著,这类书籍常附有"大事年表""主题索引""人名索引"等,使用起来较为方便。附录也是查找医界大事不可忽视的资料来源,例如,《简明中医字典》后附有"中国医学大事年表",《中国医学史》后附有"中国医学史大事年表"。

7. 医学图像资料的查找

医学图像资料主要包括各种医学图片、疾病分布图、医学人物肖像图等。这类资料的特点是直观、形象,弥补了文字表述的不足。查找这类资料,主要利用各种医学图谱,也可利用图文并茂的医学工具书或专著。

1）医学图谱

例如,美国出版的《外科手术图谱》(*Atlas of Surgical Operation*)以图片形式详细介绍了一些高难度且十分复杂的手术方法,不仅可供那些实践时间短、大手术机会少的青年医师参考,而且可利用其中的手术图谱查找某一手术方法图等信息。

2）医学地图集

医学地图集主要用来查找疾病的分布图。例如,要知道我国肝癌患者的分布情况,即可查阅《中华人民共和国恶性肿瘤地图集》。

3）医学人物肖像集

医学人物肖像集可用来查找医学人物的肖像、照片和简历等信息。例如,欲知道我国明代杰出的医药学家李时珍的肖像,可查阅《中国历代名医图传》。

4）含图的医学工具书

图像作为表达思想、记录事实和传播知识的手段,通常是出版物不可缺少的组成部分,有的甚至依赖插图表达其内容,为读者查找图像资料提供了丰富的图像源。例如,欲知道中枢神经系统常见病的 MRI(磁共振成像)表现,就可查阅《磁共振成像读片指南》。

8. 药学资料的查找

1）利用药典查找药品标准

药典是国家药品标准,具有国家法规的性质。例如,欲知道我国现行的药品标准,可查阅《中华人民共和国药典》。国际上比较有名的药典还有《美国药典》《英国药典》《欧洲药典》《国际药典》等。

2）利用医药词典或手册查找药品名称

要了解中药,可查阅《中药大辞典》《中华药海》《有毒中草药大辞典》《中华本草》《中医大辞典》等。要了解药名的中外文互译,可查阅《英汉临床药物最新词汇》《汉英医学大词典》《汉英中医药大辞典》等。要了解临床药物的中外文名称,可查阅《临床药物手册》《临床合理用药手册》《临床医生用药大全》《抗癌药物手册》等。查阅最新版的《默克索引》(*The Merck Index*)、《医师案头参考书》(*Physicians' Desk Reference*)等药物手册,可知道最新药名。如果要知道已知化学结构药物的中外文名称,还可查阅《当代结构药物全集》等工具书。

3）利用百科全书查阅背景资料

读者如果需要知道有关药物的背景资料,可查阅百科全书,如《中国医学百科全书》的方剂学分卷、药物学与药理学分卷,《临床医生用药大全》等。

4）利用医学年鉴查找药物的研究进展及临床应用情况

若想知道药物的临床应用和理论研究的新成果和新进展等,可查阅医学年鉴,如《中国

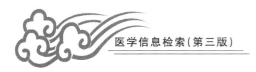

中医药年鉴》《中国药学年鉴》等。

5）利用药物手册查找药物的临床知识等实用性资料

药物手册一般根据临床各科实际应用情况选编成册，故具有较强的实用性和针对性，如《新编实用药物手册》《临床常用中药手册》《现代临床治疗药物大全》《默克索引》《马丁代尔大药典》《医师案头参考书》等。这些工具书通常提供药物的规格、药理作用、临床应用、用法用量、不良反应及处理、注意事项、适应证、禁忌证等临床知识。

6）利用进口药物手册查找国外药品资料

若要知道进口药物的各种名称、理化性质、药理、临床知识等，可查阅进口药物手册，如《进口注册药品手册》《常用进口药物手册》《进口医药商品手册》等。

7）利用医学文摘和索引查找最新资料

若要知道药物最新资料，可查阅期刊式索引和文摘，如《中文科技资料目录（中草药分册）》《中文科技资料目录（医药卫生分册）》《中国药学文摘》等。

3.3.3 网络医学参考工具书

1．网络工具书的概念

网络工具书也称为工具书在线（tool books online），是近几年来伴随现代电子信息技术，特别是互联网技术和信息存储技术的迅猛发展而诞生的一种新型工具书服务模式。它是在传统印刷版工具书的基础上，结合互联网的特点而兴起的一种新的知识参考源。这种参考源一般以网站的形式出现。

《工具书学概论》中将网络工具书定义为：以数据库为基本信息存储单位，以网络为传播媒体，将工具书的内容以电子数字编码形式通过网络传输，由出版机构提供一种"在线"的即时服务。由此，网络工具书是传统工具书在新的技术环境下的发展。目前，网络工具书发展势头迅猛，且逐渐趋于规范成熟，典型的例证是国内外涌现出来的受到普遍欢迎的各种综合性或专业性数据库。如《不列颠百科全书》网络版在供读者免费使用的第一周内，查阅人数就超过了 1 000 万人次，这在使用传统纸质工具书的年代是不可想象的。

2．网络工具书的类型

从广义的层面上说，网络工具书也称为工具书在线，不仅包括印刷版工具书的内容，还包括该网站所集成的其他工具书，甚至其所提供的网络链接的内容。网络工具书大致可以分为衍生型和开放型这两种类型。

1）衍生型网络工具书

它是指传统工具书数字化后形成的网络版工具书。工具书的发展有着悠久的历史，传统工具书的排列、阅读方式已经在人们心目中形成定式，因而出现了既能迎合人们的传统阅读习惯，又能提供数字化查找方式的参考工具书网站。衍生型网络工具书以印刷版为依托，不改变传统工具书的内容、体例，只增加相关知识点的链接。例如，中国大百科全书出版社数据库检索系统，在《中国大百科全书》（共 74 卷）的基础上采用超文本数据库结构来揭示条目之间的逻辑关系，相关条目之间使用超链接可跳转阅读。

2）开放型网络工具书

它是指使用维基（wiki）技术的网上免费参考工具书，也称为维基百科。Wiki 一词来自夏威夷语"wee kee wee kee",意思是迅速、快捷。Wiki 是一种超文本系统,这种超文本系统支持面向社群的协作式工作,不但可以在 web 的基础上对 wiki 文本进行浏览,还可以任意创建和更改。也就是说,每位访问者可以同时扮演读者和作者的角色。

3. 网络工具书介绍

1)在线医学词典

在线医学词典是一种特殊的、重要的网络信息资源。随着科学技术的飞速发展,几乎每天都有各种各样的新名词出现。医学教学、科研和临床工作人员在每日的学习与工作之中,总会遇到一些不熟悉的单词或短语。下面简要介绍一些免费的在线医学词典的使用方法。

(1) Medical Dictionary Online   Medical Dictionary Online(网址为 http://www. online-medical-dictionary. org)是包含医学术语及缩略语、药学、医疗(护理)设备、健康状况等的在线医学辞典,提供全文搜索和按字顺浏览两种检索方式,其主页如图 3.1 所示。

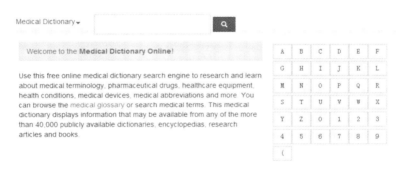

图 3.1 Medical Dictionary Online 主页

(2) 英汉医学词典   英汉医学词典(网址为 http://www. esaurus.org)收录了逾 15 000 个医学名词术语,附加医学图像。进入主页(见图 3.2)后,在右侧的"dictionary"下面单击所要查找的单词的第一个字母即可。例如,要查"heart",其第一个字母是"h",单击"H"即可。

(3) 37 ℃医学网   进入 37 ℃医学网(网址为 http://www. 37med. com)主页面后,单击页面中的"医学文献"栏目名称,进入医学文献界面,单击该页面的"英汉词典",进入37 ℃医学网的英汉词典主页。该主页主要提供医学专业词汇查询,词汇分为医学常用词汇、医学缩略词和医学冠词三类,并提供按词汇首字母查询的功能。

2)在线百科全书、大全

(1) 不列颠百科全书网上数据库   不列颠百科全书网上数据库(EB Online)的网址为 http://www. britannica. com,它是《不列颠百科全书》的网络版。

(2) MedlinePlus Medical Encyclopedia   MedlinePlus Medical Encyclopedia 的网址为 http://www. nlm. nih. gov/medlineplus/ency/encyclopedia_A-Ag. htm,是美国国立医学图书馆网站的医学百科全书,是一部以概念条目形式编写并按字顺排列的百科全书。

3)在线医学图谱

在线医学图谱资源主要有实体相片、计算机模拟图片、显微镜下的图片、各种放射学图谱等,内容包括解剖学、生理学、病理组织学、寄生虫学、内科疾病、外科手术、皮肤病损伤及眼底图谱等,涉及医学基础和临床各学科。在 Yahoo 的 Health 分类表中输入"Atlas"进行

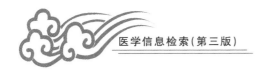

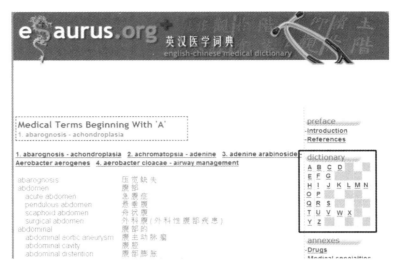

图 3.2　英汉医学词典主页

检索,可获得许多图库站点。通过国外医学图书馆网站,也可以检索到欧美一些国家医学图书馆的医学图谱。目前网上提供的血液学图谱、寄生虫学图谱、解剖学、病理组织学、眼科学、放射学、综合类等医学图库的网址较多,下面简要介绍几个重要的医学图谱资源数据库。

(1)中国知网在线医药图谱　中国知网在线医药图谱(网址为 http://medmap.cnki.net)是全球最大的医药图谱在线服务网站,收录了 200 余部医药图谱,约 15 万张图片,提供有关解剖、生理、病理、药理、生化、中药等方面的医学图片和照片,并附文字说明,所收录的医药图谱均为权威专家编写。中国知网在线医药图谱提供关键词检索、高级检索和书目浏览等几种检索途径,检索主界面如图 3.3 所示。

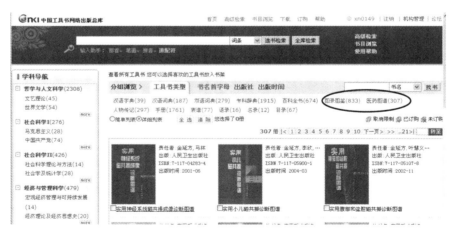

图 3.3　中国知网在线医药图谱检索主界面

(2)大众医药网医学图谱　大众医药网(网址为 http://www.51qe.cn)下设的医学图谱栏目提供大量医学图谱相关资料,涉及系统解剖学、局部解剖学、病理学、微生物学、普通外科学、骨科学、神经外科学、妇产科学、耳鼻喉科学、眼科学、儿科学、中医学、肿瘤学等,并包含相当丰富的药学知识,功能比较齐全,值得借鉴。该网站将医学图谱分为中草药图谱、手术图谱、系统解剖学图谱、皮肤病性病图谱等类别。最近,还新增了局部解剖学图谱和系统解剖学图谱,并附有文字说明。该网站主页如图 3.4 所示。

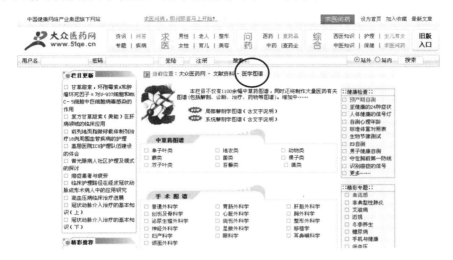

图 3.4　大众医药网医学图谱主页

（3）37 ℃医学网　37 ℃医学网（网址为 http://www.37c.com.cn）的图谱数据库包括医学图库和手术图谱及“图说健康”“图解生理”“孕育图库”等栏目。进入主页面后,单击医学图谱,进入图库导航界面。例如,要检索“闭合式玻璃体切割术”图解,则在图库导航界面单击“手术图解”下的“眼科学”,在打开的界面中选择“玻璃体手术”下的“闭合式玻璃体切割术”,即可看到该手术的过程图解及其文字说明。

（4）可视人计划　1986 年美国国立医学图书馆（NLM）预见到数字图像的存储、传输和查阅将成为可能,这对临床和生物医学研究极为重要,于是着手组建医学图像图书馆,并于 1989 年提出组建一个完整的正常男性或女性全身分割数据的数字图像数据集,使生物医学工作能像文献检索一样简便。可视人计划（网址为 http://www.nlm.nih.gov/research/visible/visible_human.html）于 1991 年立项,其主页如图 3.5 所示。当年,NLM 与美国科罗拉多大学（University of Colorado）签约,由 Victor M. Spityer 博士和 David G. Whitlock 博士负责建立图像数据库。

（5）生物医学图谱数据库　生物医学图谱数据库（网址为 http://www.brisbio.ac.uk）是英国 Bristol 大学学习和研究技术学院创建和维护的多媒体数据库。该数据库有 8 500 多幅用于教学的医学、口腔学和兽医学方面的图谱可供检索,如 X 射线片、照片、组织切片等。

4）网上名录

在众多的信息源中,人员信息与机构信息也是重要的信息。与同行进行学术交流、向著者索取原文、寻找科研合作伙伴、求职求学等,都离不开人员信息与机构信息。如果读者需要通过网络查找机构和个人主页,获得有关机构及个人的资源分布、服务项目、研究动态、发展方向、知识背景等最新信息,则可用以下途径进行查找。

（1）个人信息搜索引擎。

① AnyWho　AnyWho（网址为 http://www.anywho.com）是由美国电报电话公司实验室建立的电话目录服务系统,数据库中含有 9 000 万个客户和 1 000 万家企业的记录。其

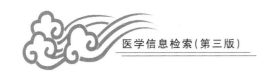

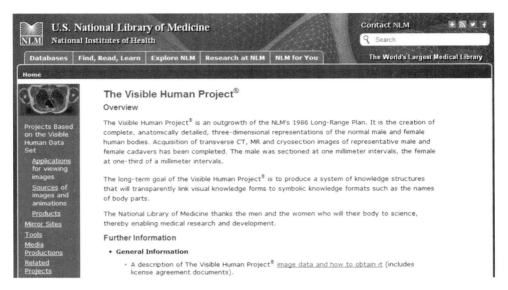

图 3.5　NLM 可视人计划主页

提供人员检索、商务检索和反向检索等功能。在 White Pages 页面下，Find a person 搜索界面内有姓和名输入栏，姓输入前四个字母，名输入第一个字母。还可以输入被查询者所在的街道、城市名、州名或邮政编码等。检索结果包括姓名、电话号码、传真号码、实际地址、所在城市街区地图等信息。

②Bigfoot　Bigfoot（网址为 http://www.bigfoot.com）提供大规模的综合性全球 e-mail 检索服务。

③LOOK4U　LOOK4U（网址为 https://www.look4u.it/de/）是全球最大的华人网络通信录，拥有超过 300 万的中文姓名和 e-mail 及地址信息，提供强大的寻人功能。在检索框内输入查找对象的姓名和地区，即可查找到被查人的 e-mail 地址和通信地址等信息，如图 3.6 所示。

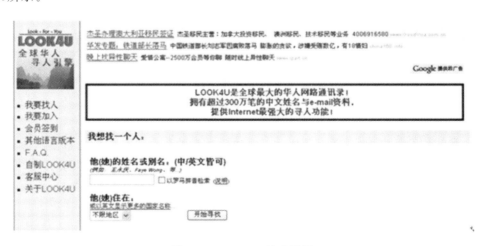

图 3.6　LOOK4U 检索界面

（2）综合性检索工具。

通过综合性检索工具可以查找最新的个人信息，包括电话号码、地址和 e-mail 等。

Yahoo! People Search 是一个综合性的检索工具。在其主页面单击"People"标签，可以进入个人查询页面。按照"Last Name，First Name"格式输入查找对象的姓和名，输出结果包括查找对象的姓名和住址；在"Find Anyone's E-mail Address"框中输入姓名，可获得查找对象的 e-mail 地址。它还具有反向查询功能。在"Reverse Phone"和"Reverse Address"下分别输入已知的电话号码或地址信息，能查找到与之有关的个人信息。

（3）机构和个人主页。

许多大型机构或大学都在自己的主页上备有一个查找本单位人员信息的链接。还有一些人在网上建立了自己的个人主页，这类信息来源中往往包含了更为详尽的个人信息。

（4）机构信息查询。

查找某些机构导航系统或指南，顺其链接可查看有关机构或个人主页。

① 在线医疗机构指南　在线医疗机构指南（Directory of Health Organizations，网址为 http://dirline.nlm.nih.gov）由美国国立医学图书馆创建，提供与卫生和生物医学相关的机构信息。用户可以直接输入机构名称或利用主题词（Mesh）途径检索，检索结果包括机构名称、机构隶属单位、机构通信地址与电话、机构介绍、机构类型、为机构标引的 Mesh 主题词、机构的其他关键词等。

② 网络检索工具　先通过网络检索工具检索到机构的主页链接，再进入该机构主页进行相关信息的查询、浏览。

③ 中国教育和科研计算机网　中国教育和科研计算机网（CERNET）的网址为 http://www.edu.cn，通过 CERNET 链接，可以查找教育机构和科研机构信息；通过"教育资源"链接还可以查询国内各类教育机构和图书馆等的网页链接。

思考题

1. 何谓参考工具书？其作用和特点是什么？
2. 参考工具书按其性质和功用可分为哪几种类型？
3. 常用的参考工具书有哪几种类型？试各举三例说明之。
4. 百科全书的特点是什么？列举国内外三种重要的百科全书。
5. 年鉴是什么性质的图书？国内出版的医药类年鉴有哪些？
6. 医学词语的查找应使用哪些参考工具书？
7. 医学缩写词和缩略语的查找应使用哪些参考工具书？
8. 医学人物资料的查找应使用哪些参考工具书？
9. 医学统计资料的查找应使用哪些参考工具书？

第4章 计算机检索

4.1 概　　述

4.1.1 计算机检索的概念

计算机检索就是把大量的文献资料或数据进行加工处理,按一定的格式存储在磁带、磁盘或光盘上,建立计算机可认读文档,即机读数据库,并利用计算机查询存储文档中的文献或数据的检索方式。计算机检索包括信息的存储和检索两个过程。信息的存储即建立数据库,由信息专业人员完成。信息的检索,即数据库的利用,是人们根据对信息的需求,输入检索提问,计算机通过检索系统在程序控制下查找出相应的文献、数据,对检索结果进行保存、打印输出并加以利用的过程。

计算机检索的原理与手工检索的原理在本质上是一样的,就是对人们的检索提问与存储在检索系统中的文献特征进行比较匹配,找出与检索提问相符或相近的文献信息或数据。计算机检索与手工检索相比有绝对的优势,表现在以下几个方面。

1. 检索速度快、效率高

对一个课题或一个文献进行手工检索可能要几个小时、几天甚至是更长的时间,使用计算机检索只需几分钟便可完成。

2. 检索方便,资源共享

使用计算机检索可以通过通信线路,联机查询远程服务器上的数据库,足不出户就可以实现网络的资源共享。

3. 信息量大,内容更新快

数据库存储的信息量大,用户可以一次检索几十年的文献,甚至可以在几个数据库中同时检索一个课题,这是手工检索难以做到的。大部分数据库的数据都定时更新,内容更新很快。

4. 检索途径多

计算机的标引范围要比手工检索广得多,计算机检索提供了布尔逻辑检索、限定检索、组配检索、扩展检索等检索手段,所以使用计算机检索可以增加检索途径,提高文献的查全率。

5. 获得检索结果的方式多样化

计算机检索可通过直接打印、转存、发送邮件等方式获得检索结果,比起手工摘抄要快速和准确。

4.1.2　计算机检索系统的组成

计算机检索系统主要由主机、软件、数据库、通信线路和检索终端五部分组成。

1. 主机

主机指计算机检索系统的中央服务器。

2. 软件

软件指各种计算机程序的总和,包括操作系统程序、数据库管理程序、联机控制程序和应用程序等。

3. 数据库

数据库是指由一个或众多文档构成,满足某一特定目的或某一特定数据处理系统需要的数据的集合。它是文献和索引文档的聚集处。

4. 通信线路

通信线路用于建立网内各主机之间的通信联系,主要包括电话通信网、数据库通信网、卫星通信网等。

5. 检索终端

检索终端与主机连接,提供数据给用户查询。

4.2　数　据　库

数据库(database)是由一个或多个文档构成,以计算机磁盘或光盘等高新科技材料为载体,并由专门的软件进行管理的系统化、有序化的数据集合。

4.2.1　数据库的结构

数据库通常由若干个文档组成,每个文档又由若干个记录组成,每条记录则包含若干字段。

1. 记录

记录(record)是构成数据库的基本单元,数据库的每条记录都描述了原始信息的外表特征和内容特征。例如,书目数据库中的记录通常用来描述一篇文献的题录、文摘、主题词等特征。其他类型的数据库中的记录也是某种信息单元的组合,如一篇期刊论文、一本专著等。记录与文献的区别在于:前者含有数据库标引人员添加的人工字段,如医学主题词字段、文献类型字段等,后者的内容全由著者提供,对应的是文献的原文。

2. 字段

一条记录通常由一些数据项组成,这些组成记录的数据项称为字段(field)。例如,一篇期刊论文的书目记录主要包括篇名、作者、作者的工作单位、来源、文摘、主题词等字段。每一字段通常由两个字母所组成的代码表示,如 TI(题名)、AU(著者)、SO(文献的出处)、AB(文摘)、AD(著者所在的机构)、AN(记录顺序号)等。有些字段下还划分了子字段,例如,来

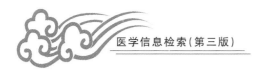

源字段被划分为刊名、出版年等子字段。

3. 文档

文档（file）是数据库中某个学科或专题文献记录的有序集合。数据库里数以万计的记录通常被划分为若干文档。文档中每篇文献是一条记录，而篇名、著者、刊名、摘要、主题词等外部和内部特征就是一个个字段。数据库可以由一个或多个文档构成，按编排结构和功能，文档可分为顺排文档和倒排文档两类。在书目数据库中，顺排文档是描述文献内容特征和外表特征的集合，以文献记录作为信息存储单元，按记录入藏的存取号从小到大的顺序排列而成的目录式文档。倒排文档就是以顺排文档中抽取出来的文献特征标志作为信息存储单元，按某种顺序排列，在每一个标志后面注明相应的文献记录存取号而构成的。

数据库的检索事实上就是通过对字段进行检索从而获得一条条文献记录的。

4.2.2　数据库的类型

数据库类型的划分可采用多种标准，按存储内容的性质分，可分为以下几种数据库。

1. 书目数据库

书目数据库（bibliographic database）检索的对象为目录、题录、文摘等二次文献，又称为二次文献数据库。它主要为检索者提供文献出处，检索结果是文献的线索而非原文，是科研人员检索相关文献的常用工具，如 MEDLINE、CBMdisc 等。书目检索服务通常有回溯检索和定题检索两种。回溯检索是查询过去某个时间到目前为止的所有文献。定题检索检索的是最新资料的定题报告。

2. 数值数据库

数值数据库（numeric database）主要提供数值型信息，包括各种统计数据、科学实验数据、科学测量数据等。如医学上各种药品的化学成分、临床检验的各种参数值等，均可从数值数据库查询。例如，美国国立医学图书馆编制的化学物质毒性数据库 RTECS（Registry of Toxic Effects of Chemical Substances）包含有 10 万多种物质的急、慢性毒力试验数据。

3. 事实数据库

事实数据库（fact database）又称指南型数据库或指示型数据库，是用于存储有关人物、机构、课题研究动态等一般事实性资料信息的数据库，如电子版词典、百科全书、年鉴、手册、名人录、机构指南、产品目录、科研成果目录、研发或开发项目目录及大事记等，均可收录为事实型数据库。例如，美国的 MEDLARS 系统的医生咨询数据库（PDQ 数据库），它为医生们提供了有关癌症治疗和临床实验最新研究进展的内容，包括肿瘤的类型、预后、各种治疗方案，以及从事肿瘤治疗方案研究的医生和保健机构的名称。

4. 全文数据库

全文数据库（full-text database）是存储文献全文或其中主要部分的原始文献的数据库，主要为检索者提供文献原文传递服务。最早的全文数据库是有关法律条文方面的，目前很多领域都出现了全文数据库。例如，中国学术期刊全文数据库、生物医学文献数据库（web版）、中文科技期刊全文数据库、中国基础设施工程网（CNKI）的各种数据库均提供全文检索服务。全文数据库集文献检索和全文获取于一体，实现了"一站式"信息传递服务。

5. 超文本型数据库

超文本型数据库(hypertext database)存储声音、图像和文字等多媒体信息。例如,美国的蛋白质结构数据库 PDB,该数据库可以检索和查看蛋白质大分子的三维结构。

4.3　计算机检索类型

随着计算机技术、通信技术和网络技术的快速发展和广泛应用,文献信息的载体从纸张、磁带发展为硬盘、光盘、网络等形式。现阶段,计算机信息服务已成为用户获取信息的主要方式,光盘检索、联机检索和网络检索等多种计算机检索方式是目前用户最常用的检索方式。信息的快速查询和传递服务为用户利用文献信息提供了极大的便利。

4.3.1　光盘检索

光盘(compact disc,简称 CD)是 20 世纪 80 年代出现的一种新型存储介质,能存储数据、文字、图像、声音、动画等各种信息。光盘检索是利用光盘数据库开展的文献检索。光盘通常分为只读型光盘(CD-ROM)、一次写入光盘(WORM)、可擦写型光盘(ORAM)三种。只读型光盘即用户只能读出写在光盘中的内容,而无法改变光盘中的内容。利用光盘数据库开展文献检索的优点是光盘存储容量大、占据物理空间小、读取速度快、费用低、稳定性好,如书目数据库中的 MEDLINE、中国生物医学文献数据库(CBMdisc),事实型数据库PDQ,中国学术期刊全文数据库(光盘版)。光盘数据库的缺点是对硬件有一定要求。随着光盘数据库数目及文献数量的增加,需要增加光盘库或光盘塔,或者增加服务器容量,其硬件费用高;光盘数据库只能服务于局域网或校园网,用户数有限。

4.3.2　网络检索

网络检索是利用网络数据库检索文献信息资源的方法。网络检索的概念很广泛,目前联机检索和光盘检索都融入网络检索的概念之中。现在各种书目数据库和全文数据库都有网络版,检索者可以通过网络免费或有偿利用数据库检索文献,如 PubMed、OVID、SpringerLink 等数据库。网络检索已经成为文献检索的主要方式。现阶段用户所需要的大部分学术信息资源主要以校园网和 Internet 的信息检索为主。

1. 校园网

校园网(campus network)是指以计算机技术为基础,连接某个教学或学术研究机构内部的教学、科研、行政、院系、图书情报部门及家庭用户,并通过通信线路与 Internet 相连接的信息服务网络。用户可以通过校园网共享校园网内的信息资源,并通过 Internet 与外部进行信息交流。校园网的信息资源主要有联机公共目录查询、全文数据库、文摘索引、学位论文数据库、会议论文数据库、引文数据库、电子图书等。丰富的学术信息资源、方便快捷的查询模式、信息资源的免费利用,已经使校园网成为众多高校学术研究获取信息的首选方式。

2. Internet

1)搜索引擎

搜索引擎(search engine)是检索 Internet 信息资源的工具,包括信息收集、存储管理和

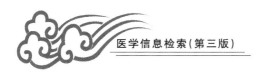
信息检索功能。搜索引擎于 1994 年开始在 Internet 上提供信息检索服务,并一度成为人们获取网络信息的主要工具之一。但近几年来,尽管搜索引擎的发展日趋成熟,但搜索引擎的利用却有下降的趋势。

2)学科导航

学科导航(subject navigation)是以学科为单元对 Internet 的相关学术资源进行搜集、评价、分类、组织和有序化整理,并对其进行简要的内容揭示,建立分类目录式资源组织体系、动态链接和检索平台。学科导航作为一种获取网上信息的重要工具,为用户提供了一个获取高质量信息的有效途径。

4.4 计算机检索技术

计算机文献检索的过程不同于手工检索,它需要计算机对一个或多个检索词进行组合运算后,才能准确查到所需要的文献,因而掌握计算机检索技术对文献的查准率和查全率显得尤为重要。对于用户来说,信息检索技术就是用户输入检索提问式,系统将其与数据库的特征标志进行匹配的检索技术。

4.4.1 布尔逻辑检索

布尔逻辑检索(Boolean logic searching)是计算机检索中较基本、运用较广泛的检索方式,是利用布尔逻辑运算符对若干个检索词进行组合来表达检索要求的方法。布尔逻辑运算符有 AND、OR、NOT 三种,分别表示逻辑与、逻辑或、逻辑非三种逻辑运算关系。例如,第一次的检索条件为 A,第二次的检索条件为 B,则二次检索的检索结果(灰色部分为命中结果)如图 4.1 所示。

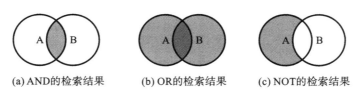

(a) AND的检索结果   (b) OR的检索结果   (c) NOT的检索结果

图 4.1 三种逻辑运算关系

1. AND

AND 表示逻辑与,表示"相交"关系。检索式为 A AND B,表示要检索既含有检索词 A,又含有检索词 B 的文献记录,即要同时满足 A、B 两个条件。常用来缩小检索范围。有些数据库用"*"表示逻辑与。例如,查询有关"糖尿病与高血压"的文献,其逻辑表达式为"糖尿病 AND 高血压",表示同时含有"糖尿病"和"高血压"两个词的文献为命中文献。

2. OR

OR 表示逻辑或,表示"并列"关系,检索式为 A OR B,表示检索仅含有检索词 A 或者仅含有检索词 B 的文献,即只要满足 A 或 B 中的一个条件即可。有的数据库用"+"表示逻辑或。其作用是扩大检索范围,提高查全率。例如,查询有关"甲肝或者乙肝"的文献,其逻辑表达式为"甲肝 OR 乙肝",表示检索有关甲肝或者乙肝的文献。

3. NOT

NOT 表示逻辑非,表示"去除"关系,检索式为 A NOT B,表示检索含有 A 但不含有 B 的文献记录,即把有关 B 内容的记录从 A 内容中除去。有些数据库用"－"表示逻辑非。其作用是缩小检索范围,提高查准率。例如,查询有关"肺部疾病",但不包含"肺炎"内容的文献,其逻辑表达式为"肺部疾病 NOT 肺炎",表示从"肺部疾病"中去除有关"肺炎"内容的文献。

4. 布尔逻辑运算的优先顺序

当一个检索提问式含有多个布尔逻辑运算符时,执行的顺序为 NOT 优先运算,AND 其次,OR 最后。如果要改变运算顺序,则要用圆括号将需要优先运算的内容括起来。例如,查找"维生素 A 与维生素 D 对治疗骨质疏松症的作用",检索式应为"(维生素 A OR 维生素 D) AND 骨质疏松症"。

目前使用的光盘检索系统、数据库检索系统、网络信息检索工具绝大部分均能提供布尔逻辑运算检索,如中国生物医学文献数据库、万方数据资源、Lycos、Excite、Yahoo 等。只有部分搜索引擎不支持布尔逻辑运算符及圆括号组成的复杂检索表达式。

4.4.2　截词检索

截词检索(truncation searching)就是在检索的过程中将检索词截断,只取其中的一部分,再加上截词符号一起进行检索的方法。系统将按照输入的检索词和符号进行对比匹配,凡包含检索词及检索词片段的文献均被检索出来。

截词检索主要用于检索词的单、复数形式,动词的词尾变化以及词根相同的一类词。为了提高查全率,检索过程中常会考虑截词检索。因为截词检索简化了检索步骤,扩大了检索范围,所以在检索系统中得到了广泛的应用。

截词的方式有很多,有左、右截词(前、后截词)和中间截词,其中以右(后)截词的使用居多。常用的截词符号有" ＊ ""％""?""♯"" ＄ "等,截词符代表一个或若干个字符,在不同的检索系统中用不同的符号代表各种含义。" ＊ "常代表多个字母,比如:输入"immun ＊ ",可检索出含有 immun、immune、immunol、immunity、immunology、immunization 和 immunizations 的记录。有些数据库中也常用"?"代表 0～1 个字母。

文献数据库通常都支持截词检索功能,部分搜索引擎也支持截词检索功能,一般以支持后截词检索的为多。

4.4.3　限定检索

文献数据库的每条记录通常由多个代表不同信息的字段组成。一般情况下,如果不单独选定在某一字段中查询,系统会自动默认在若干个基本字段或全部字段中检索。绝大多数检索系统都会有一些缩小或约束检索结果的方法,最常用的是对特定字段的限定检索(limit searching)。用户可以限定某一字段或某几个字段进行检索,以使检索结果更准确集中。限定检索的限制符多为 IN、＝、AD(著者地址)、AU(著者)、PT(文献类型)等,例如,Beijing IN AD 表示限定检索著者地址在"北京"的文献。

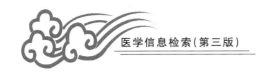
4.4.4　扩展检索

对于同一个概念或名称，不同的用户有不同的理解和表述。例如，"肾功能衰竭"这个概念的表述可能是"肾功能不全""肾机能不全""肾衰""肾衰竭"等。如果对每个词都进行检索，就大大增加了检索的难度。扩展检索则可以提供相同或相近概念的多个词的检索。

计算机的扩展检索是一种传统的智能检索技术，计算机自动或半自动地对检索词进行扩展，用户可根据需要选定多个扩展的检索词进行逻辑或（OR）的扩展检索。

扩展检索可分为下位词扩展检索、同义词扩展检索等类型，很多数据库提供了主题词表或同义词表，用户可以根据输入的检索词查询到检索词的上下位词、同义词或同位词，以便选择需要扩展的检索词。例如，维普中文科技期刊数据库的高级检索中的关键词字段检索就提供同义词扩展检索功能，用户输入检索词"高血压"，并选择"同义词"检索时，系统会提供"高血压"的同义词"高血压病""高血压综合征""高血压危象""肾血管性高血压"等，进行扩展检索选择。

4.4.5　位置运算符

有些数据库提供了用运算符来表达检索词在记录中相互位置关系的功能，但不同的检索系统所用的符号不同，如 same、with、near 等，都表示要求两个检索词必须同时出现在同一记录（或指定的某一字段）中，并且两词的相互位置必须符合规定的相邻度才能命中。例如：

near 表示左右两个检索词出现在同一句子中；

near1 表示左右两个检索词紧相邻；

near2 表示左右两个检索词之间可以有一个单词或没有单词；

near3 表示左右两个检索词之间可以有两个或两个以下单词；

以此类推。

with 表示左右两个检索词出现在同一字段。

with 这一位置符容易造成误检，所以不常使用。

运算符主要有以下四个级别：

① 记录检索，要求检索词出现在同一记录中；

② 字段级检索，要求检索词出现在同一字段中；

③ 子字段或自然句级检索，要求检索词出现在同一子字段或同一自然句中；

④ 词位置检索，要求检索词之间的相互位置满足某些条件。

位置运算可以弥补布尔逻辑运算、截词运算检索的一些不足。使用位置运算符可以增强选择词的灵活性，解决一部分布尔逻辑检索不能解决的问题，从而提高文献检索的水平和筛选能力，但提供位置运算的检索系统并不多。

思考题

1. 试述计算机检索与传统检索比较有哪些优势。

2．数据库中的字段通常包括哪些？各有什么作用？

3．数据库的类型通常可以分为哪几种？

4．布尔逻辑运算符有哪些？它们所代表的含义是什么？各有什么作用？

5．常用的截词符有哪些？它们的作用是什么？

6．用逻辑运算符编写以下检索式："帕金森病的护理"。

第5章　中文医学信息资源检索

5.1　中国生物医学文献数据库

5.1.1　概况

1. 数据库简介

中国生物医学文献数据库(China BioMedical Literature on Web,简称CBMWeb),是中国医学科学院医学信息研究所开发的综合性医学文献数据库。它收录了1978年以来的1 600多种中国生物医学期刊,以及汇编、会议论文的文献题录,年增长量约40万条。1995年起,它收录的约70%的文献带有文摘,近年它实现了与维普全文数据库的链接,可直接通过链接维普全文数据库获取1989年以来的文献全文。该数据库内容覆盖基础医学、临床医学、预防医学、药学、中医学及中药学等生物医学的各个领域,年收录文献约35万篇。数据库的全部题录均根据美国国立医学图书馆的最新版《医学主题词表》、中国中医研究院中医药信息研究所的《中国中医药学主题词表》,以及《中国图书馆分类法·医学专业分类表》进行主题标引和分类标引。CBMWeb是目前收录国内生物医学期刊最全的文摘型数据库。

2. CBMWeb 的功能特点

1) 具有多种词表辅助检索功能

CBMWeb有主题词表、索引词表、分类表等,且有丰富的注释信息。

2) 主题词和分类号标引规范

CBMWeb的全部记录按照美国国立医学图书馆的《医学主题词表》(即 MeSH)和中国中医研究院中医药信息研究所的《中国中医药学主题词表》进行主题标引,并根据《中国图书馆分类法》进行分类标引。

3) 检索入口多,检索功能完备

CBMWeb 提供了篇名、作者、关键词、中英文主题词、文摘、分类号、出版地等检索入口,还可以进行二次检索,主题词、副主题词的扩展检索,加权检索等,并提供了分类导航、期刊导航服务,有较为完备的文献类型、年龄组等限定检索功能。

4) 提供全文服务

CBMWeb 已与重庆维普资讯有限公司进行合作,在网上提供全文链接服务,可为用户提供全文浏览、下载服务。

3. 数据库可检索字段

CBMWeb 的记录包括30多个可检索字段,表5.1列出的是部分字段的英文、中文检索

表 5.1　部分字段的英文、中文检索标志符及注释

检索字段	注　　释
AA	著者文摘
AB	文摘
AD	地址(第一著者地址)
AU	著者
CL	分类号
CT	特征词
FS	资助类别
ID	资助编号
IS	ISSN(国际标准连续出版物号)
LA	语种(缺省值为中文)
MH	主题词
MMH	MMH(主要概念主题词)
PG	页码
IP	期
PP	出版地(期刊出版地)
PY	出版年
PT	文献类型
SO	出处(复合字段,包括 TA、PY、VI、IP、PG 五个字段)
TA	期刊名称
TI	中文题目
TT	英文题目
TW	关键词
VI	卷

标志符及注释。

4. 检索运算符

CBMWeb 使用的检索运算符主要有布尔逻辑运算符、字段限制符、范围运算符、通配符等。

1)布尔逻辑运算符

布尔逻辑运算符有 AND、OR、NOT 三种,分别表示逻辑与、逻辑或、逻辑非。

2)字段限制符

字段限制符有"IN"和"="两种,如果检索要求指定在某个字段中,可使用字段限制符"IN"。其使用格式为"检索词 IN 字段标识符",字段标识符可用中文或英文缩写。例如,"白血病 IN TW"或"白血病 IN 关键词",均可查到文献关键词字段中含有"白血病"字样的所有文献。也可以用"="进行精确查找,格式为"字段标识符=检索词"。例如,"AU=马智"可查到作者为马智的所有文献。

3)通配符

"?"替代 0～1 个中文字符,例如,检索表达式"马智？IN AU"可以查到含有马智、马智

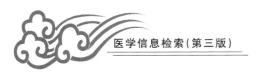

超、马智杰等信息的记录。值得注意的是,检索时要用半角的"?"符号。

"＊"替代任意多个字符,例如,检索表达式"肝＊疫苗"可以查到含有肝疫苗、肝炎疫苗、肝炎减毒活疫苗、肝炎病毒疫苗、肝炎病毒 DNA 疫苗等记录。

当检索表达式含有多个逻辑运算符时,系统将按照 NOT＞AND＞OR 的顺序进行运算,若要改变运算顺序,可用括号将需要先运算的逻辑关系括起来。

5.1.2　CBMWeb 的界面

CBMdisc 有光盘版 CBMWin 和网络版 CBMWeb 之分,本节介绍的是 CBMWeb 版。在 IE 等浏览器的地址栏中输入本单位的 CBMWeb 所在的服务器地址后,即可进入 CBMWeb 的检索界面。CBMWeb 基本检索界面如图 5.1 所示。

🔍 中国生物医学文献数据库（全文版）

| 基本检索 | 主题检索 | 分类检索 | 期刊检索 | 作者检索 | 检索历史 |

检索入口 缺省 ▾ 　　　　　　　　☑智能检索 [检索] [清除]

限定:年代范围 [　] 🗓 到 [　] 🗓　更多限定▾ ⊗清除

⑦ * 缺省字段:在中国生物医学文献数据库（CBM）中,是中文标题、摘要、作者、关键词、主题词和刊名内容的组合。

* 智能检索:在"缺省"字段,自动实现检索词、检索词对应主题词及该主题词所含下位词的同步检索。如:在"缺省"字段输入"艾滋病",勾选"智能主题"后点击"检索"按钮,系统自动检出在缺省字段中含"艾滋病"和"获得性免疫缺陷综合征"的所有文献。

* 精确检索:是检索结果等同于检索词的一种检索,适用于关键词、主题词、特征词、分类号、作者、第一作者、刊名、期字段。如:第一作者=马明。

* 限定条件:可以方便您限定文献的年代范围、类型、研究对象年龄组、性别等。

图 5.1　CBMWeb 基本检索界面

5.1.3　检索途径和检索方法

CBMWeb 的检索途径主要有七种,它们是基本检索、主题检索、分类检索、期刊检索、作者检索、索引检索和定题检索。

1. 基本检索

1）单个检索词检索

在基本检索(见图 5.1)的状态下,在检索框中输入任意的中英文字词、数字、带通配符的字词就可进行检索。进入基本检索的状态后,系统默认字段包括中文标题、摘要、作者、关键词、主题词和刊名内容的组合。例如,在输入框中输入"乙肝",只要在标题、摘要、作者、关键词、主题词和刊名内容里出现"肝炎"一词的文献,都能命中。此外还有全部字段和各种指定字段(指选择某一特定的字段检索,如中文题目、作者、刊名等)检索功能。用户检索时可在"检索入口"的下拉列表中选择字段。

2）逻辑组配检索

(1)当输入多个检索词时,如果中间不使用逻辑运算符号,那么系统默认对检索词之间进行 AND 运算。如输入"肝炎　预防",系统会查询有关肝炎和预防两项内容的文献。

(2)多个检索词之间可直接使用逻辑运算符 AND、OR 和 NOT,如图 5.2 所示。具体示例如下。

糖尿病 AND 高血压:检索以糖尿病和高血压两个词为主要内容的文献。

萎缩性胃炎 OR 小细胞肺癌:检索以萎缩性胃炎或者小细胞肺癌为主要内容的文献。

肺部疾病 NOT 肺炎:检索包含肺部疾病但不包含肺炎的相关文献。

检索词与 AND、OR 和 NOT 等逻辑运算符之间需要使用半角空格。

(3) 当检索词含有"-""("等特殊符号时,要用英文半角双引号标志检索词,如"1,25-(OH)2D3"。

(4) 检索词可使用单字通配符"?"、任意通配符"%"。例如,输入"胃?癌",系统会查询有关胃癌、胃底癌、胃肠癌、胃腺癌等文献信息;输入"肝%疫苗",系统会找出肝炎疫苗、肝炎灭活疫苗、肝炎治疗性疫苗等文献。

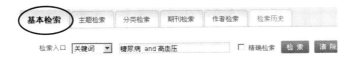

图 5.2　逻辑组配检索式

3)二次检索

二次检索是在上一次检索结果基础上的再一次检索,它与第一步检索词之间的关系为"逻辑与"。通常情况下,基本检索中 AND 的逻辑组配检索与分步的二次检索结果是一致的。二次检索通常用来缩小检索范围,并可多次使用。

2. 主题检索

单击"主题检索"选项卡,进入主题检索界面。该界面在检索入口提供了中文主题词和英文主题词两种检索入口。在检索框内输入检索词,系统首先在主题词轮排索引中对检索词进行查找,显示含有该词或片段的所有主题词、相关主题词列表,如图 5.3 所示。例如,输入"艾滋病",单击"检索"按钮,系统将检索出"艾滋病"的主题词"获得性免疫缺陷综合征"以及有关"获得性免疫缺陷综合征"的主题词。

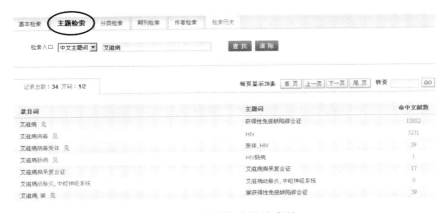

图 5.3　主题检索轮排索引

主题检索轮排索引词条中,左侧为款目词,中间为主题词。选择好主题词后,单击该主题词,进入图 5.4 所示的页面。系统提供了副主题词的组配表、主题词的英文详细注释及树形结构图。副主题词是对某一主题词的复分和补充,使检索的主题概念更加完整。选定组配的副主题词后，单击"添加"按钮，系统把所选定的词添加到右边的框内。并非每个主题词都有相应的副主题词得以组配，只有两者之间有合理的逻辑关系，才能形成组配关系。通常输入医学病症的名称，副主题词会自动提供组配病症的相应组配词表，比如遗传性、并发症、病因、诊断、治疗方法等，输入药物名称，副主题词表会自动转换为相关组配词，比如成分、化学合成、毒性、临床应用等，系统会根据输入的检索词自动调整副主题词表的组配。目前MeSH提供的副主题词有83个，在检索过程中可以根据课题需要选择合适的副主题词进行组配。在选择副主题词的过程中，系统会根据选择的副主题词在词表下方对副主题词进行解释说明。确定副主题词后单击"添加"按钮，将所选副主题词添加到右边方框内，可同时选择多个副主题词进行组配。如需取消右方框中的副主题词，只需双击右方框中的副主题词便可将其删除。

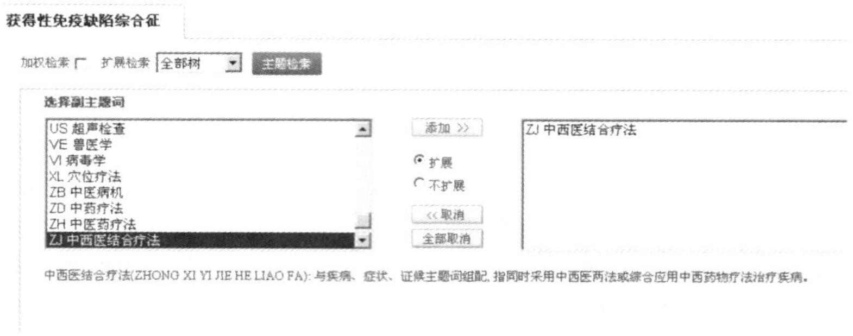

图 5.4　副主题词表

副主题词表下方列出了主题词的详细信息，包括英文名称、相关参见、标引注释、主题词详解、树形结构图等。树形结构图是对主题词的上下位类列表而形成的结构图形，主题词与上下位类之间是隶属关系。每一个树形结构图的隶属侧重不同。例如，获得性免疫缺陷综合征的树形结构图如图 5.5 所示。

树形结构1 　　　　　　　　　　　树形结构4

RNA病毒感染 　　　　　　　　　　免疫系统疾病

逆转录病毒科感染 　　　　　　　　免疫缺陷综合征

慢病毒感染 　　　　　　　　　　　HIV感染

HIV感染 　　　　　　　　　　获得性免疫缺陷综合征

获得性免疫缺陷综合征

图 5.5　获得性免疫缺陷综合征的树形结构图

树形结构 1 主要以获得性免疫缺陷综合征的病毒作为检索主题的主要内容，树形结构 4 以获得性免疫缺陷综合征的免疫系统作为检索主题的主要内容。检索者可根据需要直接单击当前树形结构图中的上位词或下位词以进行主题概念的更换。

下面介绍主题词检索的其他功能（见图 5.4）。

1）加权检索

主题词"加权"表示主题词的重要程度，反映文章论述的主要内容。加权主题词用"＊"表示，如"＊肝肿瘤"或"肝肿瘤／＊外科学"。加权检索表示仅对加星号（＊）主题词（主要概念主题词）进行检索，非加权检索则表示对加星号主题词和非加星号主题词（非主要概念主题词)均进行检索。"加权检索"选项表示是否对主题词进行加权检索(主要概念主题词或带星号主题词),勾选此项后,系统将检出以该主题词为主要概念的文章。

2) 扩展检索

"不扩展"选项表示仅对目前选中的单个主题词进行检索,而不对其下位主题词进行检索;"全部树"选项表示对当前的主题词及其所有下位主题词进行检索。如果某词所属的树不止一个,还可以选择其中的某一个进行检索。

3) 扩展副主题词

副主题词之间也有上下位类的关系,例如,并发症、诊断、病理学、放射摄影术、放射性核素显像、超声检查等都属于诊断的下位副主题词。选择扩展主题词,否则仅限于当前副主题词检索。

最后单击"主题检索"按钮,系统进行检索,并返回基本检索界面显示检索结果。

3. 分类检索

单击"分类检索"选项卡,进入分类检索界面,如图 5.6 所示。该系统提供分类号和类名两种检索入口,在检索输入框内输入检索词,单击"检索"按钮,系统显示含有该检索词的类号-类名列表,或类名-类号列表。选择所需的类名或类号后,进入新的界面。新界面中,勾选"扩展检索"项表示对该类号及其下位类号标引的文献进行查找,否则系统仅对该类号标引的文献进行检索。"选择复分号"是供用户勾选相应的复分号与主类号组配,其作用类似主题检索时选择副主题词。单击"查找"按钮,系统进行检索,在基本检索界面显示检索结果。分类检索常用于学科大类的检索,检索结果往往数量比较多,在检索时多结合二次检索使用。

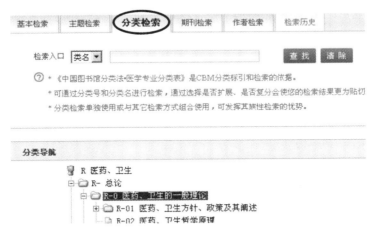

图 5.6　分类检索界面

4. 期刊检索

单击"期刊检索"选项卡,进入期刊检索界面,如图 5.7 所示。该页面提供了期刊导航和关键词检索两种查找方式。期刊导航可直接按类或者按拼音的顺序链接期刊列表,单击列表中的期刊名可打开链接页面,查看该刊的刊名、刊期、出版地、出版单位等详细信息,亦可选择年代和期数,直接浏览该刊某一期的内容。关键词检索,则在期刊检索页面"检索入口"

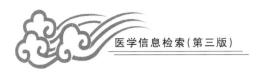

的下拉列表中选择刊名、出版单位、出版地、期刊主题词等选项，然后在其文本框中输入检索词，单击"查找"按钮，可以直接定位到某种期刊。系统完成检索运算后，返回"基本检索"界面，显示检索结果。

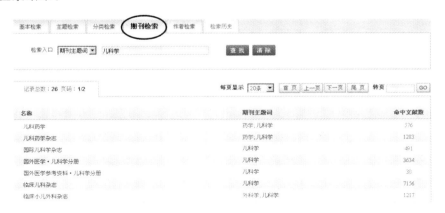

图 5.7　期刊检索界面

其中，刊名检索与期刊主题词检索是有区别的。使用刊名检索，只能检索到刊名包含检索词的期刊；使用期刊主题词检索，可以检索到检索词所属学科的所有期刊。例如，在刊名文本框中，输入检索词"儿科学"，检索结果只有《国际儿科学杂志》《中华现代儿科学杂志》两种。选择期刊主题词检索，输入检索词"儿科学"，检索结果有《临床儿科杂志》《临床小儿外科杂志》《实用儿科临床杂志》等儿科学刊物。所以选择的检索入口不同，对检索结果还是有较大影响的。通常情况下，不是有针对性地查找某刊物，只是对某学科的刊物进行了解，选择期刊主题词检索的查全率会高一些。

5. 作者检索

单击"作者检索"选项卡，进入作者检索界面。在检索输入框中输入完整作者名或作者名片段，单击"查找"按钮，系统显示包含检索词的作者列表。选择作者名，检索出该作者的所有文献。与基本检索界面的作者检索不同的是，在作者检索界面可以进行第一著者检索，即单击作者对应的第一作者图表，可检索出该作者作为第一著者发表的文献。

6. 辅助功能

1）限定检索

在基本检索结果界面进行限定设置，单击"限定检索"项，根据限定检索界面的提示进行选择，如图 5.8 所示。

限定检索可以在检索前限定（先限定），或者对已有检索式做限定（后限定）。一经限定，在取消限定检索前，限定设置始终有效。限定检索内容包括时间段（年限）、文献类型（核心、综述、实验对照等）、年龄组、性别等的限定，系统针对医学这一学科特点，有针对性地提供详细的限定项。在检索的过程中，限定检索可根据检索结果数量的多少，选择限定的内容，将检索结果调整到适合的范围；检索 1994 年以前的文献最好不限定特征词。对于调整检索结果而言，使用后限定更为方便科学。

2）定题检索

定题检索可定制和跟踪某一课题的最新文献，首先定好某个课题的检索式，每次数据库

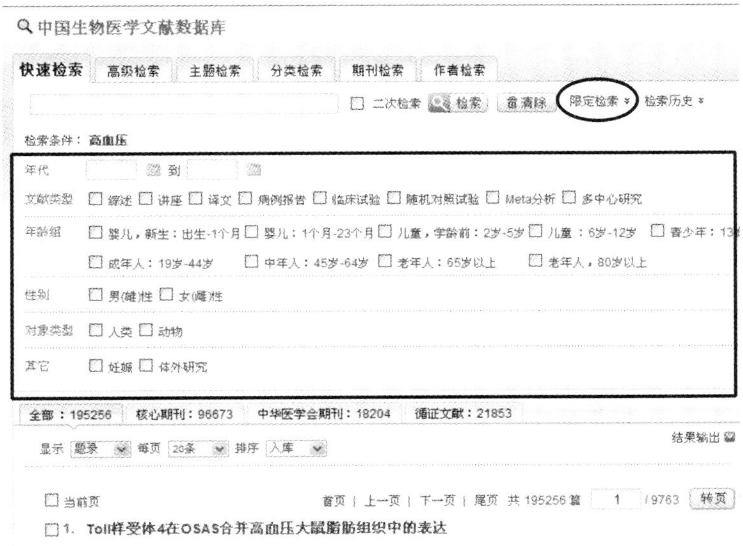

图 5.8　限定检索界面

更新后,选择"定题"中的"检索策略调整",调出存储在计算机内的检索史,单击"重新检索",系统即用保存的检索式对更新后的数据库进行检索。在首次使用此功能前,用户需进行注册。用户进入定题检索界面后,可保存当次检索策略,为该检索策略文件取名,也可制定多个检索策略,还可浏览检索史,修改检索策略。

"最新文献检索"的功能是对末次检索后数据库中的新添加文献进行检索,要跟踪新文献时,可选择"更新检索""重新检索"项,以对数据库中的所有文献再次进行检索。

3）检索史

单击"检索历史"选项卡,进入检索历史界面,如图 5.9 所示。该界面用于保存已经完成的检索表达式。页面按照时间顺序从上到下依次显示已完成的检索式,最后完成的检索式在最上方。可从检索历史中选择一个或多个检索式,用逻辑运算符 AND、OR 或 NOT 组配。要删除某个检索式,只需选中其前方的复选框,然后单击"清除检索史"按钮。超时退出系统,检索史仍保留,可继续检索。但若选择"退出系统"项,检索史将被清除。

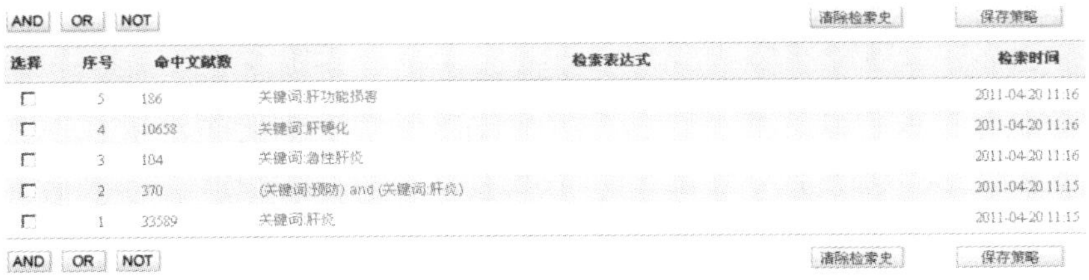

图 5.9　检索历史界面

4）全文获取

中国医学科学院医学信息研究所与维普公司合作,利用中文期刊文献数字对象唯一标识符技术和 XML 技术,实现了 CBMWeb 与维普全文数据库的链接。单击记录右侧对应的图标,并单击网络或维普中文科技期刊全文数据库首页面的"阅读器下载"图标,下载 PDF

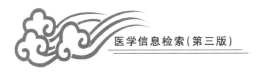

浏览器,即可从维普数据库中获取并打开全文。

5.1.4　结果显示和输出

检索结果的显示通常按时间顺序排列,并且是倒序的方式,最新的文献显示在最前面。

检索结果显示如图 5.10 所示,其格式包括题录格式、文摘格式和详细格式。题录格式包括标题、著者、著者单位、出处和相关文献字段,如果需要查询题录的详细内容,可以选择文摘格式或详细格式显示检索结果。文摘格式显示的内容包括标题、著者、著者单位、文摘、出处、关键词和相关文献字段。详细格式则显示所有字段。

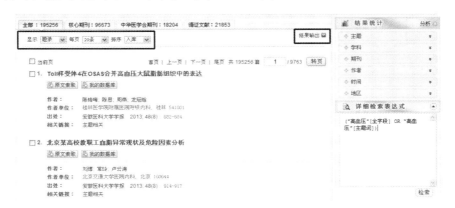

图 5.10　检索结果显示

检索结果页面显示的条数设置有 5、10、20、50、100 几种,还可以选择按著者、年代或期刊等对检索结果进行排序。

对记录进行标记的方法是单击每条记录左侧的多选框,在"结果输出"按钮后的下拉菜单中选择文本显示或文件保存,若有勾选的记录,单击"结果输出"按钮,直接显示或保存勾选记录,若无勾选记录则显示或保存本页所有记录。

5.2　中国知识基础设施工程网

中国知识基础设施工程(China National Knowledge Infrastructure,简称 CNKI)是由中国学术期刊(光盘版)电子杂志社、国家光盘工程研究中心、清华同方股份有限公司联合组织实施的国家信息化重点工程。CNKI 采取建立中心网站与镜像站点的信息资源布局方式,分别在 CHINANET(中国公用计算机互联网)和 CERNET(中国教育和科研计算机网)主干网上设立中心网站。CNKI 的文献信息资源包括:中国期刊全文数据库,中国专利数据库,中国博士、硕士学位论文全文数据库,中国重要会议论文全文数据库和中国重要报纸全文数据库等多种数据库。

中国期刊全文数据库(China Journals Full-text Database,简称 CJFD)是中国知识基础设施工程的重要组成部分,是目前世界上最大的连续动态更新的中国期刊全文数据库。它收录了 1994 年至今(部分刊物回溯至创刊)国内公开出版的 9 100 多种中文学术期刊和专业特色期刊的全文。它收录的内容包括自然科学、工程技术、农业、哲学、医学、人文社会科学、电子技术和信息科学等十大专辑 168 个专题。CJFD 的产品形式包括 CJFD(Web 版)、中国学术期刊(光盘版)(CAJCD)、中国期刊专题全文数据库(光盘版)。本节主要介绍中国期刊全文数据库(Web 版)。

1)数据库登录

通过中国知网主页(网址为 http://www.cnki.net)或通过镜像站点登录 CJFD。购买了 CJFD 使用权的单位不需要输入用户名或密码就可直接登录。个人用户可购买 CNKI 阅读卡,注册后可使用 CJFD 资源。中国期刊全文数据库(Web 版)主界面如图 5.11 所示。

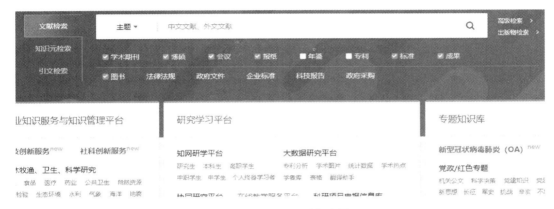

图 5.11　CJFD(Web 版)主界面

2)检索途径

CJFD 提供高级检索、专业检索、作者发文检索、句子检索和期刊导航五种检索途径。

(1)高级检索　高级检索提供多个检索提问框,某些课题需要通过二次检索或多次检索才能完成,使用高级检索可一次完成。一次最多可以组配八个检索词。高级检索两个检索项之间增加了布尔逻辑运算符的选项。

点击主界面右上方的高级检索按钮,进入高级检索主界面(见图 5.12)。高级检索一般按以下步骤进行:

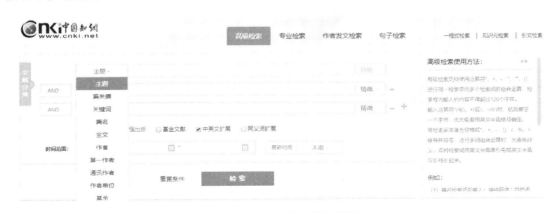

图 5.12　CJFD 高级检索界面

① 根据检索要求在下拉菜单里选择检索字段,CJFD 提供的检索字段有主题、篇文摘、关键词、篇名、全文、作者、第一作者、作者单位、基金、摘要、参考文献、分类号等。

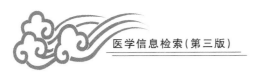

基金指文章所属或相关项目在实施过程中所受资助的基金名称及资助说明。一个项目可能有一项基金或多项基金资助。

② 进行逻辑检索:当需要对多个检索项进行检索时,多个词语之间需要进行逻辑组配,首先在第二个检索方框的右边选择逻辑检索组配词"AND""OR"或者"NOT",接着在对应的检索方框里选择检索字段,再输入检索词。三个以上的检索词进行组配检索的,以此类推。系统一次最多能提供八个检索项检索,它们的运算优先级相同,按先后顺序进行组合检索(见图 5.13)。CJFD 逻辑组配页面如图 5.14 所示。

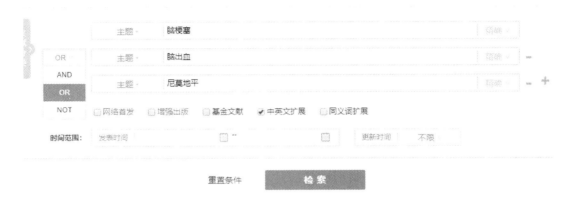

图 5.13　逻辑组配检索

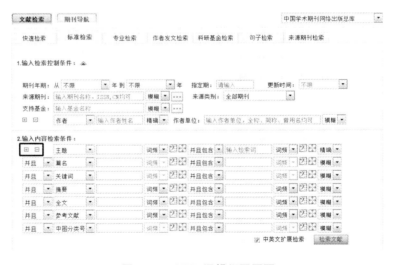

图 5.14　CJFD 逻辑组配页面

③ 限定条件的选择:系统提供了"网络首发""增强出版""基金文献""中英文扩展""同义词扩展"等限定项和时间范围的限定条件。

④ 匹配选择:精确匹配或模糊匹配。

精确匹配功能是查询某一字段里与检索词完全相同的文献。模糊匹配的功能是查询某一字段里包含检索词的文献。

⑤ 排序选择:可选择相关度、发表时间、被引和下载。

"相关度"排序是检索结果按照与检索词的相关性进行排序,越相关的越靠前。

"发表时间"排序是指按文献的入库时间倒序排列,最近的时间排在最上面。常规系统默认按发表时间排序。

"被引"排序是指检索结果按文献被引用的次数由高到低的顺序排列。

"下载"排序是指检索结果按文献下载的次数由高到低的顺序排列。

⑥ "中英文扩展":根据输入的中文检索词自动扩展,检索相应检索项中英文语词的一项检索控制功能。

⑦ 更新时间:包括全部数据、最近一周、最近一个月、最近三个月、最近半年、最近一年、今年迄今和上一年度,系统默认"不限"。

⑧ 在结果中检索:相当于"二次检索"。当需要对检索结果进一步缩小范围时,可输入新的检索词,然后单击"在结果中检索"按钮。"在结果中检索"的检索词与前一步的检索词之间是"与"的运算关系。

【例 5-1】　在 CJFD 中检索 2018 年至 2020 年"尼莫地平治疗脑梗塞、脑出血"方面的文献。

检索步骤

① 分析课题,对主要检索词进行逻辑组配:(脑梗塞 OR 脑出血)AND 尼莫地平。

② 字段选择"主题"。

③ 在两个文本框中分别输入"脑梗塞""脑出血"。

④ 字段选择右侧选择逻辑运算符 OR。

⑤ 字段选择"主题",文本框输入"尼莫地平"。

⑥ 在时间范围内选择 2018-01-01 至 2020-11-27。

⑦ 点击检索按钮,得到详细题录和摘要(见图 5.15)。

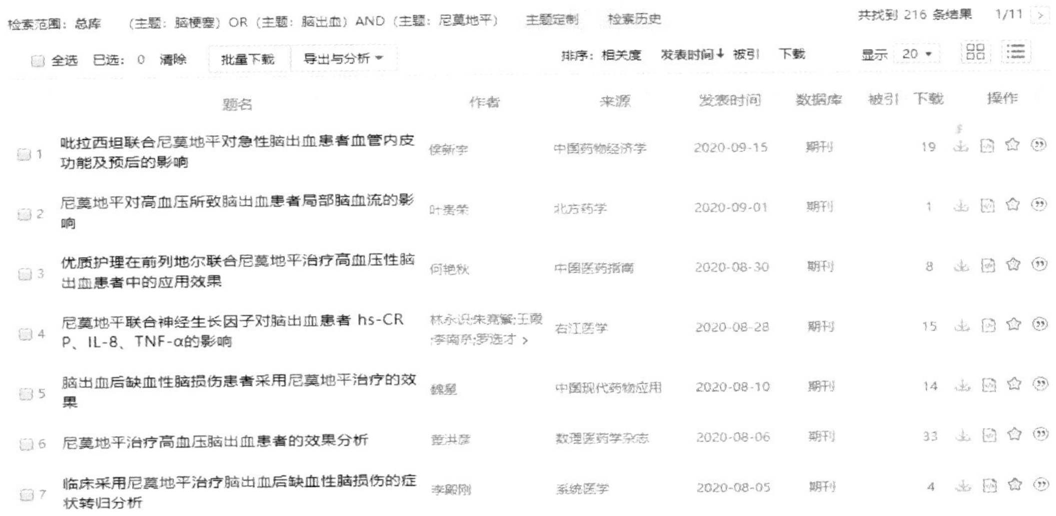

	题名	作者	来源	发表时间	数据库	被引	下载	操作
1	吡拉西坦联合尼莫地平对急性脑出血患者血管内皮功能及预后的影响	侯新宇	中国药物经济学	2020-09-15	期刊	19		
2	尼莫地平对高血压所致脑出血患者局部脑血流的影响	叶爱荣	北方药学	2020-09-01	期刊	1		
3	优质护理在前列地尔联合尼莫地平治疗高血压性脑出血患者中的应用效果	何艳秋	中国医药指南	2020-08-30	期刊	8		
4	尼莫地平联合神经生长因子对脑出血患者 hs-CRP、IL-8、TNF-α 的影响	林永迟朱燕馨;王霞;李隔京;罗遂才	右江医学	2020-08-28	期刊	15		
5	脑出血后缺血性脑损伤患者采用尼莫地平治疗的效果	魏星	中国现代药物应用	2020-08-10	期刊	14		
6	尼莫地平治疗高血压脑出血患者的效果分析	蒲洪涛	数理医药学杂志	2020-08-06	期刊	33		
7	临床采用尼莫地平治疗脑出血后缺血性脑损伤的症状转归分析	李鹏刚	系统医学	2020-08-05	期刊	4		

图 5.15　检索结果的详细题录与摘要

【例 5-2】　在 CJFD 中检索"钟南山的有关新型冠状病毒方面的文献"。

检索步骤

① 字段选择"作者",检索方框输入"钟南山"。

② 字段选择"主题",检索方框输入"新型冠状病毒"。

③ 左侧逻辑运算符选择"AND"。

④ 点击检索按钮,得到详细题录和摘要(见图5.16)。

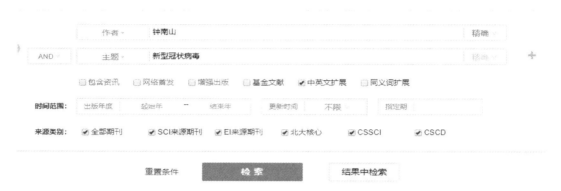

图5.16 不同字段的组配检索

【例5-3】 在CJFD中检索"2000年以来由国家自然科学基金资助的科研项目所发表的关于肝移植方面的文献"。

检索步骤

① 字段选择"主题",检索方框输入"肝移植"。

② 字段选择"基金",检索方框输入"国家自然科学基金"(见图5.17)。

输入"国家自然科学基金时",检索提问框右侧出现"相关基金"提示栏,可根据需要选择或更新基金项目(见图5.17)。

③ 左侧逻辑运算符选择"AND"。

④ 点击检索按钮,得到详细题录和摘要。

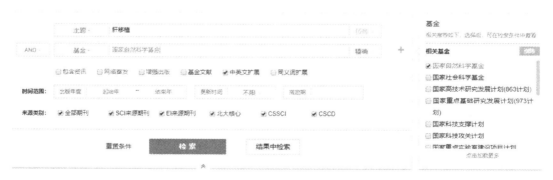

图5.17 检索方框右侧有相关检索词提示

【例5-4】 在CJFD中检索"有关慢阻肺患者的生活质量发表在核心期刊的论文"。
检索步骤

① 字段选择"主题",检索方框输入"慢阻肺"(见图5.18)。

② 字段选择"主题",检索方框输入"生活质量"。

③ 左侧逻辑运算符选择"AND"。

检索词尽可能选择以课题为主要内容的中心词,像"患者""研究"等非重点词语,通常不作为检索词进行检索(见图 5.18)。

④ 在来源类别栏选择"北大核心"。

⑤ 点击检索按钮,得到详细题录和摘要。

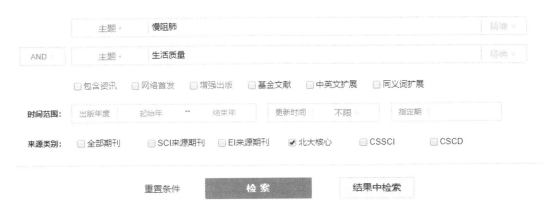

主题·	慢阻肺		精确 ▾
AND ▾ 主题·	生活质量		精确 ▾

☐ 包含资讯　☐ 网络首发　☐ 增强出版　☐ 基金文献　☐ 中英文扩展　☐ 同义词扩展

时间范围：　出版年度　起始年　--　结束年　　更新时间　不限 ▾　指定期

来源类别：　☐ 全部期刊　☐ SCI来源期刊　☐ EI来源期刊　☑ 北大核心　☐ CSSCI　☐ CSCD

重置条件　　检索　　结果中检索

图 5.18　检索词的选择和核心期刊的限定

【例 5-5】　在 CJFD 中检索"丘疹性荨麻疹的病因及护理干预的临床研究"。

检索步骤 1

① 分析课题,对主要检索词进行逻辑组配:(病因 OR 护理干预) AND 丘疹性荨麻疹。

② 字段选择"主题"。

③ 在两个文本框中分别输入"病因""护理干预"。

在使用高级检索进行多个检索词逻辑组配时,如果有使用括号进行优先运算的,应先对括号里的检索词进行组配,或者分步进行检索,调换了检索的顺序将改变检索的要求和检索结果。

④ 字段选择右侧选择逻辑运算符 OR。

⑤ 字段选择"主题",文本框输入"丘疹性荨麻疹"。

⑥ 点击检索按钮,得到详细题录和摘要(见图 5.19)。

检索步骤 2

① 分析课题,对主要检索词进行逻辑组配:(病因 OR 护理干预) AND 丘疹性荨麻疹。

② 字段选择"主题"。

③ 在两个文本框中分别输入"病因""护理干预"。

在使用高级检索进行多个检索词逻辑组配时,如果有使用括号进行优先运算的,应先对括号里的检索词进行组配,或者分步进行检索,调换了检索的顺序将改变检索的要求和检索结果。

④ 字段选择右侧选择逻辑运算符 OR。

⑤ 点击检索按钮,得到"病因 OR 护理干预"的详细题录和摘要。

⑥ 字段选择"主题",文本框输入"丘疹性荨麻疹"。

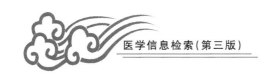

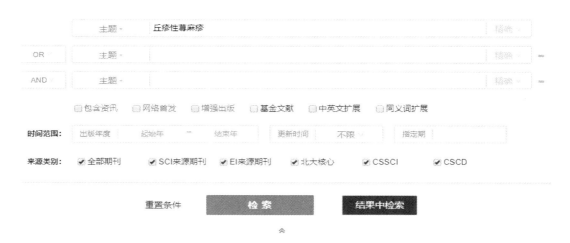

图 5.19　优先运算检索

⑦ 点击"在结果中检索"按钮，得到"（病因 OR 护理干预）AND 丘疹性荨麻疹"检索结果的详细题录和摘要（见图 5.20）。

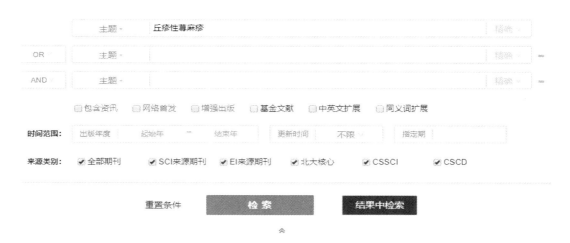

图 5.20　在结果中检索

（2）专业检索　系统提供了一种按照自己需求进行逻辑组配检索的功能，单击"专业检索"项，进入专业检索界面（见图 5.21）。

专业检索的检索步骤如下：

① 选择检索范围；

② 输入检索表达式；

③ 单击"检索"按钮，得到详细题录和摘要。

系统提供了 17 个检索项：主题、关键词、摘要、作者、第一责任人、机构中英文刊名、引文、全文、年、期、基金、分类号、ISSN、CN 等。多个检索项的检索表达式可使用 AND、OR、NOT 逻辑运算符进行组合，三种逻辑运算符的优先级相同。如果要改变组合的运算顺序，需要使用英文半角圆括号"（）"将条件括起来；所有符号和英文字母，都必须使用英文半角字

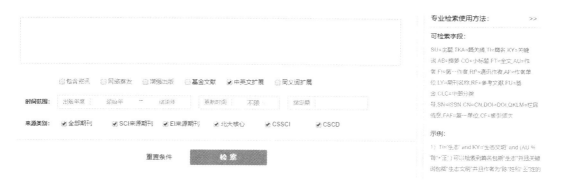

图 5.21　专业检索界面

符;逻辑关系符号与(AND)、或(OR)、非(NOT)前后要空一个字节;按真实字符(不按字节)计算字符数,即一个全角字符或一个半角字符均算一个字符。

【例 5-6】　在 CJFD 中检索"薛菊兰 1993 年发表在《中华护理杂志》上的论文"。

检索步骤

① 检索式输入"AU＝薛菊兰 AND LY＝中华护理杂志"。

② 时间范围输入"1993—1993"。

③ 单击"检索"按钮,得到文献记录(见图 5.22)。

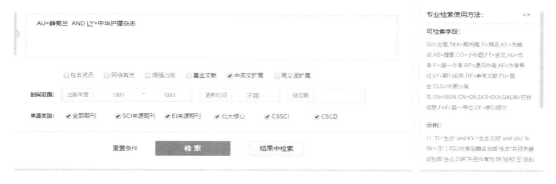

图 5.22　专业检索

(3) 期刊导航　CJFD 提供了详细的期刊导航服务,导航分为学科导航、数据库刊源导航、主办单位导航、出版周期导航、出版地导航、发行系统导航、核心期刊导航等。

其中学科导航在首页将期刊分为基础科学、工程科技、农业科技、医药卫生科技、哲学与人文科学、社会科学、信息科技、经济与管理科学等十大专辑(见图 5.23)。用户可直接点击文献信息所属专辑的链接,系统将所选学科的所有刊物封面显示于页面。CJFD 提供给用户的导航服务较为详细,使用起来方便快捷。

期刊导航的检索项提供了刊名、主办单位、ISSN 和 CN 四种检索入口,用户可根据文章的相关信息选择相应的入口,输入相关检索词便可进行检索。

3) 检索结果显示和保存

(1) 概览页面　检索结果系统默认为概览页面(见图 5.24)。页面右上方为排序功能和显示功能选择项,供用户选择排序方式和显示方式。排序方式包括相关度、发表时间、被引、

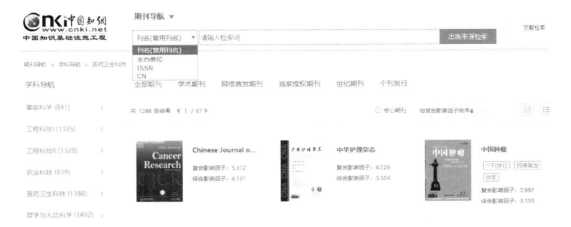

图 5.23　期刊导航检索界面

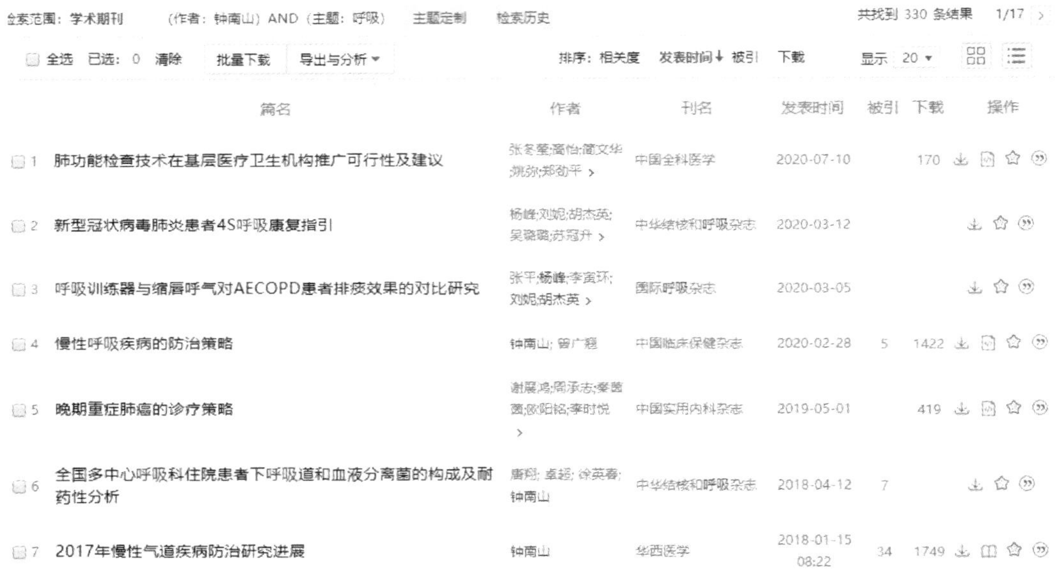

图 5.24　检索结果概览页面

下载。显示方式包括详情和列表。系统默认结果的排序方式为发表时间排序，显示方式为列表方式。

（2）细览页面　单击某一篇名的链接后，进入细览页面（见图 5.25）。细览页面链接主要包括以下内容。①作者信息：作者的单位，作者总发文量、总下载量，作者关注领域，作者文献，合作作者，获得支持基金等（见图 5.26）；②作者单位：机构主要作者、主办刊物、重点学科、机构文献（最高被引文献和最高下载文献）、下属及相关机构、视频资源等（见图 5.27）；③关键词：相关词、相似词、关注度指数分析、关键文献（最早研究、最新研究、综述研究）、相关文献（最高被引、最高下载、出现在期刊上的文献、外文期刊文献）（见图 5.28）；④基金资助：基金文献的最高被引、最高下载，支持的期刊类文献，高成果领域，获得基金主要作者，获得基金主要机构（见图 5.29）。

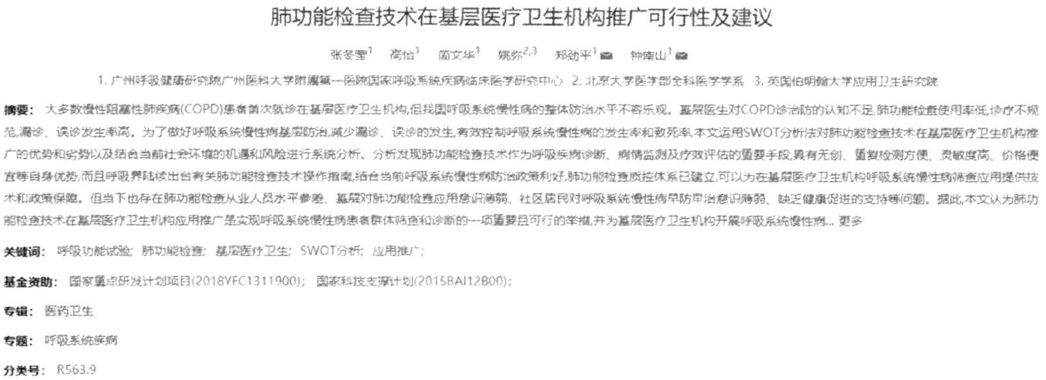
肺功能检查技术在基层医疗卫生机构推广可行性及建议
张冬莹1　高怡1　简文华1　姚弥2,3　郑劲平1　钟南山1
1. 广州呼吸健康研究院广州医科大学附属第一医院国家呼吸系统疾病临床医学研究中心　2. 北京大学医学部全科医学学系　3. 英国伯明翰大学应用卫生研究院
摘要：大多数慢性阻塞性肺疾病(COPD)患者首次就诊在基层医疗卫生机构,但我国呼吸慢性病的整体防治水平不容乐观。基层医生对COPD诊治防的认知不足,肺功能检查使用率低,诊疗不规范,漏诊、误诊发生率高。为了做好呼吸系统慢性病基层防治,减少漏诊、误诊的发生,有效控制呼吸系统慢性病的发生率和致死率,本文运用SWOT分析法对肺功能检查技术在基层医疗卫生机构推广的优势和劣势以及结合当前社会环境的机遇和风险进行系统分析。分析发现肺功能检查技术作为呼吸疾病诊断、病情监测及疗效评估的重要手段,具有无创、重复检测方便、灵敏度高、价格便宜等自身优势,而且呼吸界陆续出台有关肺功能检查技术操作指南,结合当前呼吸系统慢性病防治政策利好,肺功能检查质控体系已建立,可以为在基层医疗卫生机构呼吸系统慢性病筛查应用提供技术和政策保障。但当下也存在肺功能检查从业人员水平参差、基层对肺功能检查应用意识薄弱、社区居民对呼吸系统慢性病早防早治意识薄弱、缺乏健康促进的支持等问题。据此,本文认为肺功能检查技术在基层医疗卫生机构应用推广是实现呼吸系统慢性病患者群体筛查和诊断的一项重要且可行的举措,并为基层医疗卫生机构开展呼吸系统慢性病... 更多
关键词：呼吸功能试验；肺功能检查；基层医疗卫生；SWOT分析；应用推广；
基金资助：国家重点研发计划项目(2018YFC1311900)；国家科技支撑计划(2015BAI12B00)；
专辑：医药卫生
专题：呼吸系统疾病
分类号：R563.9

图 5.25　检索结果细览页面

张冬莹
广州医科大学附属第一医院
医药卫生方针政策与法律法规研究;呼吸系统疾病;电信技术;
总发文量：10　总下载量：2756
同名作者
作者关注领域　作者文献　作者导师　合作作者　获得支持基金　指导的学生　主讲视频
作者关注领域
新型冠状病毒感染　SWOT分析　疫情防控　农村卫生　肺功能检查　社会支持　医务工作者　家庭病床
社区卫生服务　呼吸功能试验　健康教育　志愿服务　专家建议　社区卫生工作者　发展策略
新型冠状病毒　常态化
作者文献
总发文量：10　总下载量：2756
最高被引
[1] 家庭病床服务开展的SWOT分析[J]
[2] 农村地区基层医疗卫生机构新型冠状病毒感染防控工作指引（第一版）[J]
[3] 中山市脑卒中患者社会支持及其影响因素分析[J]
最高下载
[1] 农村地区基层医疗卫生机构新型冠状病毒感染防控工作指引（第一版）[J]
[2] 基层医疗卫生机构新型冠状病毒肺炎疫情防控常态化工作存在的问题和对策建议[J]

图 5.26　细览页面作者信息链接

广州呼吸健康研究院广州医科大学附属第一医院国家呼吸系统疾病临床医学研究中心
机构主要作者　主办刊物　重点学科　机构文献　下属及相关机构　视频资源
机构主要作者
钟南山
主办刊物
重点学科
临床医学(903)　肿瘤学(540)　呼吸系统疾病(531)　外科学(426)
医学教育与医学边缘学科(230)　泌尿科学(199)　内分泌腺及全身性疾病(175)　心血管系统疾病(175)
生物医学工程(167)　基础医学(161)　高等教育(148)　特种医学(143)
急救医学(143)　中药学(141)　儿科学(141)　医药卫生方针政策与法律法规研究(138)
药学(124)　中医学(120)　眼科与耳鼻咽喉科(120)　妇产科学(112)
机构文献
最高被引

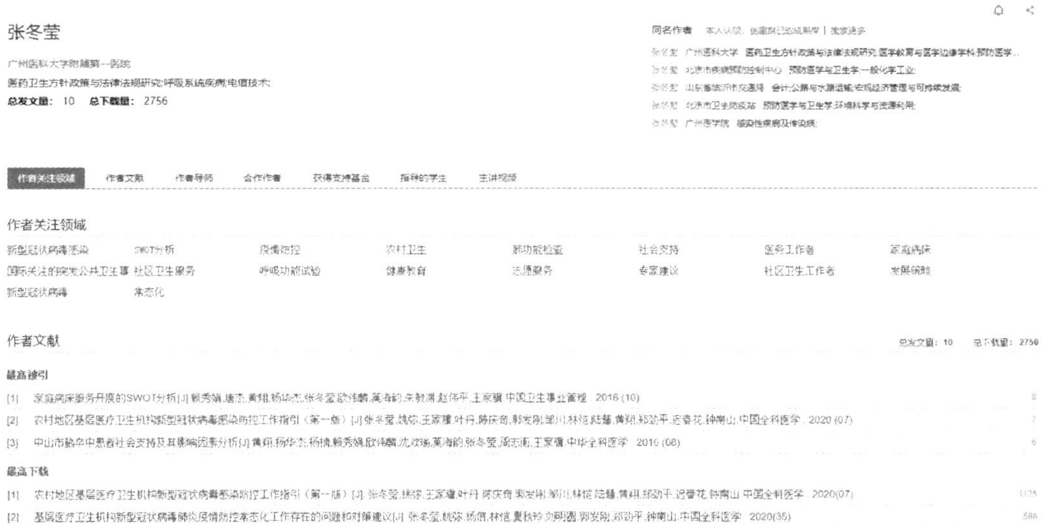

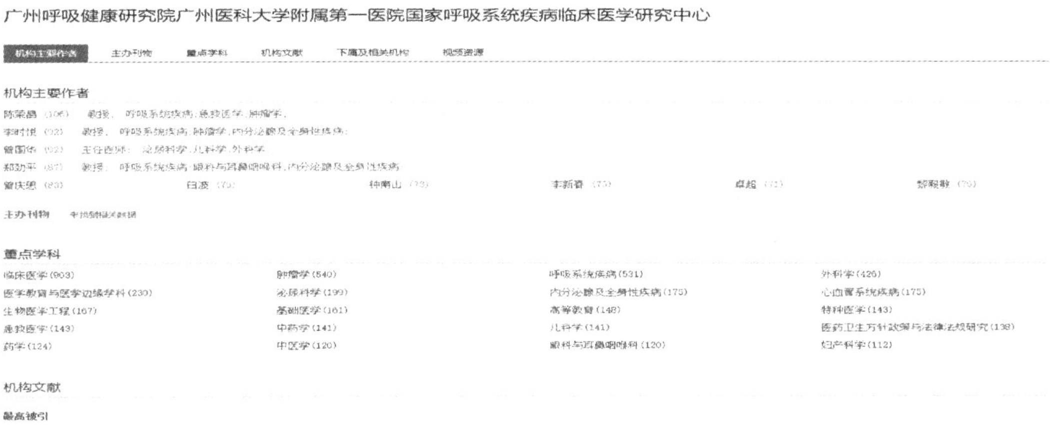

图 5.27　细览页面作者单位链接

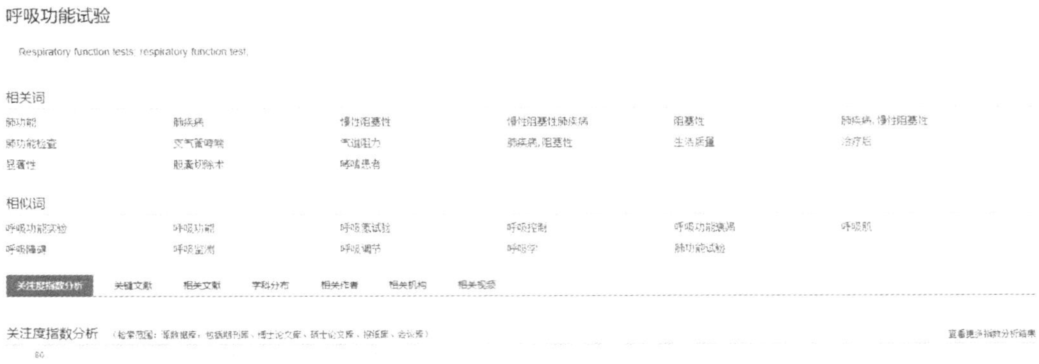

呼吸功能试验

Respiratory function tests; respiratory function test.

相关词

肺功能	肺疾病	慢性阻塞性	慢性阻塞性肺疾病	阻塞性	肺疾病,慢性阻塞性
肺功能检查	气道重塑	气道阻力	哮喘,阻塞性	生活质量	治疗后
呈阳性	眼囊切除术	哮喘患者			

相似词

| 呼吸功能实验 | 呼吸功能 | 呼吸测试 | 呼吸控制 | 呼吸功能损害 | 呼吸肌 |
| 呼吸隔膜 | 呼吸监测 | 呼吸调节 | 呼吸学 | 肺功能试验 | |

关注度指数分析　关键文献　相关文献　学科分布　相关作者　相关机构　相关视频

关注度指数分析　(检索范围：期刊题录、优秀硕士论文、博士论文、硕士论文、报纸库、会议库)　重看度指数分析结果

图 5.28　细览页面关键词链接

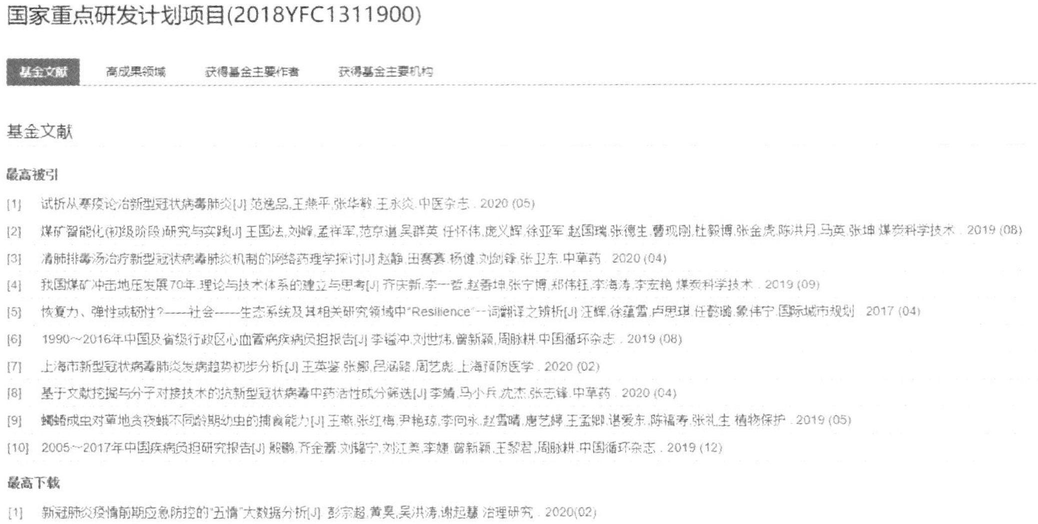

国家重点研发计划项目(2018YFC1311900)

基金文献　高成果领域　获得基金主要作者　获得基金主要机构

基金文献

最高被引

[1] 试析从寒疫论治新型冠状病毒肺炎[J] 范逸品,王燕平,张华敏,王永炎. 中医杂志. 2020 (05)

[2] 煤矿智能化(初级阶段)研究与实践[J] 王国法,刘峰,孟祥军,范京道,吴群英,任怀伟,庞义辉,徐亚军,赵国瑞,张德生,曹现刚,杜毅博,张金虎,陈洪月,马英,张坤. 煤炭科学技术. 2019 (08)

[3] 清肺排毒汤治疗新型冠状病毒肺炎机制的网络药理学探讨[J] 赵静,田赛赛,杨健,刘妍如,张卫东. 中草药. 2020 (04)

[4] 我国煤矿冲击地压发展70年:理论与技术体系的建立与思考[J] 齐庆新,李一哲,赵善坤,张宁博,郑伟钰,李宏涛,李宏艳. 煤炭科学技术. 2019 (09)

[5] 恢复力、弹性或韧性?——社会—生态系统及其相关研究领域中"Resilience"一词翻译之辨析[J] 汪辉,徐蕴雪,卢思思,任教宽,象伟宁. 国际城市规划. 2017 (04)

[6] 1990～2016年中国及省级行政区心血管疾病负担报告[J] 李镒冲,刘世炜,曾新颖,周脉耕. 中国循环杂志. 2019 (08)

[7] 上海市新型冠状病毒肺炎发病趋势初步分析[J] 王英鉴,张懿,吕锡峰,周艺彪. 上海预防医学. 2020 (02)

[8] 基于文献挖掘与分子对接技术的抗新型冠状病毒中药活性成分筛选[J] 李姝,马小兵,尤杰志. 中草药. 2020 (04)

[9] 螺螺成虫对革地贫夜蛾不同龄期幼虫的捕食能力[J] 王巍,张红梅,尹艳琼,李向永,赵雪晴,唐艺婷,王孟卿,谌爱东,薛福连,张礼生. 植物保护. 2019 (05)

[10] 2005～2017年中国疾病负担研究报告[J] 殷鹏,齐金蕾,刘韫宁,刘江美,李镒冲,曾新颖,王黎君,周脉耕. 中国循环杂志. 2019 (12)

最高下载

[1] 新冠肺炎疫情前期应急防控的"五情"大数据分析[J] 彭宗超,黄昊,吴洪涛,谢起慧. 治理研究. 2020(02)

图 5.29　细览页面基金资助链接

（3）全文浏览及下载　系统提供三种途径获得全文。①在检索结果的概览页面,单击 📄 图标,可直接打开 html 格式的文件浏览全文（见图 5.30）；②点击 ⬇ 按钮,下载全文（见图 5.31）；③选定多篇文章（见图 5.32）,点击"批量下载"按钮,即可实现多篇文献的批量下载（见图 5.33）。

4）浏览器的下载和使用

（1）在中国基础知识设施工程网首页下方,提供了浏览器下载链接,单击链接可进入浏览器下载页面。

（2）CAJ 浏览器的使用。

CAJViewer 7.2 版的主界面可以分为三部分：功能区、目录区、页面显示区。目录区可根据用户的需要隐藏或显示。

① 单击功能区中工具栏的文本选择工具 T,然后按住鼠标左键在页面拖动,选定部分

湖北科技医学　2020,23(29),3638-3643 DOI:10.12114/j.issn 1007-9572.2020.00.463

肺功能检查技术在基层医疗卫生机构推广可行性及建议

张冬莹　高怡　简文华　姚弥　郑劲平　钟南山

广州呼吸健康研究院/广州医科大学附属第一一医院国家呼吸系统疾病临床医学研究中心　北京大学医学部全科医学学系　英国伯明翰大学应用及生研究院

导出/参考文献　分享　创建引文跟踪　收藏　打印

摘　要： 大多数慢性阻塞性肺疾病（COPD）患者首次就诊在基层医疗卫生机构，但我国呼吸系统慢性病的整体防治水平不容乐观，基层医生对COPD诊治的认知不足，肺功能检查使用率低，诊疗不规范，漏诊、误诊发生率高。为了做好呼吸系统慢性病基层防治，减少漏诊、误诊的发生，有效控制呼吸系统慢性病的发生率和致死率，本文运用SWOT分析法对肺功能检查技术在基层医疗卫生机构推广的优势和劣势以及结合当前社会环境的机遇和风险进行系统分析。分析发现肺功能检查技术作为呼吸疾病诊断、病情监测及疗效评估的重要手段，具有无创、重复检测方便、灵敏度高、价格便宜等自身优势，而且呼吸界陆续出台有关肺功能检查技术操作指南，结合当前呼吸系统慢性病防治政策利好，肺功能检查质控体系已建立，可以为在基层医疗卫生机构呼吸系统慢性病筛查应用提供技术和政策保障。但当下也存在肺功能检查从业人员水平参差，基层肺功能检查应用意识薄弱、社区居民对呼吸系统慢性病早防早治意识薄弱、缺乏健康促进的支持等问题。据此，本文认为肺功能检查技术在基层医疗卫生机构应用推广是实现呼吸系统慢性病患者群体筛查和诊断的一项重要且可行的举措，并为基层医疗卫生机构开展呼吸系统慢性病防控提出系列建议。

关键词： 呼吸功能试验；肺功能检查；基层医疗卫生；SWOT分析；应用推广

作者简介：*郑劲平，教授，主任医师 E-mail 18928868238@163.com；*钟南山，中国工程院院士，教授 E-mail nanshan@vip.163.com.

收稿日期：2019-12-27

基金：国家重点研发计划项目(2016YFC1311900)；国家科技支撑计划(2015BAI12B00).

Feasibility and Suggestions on the Promotion of Pulmonary Function Test in Primary Health Care Institutions

ZHANG Dongying　GAO Yi　JIAN Wenhua　YAO Mi　ZHENG Jinping　ZHONG Nanshan

Guangzhou Institute of Respiratory Health/The First Affiliated Hospital of Guangzhou Medical University/National Clinical Research Center for Respiratory Disease　Department of General Practice Peking University Health Science Center　Institute of Applied Health Research,University of Birmingham,Edgbaston Birmingham B15 2TT

图 5.30　浏览全文

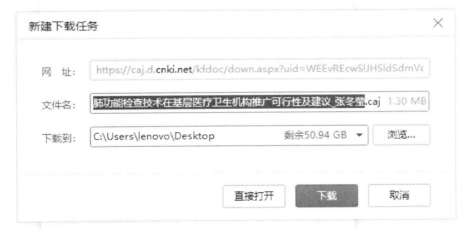

图 5.31　下载全文

	篇名	作者	刊名	发表时间	被引	下载	操作
☑ 1	肺功能检查技术在基层医疗卫生机构推广可行性及建议	张冬莹;高怡;简文华;姚弥;郑劲平	中国全科医学	2020-07-10		170	
☑ 2	新型冠状病毒肺炎患者4S呼吸康复指引	杨峰;刘妮;胡杰英;吴璐璐;苏冠升	中华结核和呼吸杂志	2020-03-12			
☑ 3	呼吸训练器与缩唇呼气对AECOPD患者排痰效果的对比研究	张平;杨峰;李寅环;刘妮;胡杰英	国际呼吸杂志	2020-03-05			
☑ 4	慢性呼吸疾病的防治策略	钟南山;曾广翘	中国临床保健杂志	2020-02-28	5	1422	
☑ 5	晚期重症肺癌的诊疗策略	谢展鸿;阁承志;秦茵茵;欧阳铭;李时悦	中国实用内科杂志	2019-05-01		419	

图 5.32　选定多篇文章

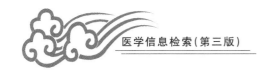

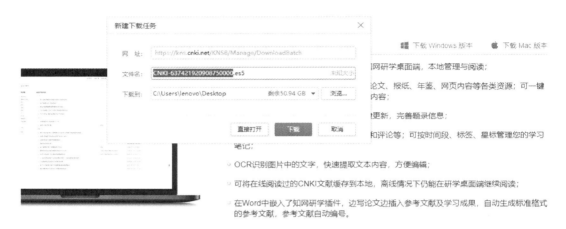

批量下载 已选 5 篇文献

注：1. 需使用最新版"知网研学（原E-Study）"客户端，方可打开所下载的es5文件，
　　2. 如果不能正常打开，请下载安装最新版"知网研学（原E-Study）"客户端。

网研学桌面端，本地管理与阅读；

论文、报纸、年鉴、网页内容等各类资源；可一键
内容；

更新，完善题录信息；

和评论等；可按时间段、标签、星标管理您的学习
笔记；

OCR识别图片中的文字，快速提取文本内容，方便编辑；

可将在线阅读过的CNKI文献缓存到本地，离线情况下仍能在研学桌面端继续阅读；

在Word中嵌入了知网研学插件，边写论文边插入参考文献及学习成果，自动生成标准格式
的参考文献，参考文献自动编号。

图 5.33　批量下载

高亮显示，再单击工具栏的复制按钮 或者点击右键选择"复制"，把选择结果复制到剪贴板上。

② 单击功能区中工具栏的图像复制工具 ，然后按住鼠标左键在页面拖动，选中的部分被图表框框住。可以单击工具栏的复制按钮 ，把选择结果复制到剪贴板上。

（3）PDF 浏览器的使用。

① 文字复制：单击工具栏的文本选择工具 选择，然后按住鼠标左键在页面拖动，选定部分高亮显示，再单击鼠标右键选择"复制"，把选择结果复制到剪贴板上。

② 图像复制：单击工具栏的图像复制工具，按住鼠标左键在页面拖动，选定要复制的区域后释放鼠标左键，系统自动弹出"您所选择的内容已复制到剪贴板"的提示，可将选定区域的内容直接粘贴到 Word 等处理软件中进行编辑及利用。

5.3　中文科技期刊数据库（全文版）

5.3.1　数据库概况

中文科技期刊数据库（全文版）是重庆维普资讯有限公司开发和研制的大型中文电子期刊数据库。1993 年成立以来，它一直致力于电子与网络信息资源的研究、开发和应用，到 2000 年已经建成了维普资讯网，并成为全球著名的中文信息服务网站，是中国最大的综合性文献服务网。它收录了 1989 年以来 9 000 多种期刊的 1 250 多万篇文章的全文，目前以每年 250 万篇的速度增长，实现了参考文献与源文献之间的切换检索，内容涉及社会科学、

自然科学、工程技术、农业科学、医药卫生、经济管理、教育科学、图书情报这八个专辑。

维普资讯有限公司为用户提供多个信息资源的检索,包括中文科技期刊全文数据库、中文科技期刊引文数据库、维普医药信息系统和外文科技期刊数据库等多个数据库的信息资源。其中中文科技期刊数据库(全文版)是维普信息资源中使用率最高的数据资源,目前在网上提供包库、阅读卡等多种形式的浏览和下载服务。

通过维普资讯网主页或其镜像站点登录,如图 5.34 所示。有使用权的单位可直接登录,不需输入用户名和密码,即可免费检索和下载维普资源。个人用户可购买阅读卡,注册后可检索和下载维普资源。

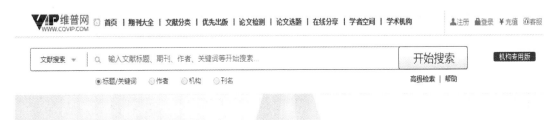

图 5.34　中文科技期刊数据库(全文版)主页

5.3.2　检索途径和方法

中文科技期刊数据库(全文版)提供快速检索、高级检索和期刊导航三种检索途径。其中高级检索包括检索式检索。

在快速检索途径中,系统支持布尔逻辑组配检索,逻辑运算符包括"＊",相当于逻辑与(AND)的含义。"＋"相当于逻辑或(OR)的含义,"－"相当于逻辑非(NOT)的含义。在快速检索中,如果是同一字段的检索,只要选择同一个检索入口,在检索方框内输入检索词,再选择组配词便可进行检索。快速检索途径不提供不同字段的组配检索。

1.　快速检索

系统在快速检索途径里提供了标题、关键词、作者、机构、刊名等检索入口选择项。第一步组配检索结果出来后,系统还提供作者及期刊检索字段,可对结果进行筛选。

【例 5-7】　用快速检索途径查找"端粒酶与肿瘤关系的文献"。

检索步骤

① 检索方框下方选择标题/关键词。

② 在检索方框内输入"端粒酶 ＊ 肿瘤"。

③ 单击"开始搜索"按钮,得到文献记录(见图 5.35)。

④ 第一步组配检索结果出来后,系统提供了作者和期刊两个选项进行检索结果筛选(见图 5.36)。

2.　高级检索

单击主页"高级检索"界面(见图 5.37)。系统在高级检索途径里提供了题名或关键词、分类号、第一作者、作者简介、参考文献、文摘、机构、基金资助等检索入口。

高级检索途径可进行同一字段的组配检索,也可进行不同字段的组配检索。

在高级检索界面,系统还提供了时间限定、期刊范围限定和学科限定功能。

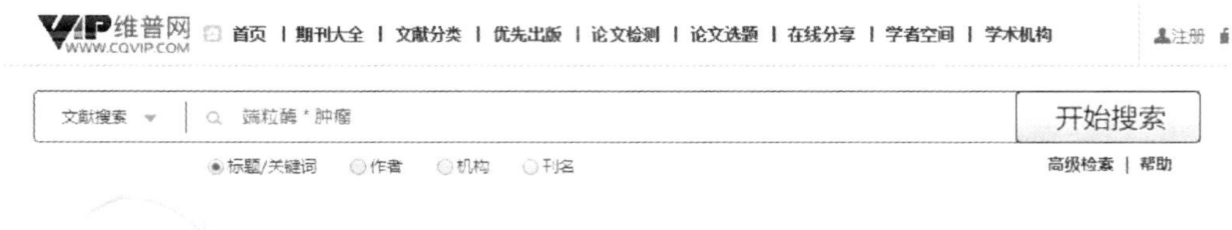

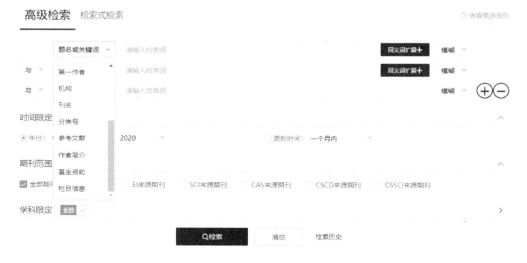

图 5.35　同一字段的快速检索

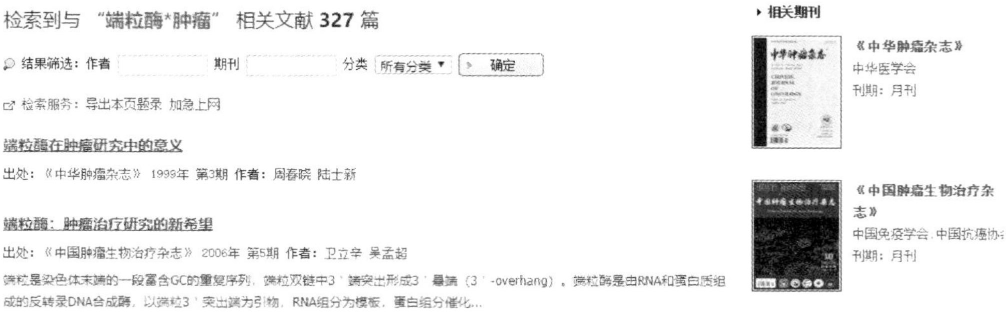

检索到与 "端粒酶*肿瘤" 相关文献 **327** 篇

结果筛选：作者 _____ 期刊 _____ 分类 [所有分类 ▼] [确定]

检索服务：导出本页题录 加急上网

端粒酶在肿瘤研究中的意义
出处：《中华肿瘤杂志》 1999年 第3期 作者：周春晓 陆士新

端粒酶：肿瘤治疗研究的新希望
出处：《中国肿瘤生物治疗杂志》 2006年 第5期 作者：卫立辛 吴孟超
端粒是染色体末端的一段富含GC的重复序列，端粒双链中3′端突出形成3′悬端（3′-overhang），端粒酶是由RNA和蛋白质组成的反转录DNA合成酶，以端粒3′突出端为引物，RNA组分为模板，蛋白组分催化...

相关期刊

《中华肿瘤杂志》
中华医学会
刊期：月刊

《中国肿瘤生物治疗杂志》
中国免疫学会.中国抗癌协...
刊期：月刊

图 5.36　检索结果筛选

高级检索　检索式检索

题名或关键词　请输入检索词　[同义词扩展+]　模糊 ▼
第一作者
机构
刊名
分类号　请输入检索词　[同义词扩展+]　模糊 ▼
参考文献　请输入检索词　模糊 ▼ ⊕⊖
作者简介
基金资助
栏目信息

时间限定
年份：2020 ▼　更新时间：一个月内 ▼

期刊范围
全部期刊　EI来源期刊　SCI来源期刊　CAS来源期刊　CSCD来源期刊　CSSCI来源期刊

学科限定 [全部 ▼]

[Q检索]　清空　检索历史

图 5.37　高级检索界面

【**例 5-8**】　用高级检索途径查找"《癌症》杂志上发表的有关胃肿瘤方面的文献"。

检索步骤

① 选择"刊名"作为检索项。

② 在检索方框内输入"癌症"。

③ 选择"题名或关键词"作为检索项。

④ 在检索方框内输入"胃肿瘤"。

⑤ 点击"检索"按钮,得到详细题录和摘要(见图 5.38)。

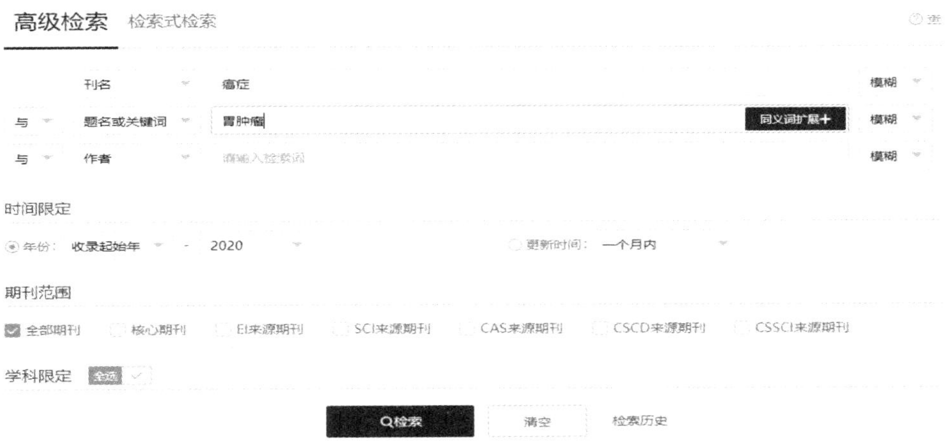

图 5.38　高级检索中不同字段的组配检索

3. 检索式检索

单击主页"检索式检索"界面(见图 5.39),系统在检索式检索途径里提供了检索说明、检索表达式方框,并提供了检索时间限定、期刊范围限定和学科限定等功能。

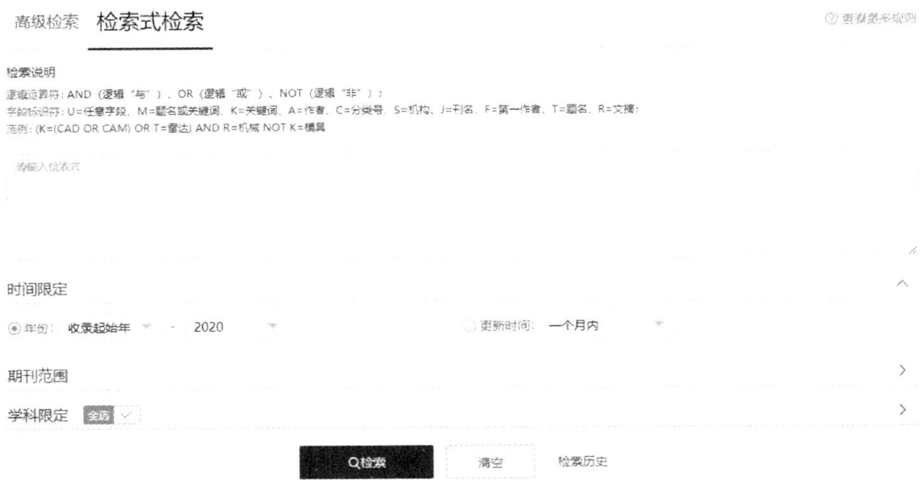

图 5.39　检索式检索界面

检索说明:检索逻辑运算符为 AND(逻辑与)、OR(逻辑或)、NOT(逻辑非)。

字段标识符:U=任意字段,M=题名或关键词,K=关键词,A=作者,C=分类号,S=机构,J=刊名,F=第一作者,T=题名,R=文摘。

检索时只要在检索表达式方框内根据逻辑运算符和字段标识符正确写出检索表达式,点击"检索"按钮便可得到检索结果。

【例 5-9】　用检索式检索"董慰慈 1993 年发表在《中华护理杂志》上的论文"。

检索步骤

① 在检索方框内输入:A=董慰慈 AND J=中华护理杂志。

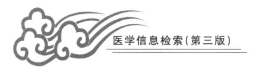

② 在时间限定里选择年份:1993—1993。

③ 点击"检索"按钮,得到相应的检索结果(见图5.40)。

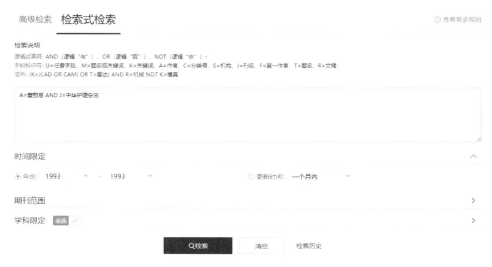

图 5.40　检索式检索示例

4. 文献分类

系统提供了文献分类检索功能(见图5.41),对各学科进行了细分,用户可按照文献信息所属的学科分类进行检索(见图5.42)。在分类检索的界面,系统还提供了检索框,用户可针对某一学科进行相关文献的检索。

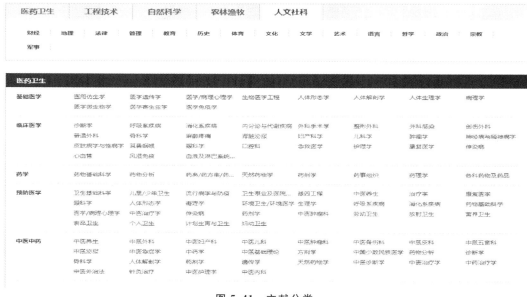

图 5.41　文献分类

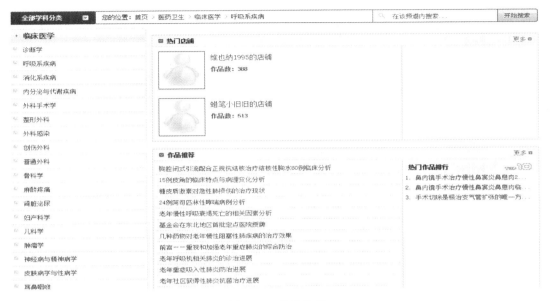

图 5.42　分类检索

5. 期刊导航

点击维普网首页的"期刊大全"按钮,进入期刊检索界面(见图 5.43)。

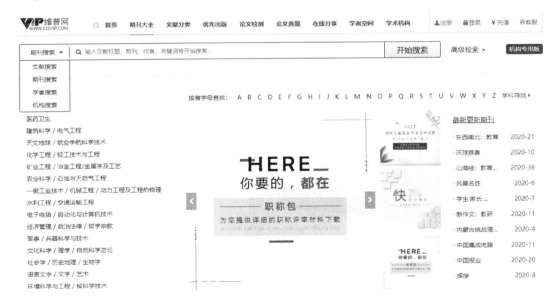

图 5.43　期刊检索界面

1)期刊检索

(1)按首字母查:按期刊刊名第一个字的拼音首字母查询(见图 5.44)。

(2)按学科查:用户根据系统提供的学科分类列表,单击链接查询,可查到该学科下所有的期刊文献。进入期刊学科分类导航后,系统提供传播载体(纸质期刊、电子期刊)、开放

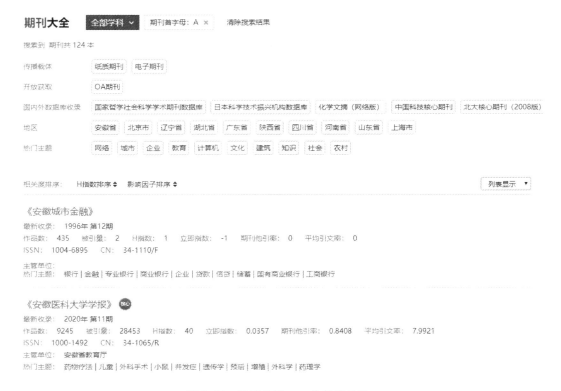

图 5.44 期刊检索——按首字母查

存取（OA 期刊）、国内外数据库收录（中国科技核心期刊、日本科学技术振兴机构数据库、化学文摘、哥白尼索引、北大核心期刊）、地区（北京市、辽宁省、湖北省、广东省等）及热门主题（细胞、肿瘤、血管、疾病、药物等）的刊物筛选途径（见图 5.45）。

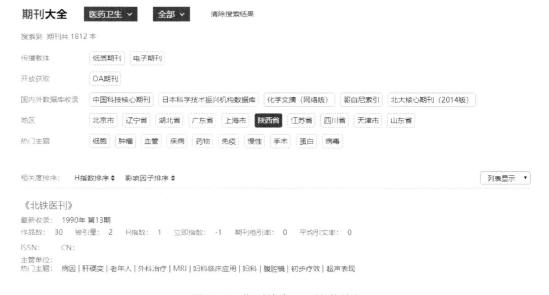

图 5.45 期刊检索——按学科查

（3）期刊搜索：系统主要提供刊名、ISSN 号两种检索入口，ISSN 号检索一般是精确检索，刊名检索是模糊检索。期刊在第一次检索结果页面提供核心刊物的标识、最新收录的时间、刊期、作品数、ISSN 号、主管单位、热门主题等信息（见图 5.46）。期刊检索提供二次检索功能，点击期刊刊名，进入期刊的详细信息界面。在二次检索结果界面，系统提供了刊物的封面、刊物简介、发文量、被引量、立即指数、期刊他引率、平均引文率、各年份的文献及联系方式等详细信息（见图 5.47）。

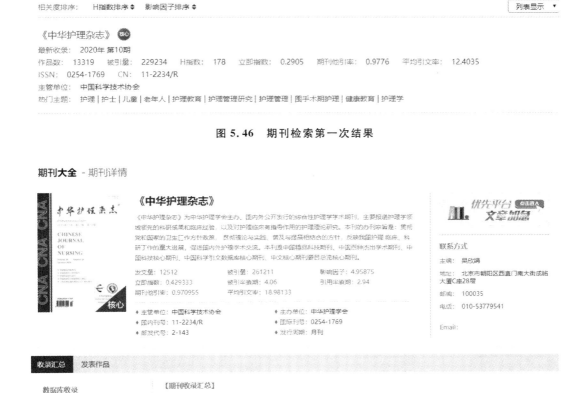

图 5.46　期刊检索第一次结果

图 5.47　期刊检索二次结果界面

如果要从系统提供的刊物列表中筛选出核心期刊，只要单击右上方的"北大核心期刊"按钮，再点击下方的"筛选"按钮，即可把核心期刊单独列表（见图 5.48）。

2）文章检索

单击选择期刊刊名，进入期刊的整刊浏览页面。包括创刊时间、刊期、出版地、主管单位、主办单位、联系方式等，有系统提供的所选刊物的封面彩图及该期刊的相关信息，如期刊的变更情况和期刊的获奖情况。整刊页面提供了某个年份、某个刊期和文献内容的检索浏览功能。用户可通过选择年份、刊期以及限定检索的内容进行二次检索。

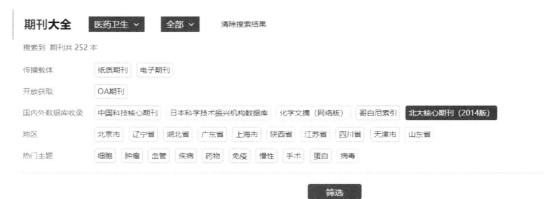

图 5.48　核心期刊筛选

【例 5-10】　检索《实用护理杂志》最近一期发表的文献。

检索步骤

① 在维普资讯首页选择"期刊大全",在检索方框左侧的下拉菜单里选择"期刊搜索"。

② 在检索方框内输入"实用护理杂志"。

③ 点击"开始搜索"按钮,选择 2020 年 30 期得到相应的检索结果(见图 5.49)。

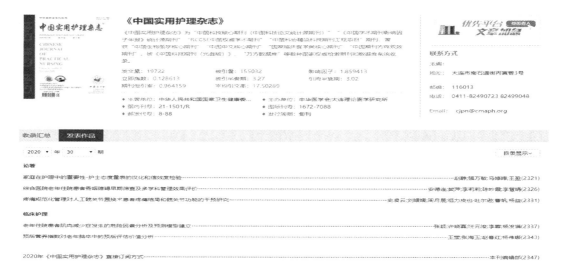

图 5.49　直接点击刊期获得全文

5.3.3　检查结果显示及全文下载

1. 检索结果显示

　　检索结果默认显示方式为"文摘显示"(见图 5.50),系统在检索结果右上方还提供了"详细显示"(见图 5.51)和"列表显示"(见图 5.52)功能,可单击下拉列表进行显示方式的选择。"文摘显示"主要显示文章的题名、作者、刊名、出版时间及文摘的大概内容,"详细显示"包括文章的题名、刊名、机构、作者、关键词、文摘、分类号、出版时间等详细信息。选择显示方式的同时还可选择每页显示的条数,检索结果默认为每页显示 10 条,可在显示方式处根据个人需求改成 20 条或 30 条。对于检索结果中的文章,用户可逐页翻阅。

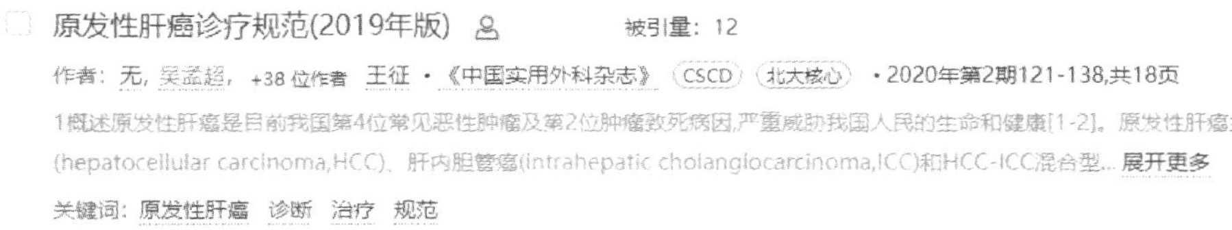

☐ 原发性肝癌诊疗规范(2019年版) 👤 被引量: 12

作者: 无, 吴孟超, +38 位作者 王征 · 《中国实用外科杂志》 (CSCD) (北大核心) ·2020年第2期121-138,共18页

1概述原发性肝癌是目前我国第4位常见恶性肿瘤及第2位肿瘤致死病因,严重威胁我国人民的生命和健康[1-2]。原发性肝癌主要包括肝细胞癌(hepatocellular carcinoma,HCC)、肝内胆管癌(intrahepatic cholangiocarcinoma,ICC)和HCC-ICC混合型... 展开更多

关键词: 原发性肝癌 诊断 治疗 规范

图 5.50 检索结果文摘显示

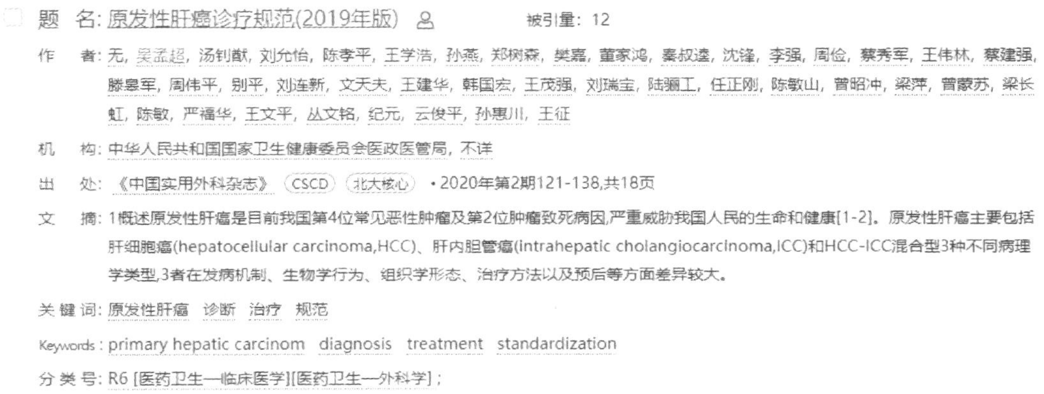

☐ 题 名: 原发性肝癌诊疗规范(2019年版) 👤 被引量: 12

作 者: 无, 吴孟超, 汤钊猷, 刘允怡, 陈孝平, 王学浩, 孙燕, 郑树森, 樊嘉, 董家鸿, 窦叔逯, 沈锋, 李强, 周俭, 蔡秀军, 王伟林, 蔡建强, 滕皋军, 周伟平, 别平, 刘连新, 文天夫, 王建华, 韩国宏, 王茂强, 刘瑞宝, 陆骊工, 任正刚, 陈敏山, 曾昭冲, 梁萍, 曹蒙苏, 梁长虹, 陈敏, 严福华, 王文平, 丛文铭, 纪元, 云俊平, 卢惠川, 王征

机 构: 中华人民共和国国家卫生健康委员会医政医管局, 不详

出 处: 《中国实用外科杂志》 (CSCD) (北大核心) ·2020年第2期121-138,共18页

文 摘: 1概述原发性肝癌是目前我国第4位常见恶性肿瘤及第2位肿瘤致死病因,严重威胁我国人民的生命和健康[1-2]。原发性肝癌主要包括肝细胞癌(hepatocellular carcinoma,HCC)、肝内胆管癌(intrahepatic cholangiocarcinoma,ICC)和HCC-ICC混合型3种不同病理学类型,3者在发病机制、生物学行为、组织学形态、治疗方法以及预后等方面差异较大。

关 键 词: 原发性肝癌 诊断 治疗 规范

Keywords: primary hepatic carcinom diagnosis treatment standardization

分 类 号: R6 [医药卫生—临床医学][医药卫生—外科学];

图 5.51 检索结果详细显示

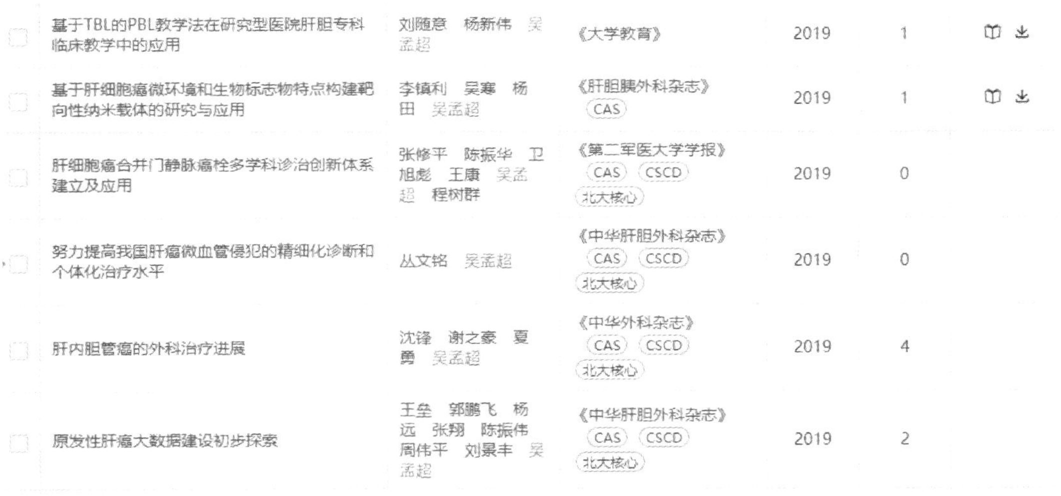

题名	作者	出处	年份	被引	
基于TBL的PBL教学法在研究型医院肝胆专科临床教学中的应用	刘随意 杨新伟 吴孟超	《大学教育》	2019	1	📖 ⬇
基于肝细胞癌微环境和生物标志物特点构建靶向性纳米载体的研究与应用	李镇利 吴寒 杨田 吴孟超	《肝胆胰外科杂志》 (CAS)	2019	1	📖 ⬇
肝细胞癌合并门静脉癌栓多学科诊治创新体系建立及应用	张修平 陈振华 卫旭彪 王康 吴孟超 程树群	《第二军医大学学报》 (CAS) (CSCD) (北大核心)	2019	0	
努力提高我国肝癌微血管侵犯的精细化诊断和个体化治疗水平	丛文铭 吴孟超	《中华肝胆外科杂志》 (CAS) (CSCD) (北大核心)	2019	0	
肝内胆管癌的外科治疗进展	沈锋 谢之豪 夏勇 吴孟超	《中华外科杂志》 (CAS) (CSCD) (北大核心)	2019	4	
原发性肝癌大数据建设初步探索	王垒 郭鹏飞 杨远 张翔 陈振伟 周伟平 刘景丰 吴孟超	《中华肝胆外科杂志》 (CAS) (CSCD) (北大核心)	2019	2	

图 5.52 检索结果列表显示

在检索结果页面,系统还提供了三种不同的排序方式,系统默认按"相关度排序",还可选择"被引量排序"和"时效性排序"方式。

对于检索到的文章,系统提供了"在线阅读"和"下载 PDF"两种获取全文的方式,用户可

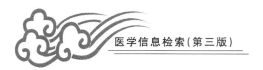

根据需要选择在线阅读全文，或者下载全文并保存至硬盘或移动硬盘里（见图5.53）。

☐ 基于TBL的PBL教学法在研究型医院肝胆专科临床教学中的应用 👤　　　被引量：1

作者：刘随意，杨新伟，吴孟超 · 《大学教育》 · 2019年第4期72-74，共3页

项目组选择40名来我院见习的本科医学院学生为研究对象，随机分为TBL融合PBL组(观察组)和以授课、带教为基础的传统教学模式组(对照组)。观察两组学生在考试成绩及评判性思维能力方面的差异。观察组在考试总成绩及评判性思维能力评分方... 展开更多

关键词：TBL教学法　PBL教学法　临床教学　肝胆外科

📖 在线阅读　　⤓ 下载PDF

☐ 基于肝细胞癌微环境和生物标志物特点构建靶向性纳米载体的研究与应用 👤　　　被引量：1

作者：李镇利，吴寒，+1位作者 吴孟超 · 《肝胆胰外科杂志》 CAS · 2019年第3期180-184，共5页

原发性肝癌(主要指肝细胞癌,HCC)是全球第五大高发的恶性肿瘤,恶性程度较高,预后差。肝癌在肿瘤微环境和生物标志物方面有其特征性的表现,已有研究基于这些特征性靶点设计出了许多分子靶向性的药物,如索拉菲尼、瑞格菲尼等,但仍无法避... 展开更多

关键词：纳米技术　原发性肝癌　肿瘤微环境　生物标志物

📖 在线阅读　　⤓ 下载PDF

图 5.53　获取全文的方式

在检索结果页面点击文章标题，进入文章的详细模式和多种链接模式。系统提供所选文章的详细情况，并为用户提供相关文献，包括参考文献、二级参考文献、共引文献、同被引文献、引证文献的链接功能（见图5.54），用户可通过链接提示进行相关文献的查询。

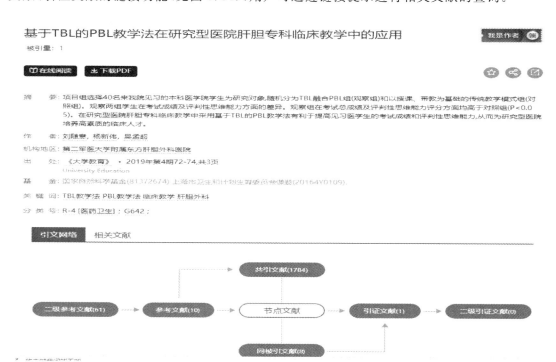

图 5.54　检索结果标题链接显示

2．文章打印

点击"打印"按钮,选择打印文章的方式(文摘显示、详细显示、列表显示)并确认打印。文章内容按 txt 格式显示在页面上,用户根据页面提示打印即可。

3．全文处理

系统提供 PDF 格式(国际通用格式)的文献,安装 PDF 阅读软件后才能打开全文。

5.3.4　浏览器下载和使用

1．浏览器的下载

在维普资讯网首页左下角单击 项,便可进入 PDF 浏览器下载页面,在浏览器下载专区,选择某一版本的浏览器下载即可。用户也可通过镜像站点下载该浏览器。

2．浏览器的使用

1)图像复制

单击 按钮,按下鼠标左键并拖动,选定要复制的区域后释放鼠标左键,右击,在弹出的快捷菜单中选择"复制"命令,便可将选定区域的内容以图像形式粘贴到 Word 等软件中进行图像处理。

2)文字复制

系统默认鼠标指针的形状为手形,如果要对文章的内容进行复制,则首先要单击工具栏的 图标,使鼠标指针的形状变为"I"形。此时,在 PDF 文档显示区域按下鼠标左键并拖动,选定要复制的区域(即文字反显区域)后释放鼠标左键,右击,在弹出的菜单中选择"复制"命令,便可将选定区域内的文字复制到其他文本编辑器中进行编辑、利用。

5.4　万方数据资源系统

5.4.1　简介

万方数据资源系统是由北京万方数据股份有限公司建设的。该公司由中国科学技术信息研究所联合中国文化产业投资基金、中国科技出版传播有限公司、北京知金科技投资有限公司、四川省科技信息研究所和科技文献出版社共同组建而成。万方数据资源系统以中国科技信息研究所全部信息服务资源为依托,建立了一个以科技信息为主,集经济、金融、社会、人文信息为一体,以 Internet 为网络平台的大型科技、商务信息服务系统。该系统的网址为 http://www.wanfangdata.com.cn(见图 5.55)。目前万方数据资源系统有中文书目数据库和事实数据库 100 多种。这些数据库分为四大类,分别是科技信息系统、数字化期刊、企业服务系统、医药信息系统。万方数据资源系统按照资源类型又可分为全文类信息资源、文摘题录类信息资源及事实型动态信息资源三类。

1．科技信息系统

科技信息系统为广大科技工作者、高校师生、公共图书馆、科研机构及政府管理部门提供服务。其主要文献资源有学位论文、会议论文、科技成果、专利技术、中外标准、政策法规、科技

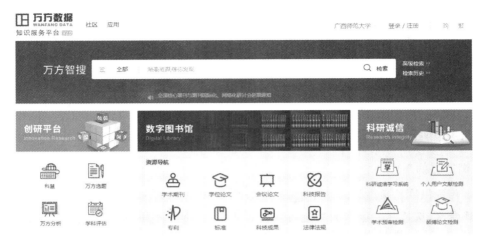

图 5.55　万方数据资源系统（网络版）主页

文献、论文统计、机构名人等近百种数据库资源，信息总量上千万条，每年更新数据几十万条。

科技信息系统主要资源介绍如下。①中国学位论文数据库：包括中国学位论文文摘数据库和中国学位论文全文数据库，由国家法定学位论文收藏机构之一——中国科技信息研究所提供相关数据，收录自 1977 年以来我国自然科学和社会科学领域的硕士、博士及博士后论文，文摘已达 70 多万篇。中国学位论文全文数据库精选相关单位近几年来的博士学位、硕士学位论文，涵盖自然科学、数理化、天文、地球、生物、医药、卫生、工业技术、航空、环境、社会科学、人文地理等学科领域，资源丰富，对高校和科研机构的教学研究工作具有参考价值。②中国学术会议论文数据库：包含中国学术会议论文文摘数据库、中国学术会议论文全文数据库、西文会议论文全文数据库、中国会议名录数据库、西文会议名录数据库及 SPIE 会议文献数据库等。它收录 1994 年至今国家一级学会在国内组织召开的全国性学术会议内容，数据覆盖自然科学、工程技术、农林、医学等 27 个大类，收集中英文论文累计 25 万篇，是我们掌握国内学术会议动态必不可少的权威资源。③中国标准全文数据库：收录国内外大量标准数据库等。④中国专利全文数据库：收录从 1985 年至今受理的全部发明专利、实用新型专利、外观设计专利等，内容包含专利公开（公告）日、公开（公告）号、主分类号、分类号、申请（专利）号、申请日、优先权等数据项。

2. 数字化期刊

数字化期刊数据库包含数字化期刊全文数据库、数字化期刊知识链接数据库和数字化期刊刊名数据库，收录理、工、农、医、哲学、人文、社会科学、经济管理与教科文艺等 8 大类 100 多个类目共 5 800 多种期刊，实现了全文上网、论文引文关联检索和指标统计等功能。

3. 企业服务系统

企业服务系统是查询工商信息的网络平台，以近 20 万家重要企业及产品信息为基础，全面介绍中国企业生产现状、技术实力和发展前景。同时针对企业特点，提供以专业信息为主体，包括行业动态、产品研究为内容的完整知识。企业服务系统的主要数据库有中国企业公司与产品数据库、中国高等院校及中等专业学校数据库、中国科研机构数据库、中国百万商务数据库等。

4. 医药信息系统

医药信息系统(见图 5.56)是万方数据联合我国医药类权威机构共同推出的。它涵盖了国内外医药、生物等学科的资源,面向全国医院、医药院校、医药和保健品生产企业、经销企业,提供丰富、准确、及时的生物医药信息。

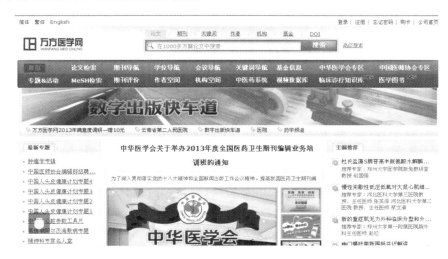

图 5.56　万方医药信息系统首页

医药信息系统包括 10 个子系统。

1) 医药期刊

医药期刊包括数字化期刊全文库、生物医药期刊题录库、馆藏(解放军医学图书馆)、外文生物医学期刊文献数据库。期刊全文库收录 1998 年至今的中国医药科技核心期刊及部分其他期刊,目前期刊总量 840 余种,数据按周更新。期刊的专业范围覆盖生物、医药、科研管理、图书情报及档案学、自动化与计算机技术和其他学科。期刊题录数据由解放军医学图书馆提供,收录 1994 年至今的中国 1 350 余种医药科技期刊及部分其他期刊,文献年递增量约 30 万篇,半月更新一次,目前文献量为 200 万篇左右,是全面了解医药卫生类期刊文献资源的有力助手。

2) 学位论文

学位论文包括医药学位论文全文数据库、医药学位论文题录数据库。论文由中国科技信息研究所提供,并委托万方数据加工建库。

3) 会议文献

会议文献包括医药学术会议论文全文数据库、医药学术会议论文题录数据库、医药学术会议论文文摘数据库。

4) 引文分析

引文分析包括科技论文统计分析数据库、科技论文引文统计分析数据库。

5) 法规全文

法规全文收录了 1949 年 10 月以来国内所有的医药卫生法律法规及其他一般通用法律法规的全文。

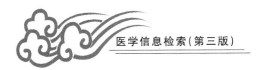

6）成果专利

成果专利包括医药科技成果数据库、医药专利全文数据库(专利发明)、医药专利全文数据库(实用新型)。

7）中外标准

中外标准收录了国内外医药卫生和生物文献的各类标准。国内标准来源于国家技术监督局(现国家市场监督管理总局)等单位自 1963 年以来发布的国家标准和行业标准共 2 万篇全文。

8）企业机构

企业机构包括医药企业产品数据库、医药院校名录数据库、医院名录数据库。

9）参考数据库

参考数据库包括人口科学文献数据库、医药名人数据库。

10）医药咨询

医药咨询服务由万方数据医药竞争情报中心提供,向国内外用户有偿提供医药数据查询、竞争情报收集、产业市场研究、产品市场调查、项目可行性分析与评估、企业竞争情报解决方案等服务。

5.4.2 数字化期刊检索

由万方数据库资源系统主页或镜像站点可登录数字化期刊系统,购买了使用权的单位可直接登录,不需要输入用户名和密码,可免费检索和下载。个人用户购卡注册后就可检索和下载资源。在地址栏输入网址按回车键,进入万方数据库资源系统。单击首页上方的"期刊",进入数字化期刊主界面(见图 5.57)。

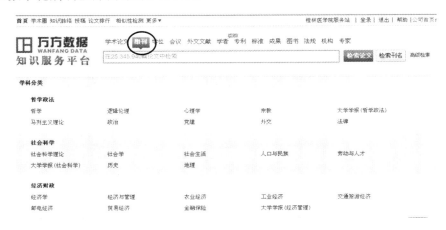

图 5.57 万方数字化期刊主界面

1．按学科检索

在期刊检索页面,系统提供了按学科划分的期刊分类表,当要选择某一学科时,直接单击学科名称,页面便会显示该学科的相关期刊。例如,单击"临床医学"项,界面显示如图5.58所示。

期刊列表左上方有"核心刊"按钮,如果用户仅需要查询核心期刊,只要单击此按钮,系

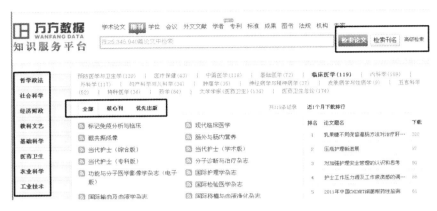

图 5.58　按学科检索期刊

统便只显示"临床医学"期刊中的核心期刊。

单击所需查询的刊物,进入期刊概览页面,该页面包括期刊简介区、目录区、检索区、收录汇总区、同类期刊显示区及主管单位和地址信息区,如图 5.59 所示。

(1)期刊简介区:介绍期刊名称、出版周期及刊物简介等信息。

(2)目录区:系统将此刊最新的文献显示于该区。

(3)检索区:用户可以在期刊的不同字段中检索,在检索框中输入检索词后,单击相应的检索按钮即可。

(4)收录汇总区:对期刊按年和期分类,单击列表中的年、期,系统将显示该刊物某年某期的信息。

(5)同类期刊显示区:页面右侧显示"相关期刊"列表(见图 5.59),用户可直接链接到相关期刊。

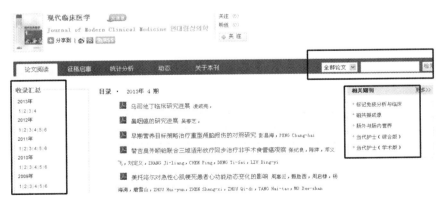

图 5.59　刊物概览页面

2. 按论文检索

(1)按论文检索是按论文的内容查询文献。选择论文检索,并在检索框中输入检索词,单击相应的检索按钮,系统将显示期刊相关的文献。按论文检索途径检索得到的结果往往会比较多,系统在页面的左侧提供了缩小检索范围的相关选项,包括标题、作者、关键词、摘

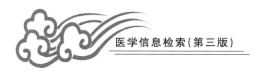

要、年代、全文期刊的限定,还提供了直接链接近一年、近三年、近五年和全部年份的按钮,如图 5.60 所示。

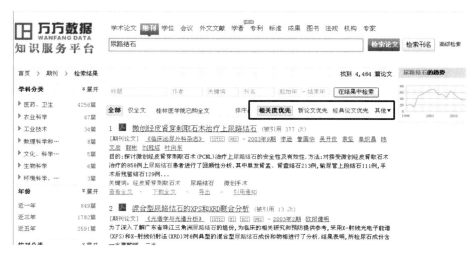

图 5.60　按论文检索文献显示页面

（2）页面中间显示相关文献、文献相关信息的列表,系统默认文献按相关度排列。单击 新论文优先 按钮,系统将文献按入库时间由近及远的顺序排列显示。

3. 按刊名检索

图 5.58 所示页面提供了按刊名检索选项,系统默认刊名检索为模糊检索。单击"检索刊名"按钮,在检索框内输入检索词,系统将查询并显示所有刊名含有检索词的刊物。例如,输入"护理",页面显示如图 5.61 所示,刊名包含"护理"的期刊共 21 个。单击某一刊名,系统将显示该刊物的相关信息页面。

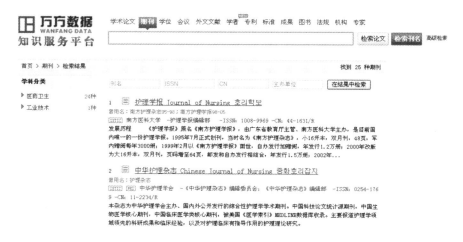

图 5.61　按刊名检索页面

4. 按地区分类检索

系统首页下方提供了按地区分类检索的查询方式,点击页面显示的某省份名称,系统将自动查询该省份期刊列表,单击列表中的期刊,系统直接链接到该刊物详细信息页面。

5. 按首字母检索

首页面还提供按首字母检索的方式,系统按刊物名称的拼音首字母排列刊物,例如,检索"癌症"刊物,选择拼音首字母"A"即可进入查询列表。

5.4.3　数字化期刊全文检索

万方数字化期刊全文数据库有以下 3 种检索途径。

1. 高级检索

高级检索界面提供了 12 个检索条件,包括标题中包含、作者中包含、刊名、关键词中包含、摘要中包含、全文、DOI、发表日期、被引用次数、有无全文、排序、每页显示。系统默认各检索条件之间是"与"关系。

【例 5-11】　检索作者魏岗之于 2001 年前发表在《中华内科杂志》上的文章,要求下载全文(见图 5.62)。

检索步骤

(1) 单击"高级检索"项,进入高级检索界面。

(2) 在"作者中包含"选项的文本框内输入"魏岗之"。

(3) 在"刊名"选项的文本框内输入"中华内科杂志"。

(4) 在"发表日期"选项的文本框里输入"2001"。

(5) 在"有无全文"选项一栏勾选"有全文",单击"检索"按钮即可。

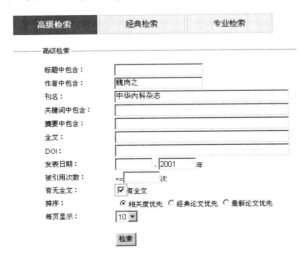

图 5.62　高级检索页面

2. 经典检索

经典检索界面(见图 5.63)是系统默认检索页面,检索界面由检索入口区和检索范围区组成。检索步骤如下。①选择检索字段:单击检索字段的下拉按钮,选择检索字段(如论文标题、作者、作者单位、刊名、年、期、关键词、摘要和 PDF 全文)。②输入检索词:在文本框中输入检索词。③系统没有显示逻辑组配运算符,各字段之间系统默认是"与"的关系。④单

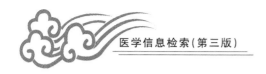

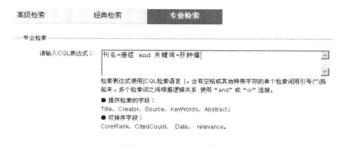

图 5.63　经典检索界面

击"检索"按钮。

3. 专业检索

单击"专业检索"项,进入专业检索界面。专业检索提供题名、作者、关键词、来源和文摘 5 个字段的组配检索功能。检索步骤同经典检索基本相同,只是含有空格或其他特殊字符的单个检索词要用引号括起来,多个检索词之间根据逻辑关系使用 AND 或 OR 连接。如检索发表在《癌症》杂志上有关肝肿瘤的文献,检索表达式为"刊名＝癌症 and 关键词＝肝肿瘤"(见图 5.64)。

图 5.64　专业检索界面

5.4.4　检索结果显示及全文下载

检索结果页面包括二次检索区和结果显示区。用户可对检索结果进行以下操作。①全部选中:将当前页的所有记录选中。②全部消除:清除所有选中记录。③二次检索:勾选"在结果中检索"单选项,在文本框中输入检索词,单击"检索"按钮即可。

单击"简单信息"项,显示文章的题名、刊名、关键词、数据库及部分引文等,单击"详细摘要信息"项则显示文摘信息。单击"查看全文"项可逐页查看或下载全文,单击"打包下载"项则可打开或保存全文。

5.4.5　学位论文全文数据库

万方数据资源系统的中国学位论文全文数据库(见图 5.65)收录国内硕士、博士、博士后学位论文 20 余万篇,内容涵盖人文、社会科学、理学、医药卫生、农业科学、工业技术、交通运输等领域。它提供的检索途径有基本检索和高级检索两种。系统还提供按论文内容、学科专业及学校所在地进行检索的功能(参见第 7 章相关内容)。

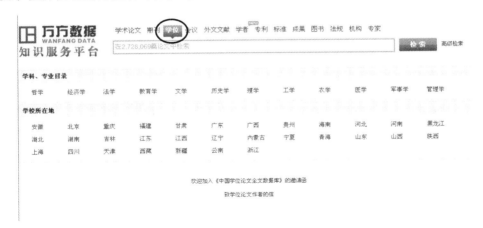

图 5.65　中国学位论文全文数据库主界面

【例 5-12】　检索有关护理教育研究方面的学位论文。

在学位论文检索文本框内输入"护理教育研究",单击"检索"按钮,系统显示如图 5.66 所示,系统默认检索结果按"相关度优先"的方式排列,用户可根据需要选择"新论文优先"或"经典论文优先"的排列方式。页面左侧提供标题、作者、专业、学校、导师、关键词、摘要、年份等项,供用户缩小检索范围。

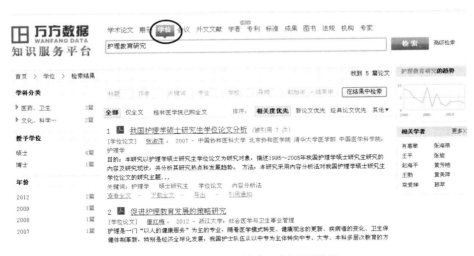

图 5.66　学位论文检索示例页面显示

5.4.6　会议论文全文数据库

万方系统的中国学术会议论文全文数据库涵盖了自然科学、工程技术、农林、医学等领域。系统首页提供的检索途径有基本检索、学术会议分类检索、会议主办单位直接链接检索等,如图 5.67 所示。系统还提供高级检索(见图 5.68)、经典检索和专业检索三种检索途径。

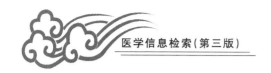
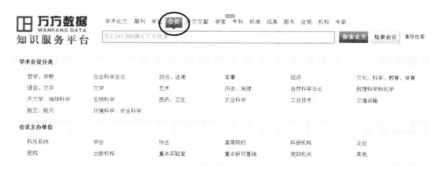

图 5.67　会议论文检索界面

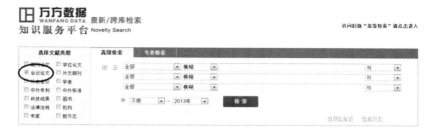

图 5.68　会议论文高级检索界面

5.4.7　全文浏览与复制

万方数据公司提供期刊全文、学位论文、会议论文等全文资源，除少量早期加工的期刊全文采用 HTM 格式外，其他均采用国际通用的 PDF 格式。

思考题

1．检索 2005—2014 年肾功能衰竭并发症方面的文献。

2．检索青少年近视针灸治疗方面的文献。

3．检索甲硝唑的化学合成方面的文献。

4．检索低相对分子质量肝素的治疗应用方面的综述文献。

5．通过初级检索查找最近 5 年来发表的关于冠状病毒与重症急性呼吸道综合征关系的文献。要求检索词出现在关键词中，检索结果按相关度排序。

6．通过高级检索查找 2005—2014 年核心期刊上有关肥胖与生殖内分泌关系的相关文献。

7．检索发表在《上海医科大学学报》上有关白血病的文献。

8．利用高级检索查找儿童或婴儿再生障碍性贫血治疗的文献。

9．通过分类检索途径查找有关心脏瓣膜疾病的文献。

10．通过快速检索途径查找有关胃肿瘤中医治疗方面的文献。

11．通过快速检索途径查找《癌症》杂志上发表的有关肝肿瘤方面的文献。

12. 通过期刊导航查找有关护理方面的核心期刊。

13. 查询闻玉梅教授的论文《治疗性疫苗的研究进展》被引用情况。

14. 检索数字化期刊子系统中有关外科学方面的杂志,并查询《中国实用外科杂志》2020 年第 6 期发表的论文。

第6章 外文数据库检索

6.1 MEDLINE 数据库

6.1.1 MEDLINE 数据库概况

MEDLINE 是 MEDLARS online（医学文献联机数据库）的缩写。MEDLINE 数据库是由美国国立医学图书馆（The National Library of Medicine，简称 NLM）建立的医学文献分析与检索系统（Medical Literature Analysis and Retrieval System，MEDLARS）中最主要的一个数据库。MEDLINE 数据库的前身是美国医学索引（Index Medicus，简称 IM），由 NLM 创建于 1879 年，是综合性生物医学文献书目检索工具书。1971 年，正式建成 MEDLARS 联机数据库，称为 MEDLINE 数据库。

MEDLINE 数据库收录了全球 70 多个国家和地区的 5 600 余种期刊，涉及 39 种语言。收录了 1946 年以来的 3 000 多万条记录，收录的文献以学术期刊为主，约 90% 的原文为英文，75%～85% 的记录包含英文摘要。其内容覆盖了基础医学、临床医学、护理学、口腔科学、卫生保健、食品营养、药物学、兽医学、环境卫生、卫生管理、人文科学及信息科学等。它收录的内容对应三种印刷型检索工具，即美国医学索引（Index Medicus）、牙科文献索引（Index to Dental Literature）和国际护理学索引（International Nursing Index）的全部数据。

20 世纪 80 年代，MEDLINE 数据库光盘问世，90 年代中期，出现了基于 Internet 的 MEDLINE 网络检索。目前，MEDLINE 数据库是世界上最常用的综合性医学文献检索工具，有许多检索平台都提供 MEDLINE 数据库检索，例如，美国银盘公司的 WinSPIRS 检索系统、PubMed 检索系统、Embase.com 和 Medscape 网站（网址为 http://www.medscape.com）等。

6.1.2 医学主题词表

医学主题词表（Medical Subject Headings）简称 MeSH 词表，是美国国立医学图书馆（NLM）编制的，用于对生物医学文献进行标引和检索的权威性术语控制工具。MeSH 词表能使文献的标引者和检索者之间在用语上保持一致，即标引语言和检索提问语言一致，以提高检索效率。国内外著名的 MEDLINE、PubMed、CBMdisc 等数据库都采用该词表作为语词标引工具。医学主题词表由字顺表和树形结构表两部分组成。

1. 字顺表

字顺表（alphabetic list）是 MeSH 词表的主表，按英文字顺排列了四种类型的词，即主题词、款目词、类目词和副主题词，并通过主题词的树形结构号，参照系统与注释来揭示词间关系。

1）主题词

这里的主题词是用于表达生物医学领域内经过规范化的名词术语,例如,"抗坏血酸" "高血压""白细胞介素 6"等。主题词具有独立的检索意义,可直接用于检索。

2）款目词

款目词(entry terms)也称入口词,其作用是将自由词引见到主题词。例如,维生素 C 见抗坏血酸,昏睡见睡眠期等,其中,"维生素 C"和"昏睡"都是入口词,"抗坏血酸"和"睡眠期"都是主题词。

3）类目词

类目词是为保证分类表体系的完整性而设立的一类词汇,通常都是一些学科范围很大的词,它们不作为主题词使用,例如身体部位等。

4）副主题词

副主题词(subheadings)又称限定词,用于对某一主题词的概念进行限定,使该主题词具有更高的专指性。副主题词必须与主题词搭配使用,不能独立用于检索。例如,"诊断""治疗""病理学"通常作为副主题词与"高血压""糖尿病"等表示疾病的主题词搭配使用。

2. 树形结构表

树形结构表(tree structures)是将字顺表中的主题词按照每个词的词义范畴及学科属性进行编排所形成的等级制分类表。在树形结构表的类目中,主题词按等级从上位词到下位词,用逐级向右缩进的编排方式表达学科隶属关系。同一级的词按字顺排列。有的主题词可能同时属于两个或多个子类目,这时该主题词下将同时列出多个树形结构表。

3. 主题词款目结构

主题词款目结构是指一个主题词的完整记录结构。字顺表的每一个主题词均有主题词注释、树形结构号、历史注释和参照注释及树形结构表等(见图 6.1)。

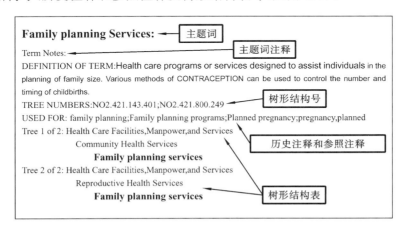

图 6.1　主题词款目结构

4. 字顺表与树形结构表的关系

字顺表与树形结构表是组成 MeSH 词表的必不可少的两个部分,树形结构表清晰地提

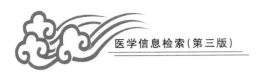

示了每个主题词的纵向隶属关系,起到主题分类表的作用;字顺表则从横向角度反映主题词之间的关系。而两者的联系是通过树形结构号得以体现的。字顺表与树形结构表两者相互配合,使所有主题词既有主题法的专指性、灵活性、直接性,又有分类法的体系性、稳定性,从而形成了一个功能完善的检索体系,提高了文献的查准率与查全率。

有关 MeSH 词表的详细介绍可参考美国国立医学图书馆的 MeSH 词表介绍(网址为 https://www.nlm.nih.gov/mesh/meshhome.html)。

6.1.3 MEDLINE 光盘数据库检索

目前,全世界有近 20 家出版商获准转换 MEDLINE 数据库,发行 MEDLINE 数据库的光盘产品,包括 SilverPlatter(银盘)、Cambridge、Dialog、OVID 等公司。其中,银盘公司出版的 MEDLINE 光盘数据库是我国医学相关部门进口数量较多、使用频率较高的医学文献光盘数据库。本节就以银盘公司的 MEDLINE 光盘数据库为例进行介绍。

1. 检索规则

(1) 支持布尔逻辑运算符"AND""OR""NOT"。

(2) 支持字段限定符"IN"。

(3) 支持位置运算符"WITH""NEAR"。

(4) 支持范围运算符 = 、>、<、>= 、<= 、--。

(5) 支持截词符"?"和"*"。

(6) 运算优先级为()>NOT>NEAR>WITH>AND>OR。

2. 检索途径及使用方法

MEDLINE 光盘数据库检索方法与 CBMdisc 数据库基本相同,可以进行基本检索、主题词检索、索引检索等。

1) 基本检索

基本检索又称自由词检索,是系统默认的检索方式。检索 SilverPlatter MEDLINE 数据库光盘必须先安装 WinSPIRS 检索软件,目前可使用 WinSPIRS 5.0 版本。启动 WinSPIRS 检索软件后,单击工具栏的 Searches 按钮,进入基本检索界面(见图 6.2)。基本检索界面主要由检索提问区、检索史区、检索结果显示区三部分组成。

检索提问区:可在检索提问区输入单个检索词或检索表达式。单击 Search 按钮,即可进行检索。单击 Suggest 按钮,可给出当前检索词的相关主题词,选择主题词后可进行主题词检索。

检索史区:显示该次检索所有的检索表达式。右边的 Show 按钮用于显示检索结果; Limit... 按钮用于进行限定检索; Retype 按钮用于重新输入检索式; Clear... 按钮用于清除检索式。

检索结果显示区:显示检索结果记录,单击记录前的书形图标可对记录做标记。

2) 主题词检索

主题词检索能提高文献的查准率和查全率,是 MEDLINE 光盘数据库常用的检索途径之一。

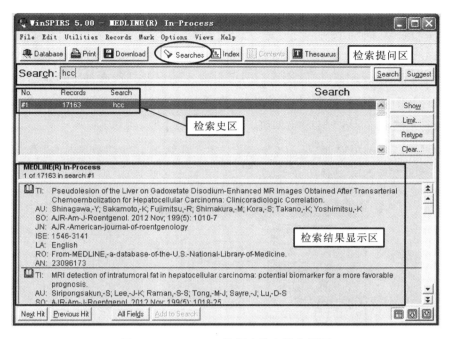

图 6.2　MEDLINE 数据库基本检索界面

（1）单击工具栏的 <u>T Thesaurus</u> 按钮，进入主题词检索界面（见图 6.3）。在主题词输入框输入检索词，单击右侧的 <u>Look Up</u> 按钮，进入主题词轮排词表。

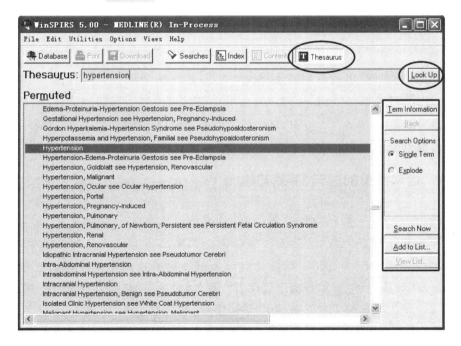

图 6.3　主题词检索界面

（2）在轮排词表（Permuted Index）中选择所需主题词，若输入的检索词不是主题词，轮

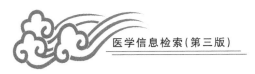
排词表会用 see 引向 MEDLINE 采用的主题词;若需了解主题词的定义、相关注释和树形结构表,可单击 Term Information 按钮。

（3）确定主题词后,根据题意,选择检索选项"Search Options"中的"Single Term"（单个主题词检索）或者"Explode"（扩展检索）,即可对该主题词及其所有的下位词进行检索。再单击 Search Now 按钮,选择相应的副主题词。若要对多个主题词进行检索,可单击 Add to List... 按钮,重复上述过程即可。

（4）在副主题词选项界面（见图 6.4）,单击 >>Add>> 按钮,可同时选择多个副主题词,单击 OK 按钮可得到检索结果,并返回到基本检索界面。

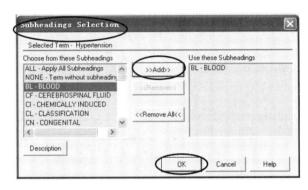

图 6.4　副主题词选项界面

3）索引词表检索

索引词表是 MEDLINE 所有非限制字段中有检索意义的词、词组、人名、作者等检索标志组成的字顺表。单击工具栏的 Index 按钮,进入索引词表检索界面（见图 6.5）。在索引词表输入框输入检索词,单击右侧的 Look Up 按钮,进入索引词表。此时,屏幕显示字顺表中该词及相邻词,可选择一个词进行检索,也可用鼠标选中多个词同时检索,词与词之间是"OR"的关系。单击 Show 按钮,显示所选中的词的记录内容;单击 Search 按钮,进行检索,并返回基本检索界面。

6.1.4　检索结果的显示、下载和输出

1. 显示

单击 Show 按钮,显示所选的检索结果。如果已在 Options（功能菜单）中打开了"Automatic Record Display"选项,则自动显示最近一次的检索结果。在功能菜单中选择"Show Options"选项,可对显示功能进行设置。例如,对字段的标志可选择长、短或无,选择需显示的字段,选择是否自动全屏显示,选择字体和字号等。

2. 下载

单击工具栏的 Download 按钮（见图 6.5）,弹出 Download records（下载记录）窗口,在该窗口中可选择下载文件的文件名、保存地址、保存字段、保存检索历史等项目。

3. 打印

单击工具栏的 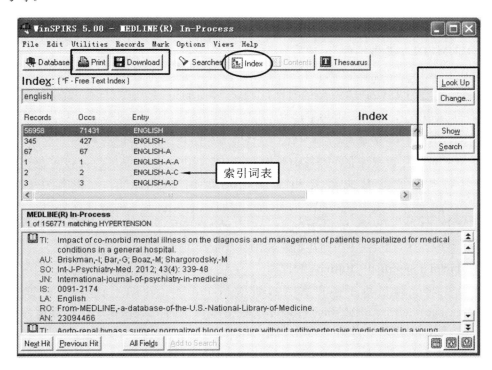Print 按钮(见图 6.5),弹出 Print records(打印记录)窗口,在该窗口中可选择需打印的字段、打印范围。单击 Options... 按钮,还可选择需打印的字段、打印字体和字号等。

图 6.5 索引词表检索界面

6.2 PubMed 数据库

6.2.1 PubMed 数据库概况

PubMed 数据库是美国国立医学图书馆附属国立生物技术信息中心(National Center for Biotechnology Information,简称 NCBI)开发的 Entrez 检索系统中影响较大的数据库。Entrez 检索系统是一个整合了 NCBI 系列数据库中信息的检索工具,这些数据库包括 MEDLINE、核酸序列、蛋白质序列、大分子结构及基因组序列等数据库。PubMed 数据库主要用于免费检索 MEDLINE 数据库中的期刊文献,也提供了对 Nucleotide(核酸序列)、Protein(蛋白质序列)、Genome(基因组序列)、Structure(分子结构)、OMIM(孟德尔遗传在线)等数据库的链接。PubMed 数据库自 1997 年 6 月起向全球用户提供 Internet 免费访问,由于收录内容广泛、检索功能完善、使用方便快捷、更新周期短、链接功能强大等特点,成为目前国际上较权威的生物医学文献数据库(网址为 https://pubmed.ncbi.nlm.nih.gov/)。

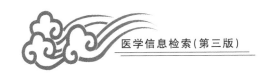

6.2.2 PubMed 数据库收录范围

1. MEDLINE 数据库

MEDLINE 数据库提供 1966 年以来 70 多个国家和地区的约 5 600 多种生物医学期刊的文摘或全文,内容覆盖了基础医学、临床医学、护理学等领域。文献记录的 PMID 字段有[PubMed-indexed for MEDLINE]标记。

2. OLDMEDLINE 数据库

OLDMEDLINE 数据库收录了 1966 年之前世界上重要的生物医学期刊文献记录 150 多万条,其中主要为 1946—1965 年的数据,少量已经回溯到 1946 年以前。文献记录没有摘要,PMID 字段后有[PubMed-indexed for MEDLINE]或者[PubMed-OLDMEDLINE]标记。

3. PREMEDLINE 数据库

PREMEDLINE 数据库是一个临时性数据库,收录由出版商提供的未经规范化处理的文献条目数据。这些数据经标引加工后增加到 MEDLINE 数据库中,同时从 PREMEDLINE 数据库中删除。此临时数据库中的记录没有主题词等深度标引信息,文献记录的 PMID 字段有[PubMed-in process]标记。但有些记录因超出 MEDLINE 数据库的收录范围,则永远保留在 PREMEDLINE 数据库中。

4. Publisher Supplied Citations 数据库

出版商先将文献以电子版形式直接发送给 PubMed 数据库,这些文献记录后有[PubMed-as supplied by publisher]标记。该数据库每天向 PREMEDLINE 数据库传送文献记录。这些文献记录一旦被 PREMEDLINE 数据库收录,则改为[PubMed-in process]标记。

6.2.3 PubMed 数据库主界面介绍

PubMed 数据库改版后,其主界面可分为检索提问区、高级检索功能区、辅助功能区三个区,如图 6.6 所示。

1. 检索提问区

检索提问区由检索式输入框和 **Search** 按钮组成。在检索式输入框内可输入检索式(包括单词、词组、多个检索词或逻辑组配检索式),单击 **Search** 按钮或按回车键即可进行检索。

2. 高级检索功能区

高级检索功能区提供 Advanced Search(高级检索)选项。

3. 辅助功能区

辅助功能区包括 Learn(了解)、About PubMed (PubMed 简介)、FAQs and User Guide(检索帮助文件)、Finding Full Text(查找全文)、Find(检索)、Advanced Search(高级检索)、Clinical Queries(临床查询)、Single Citation Matcher(单引文匹配器)、Download(下载)、E-Utilities API(其他 Entrez 数据库应用编程接口)、FTP、Batch Citation Matcher(批引文匹

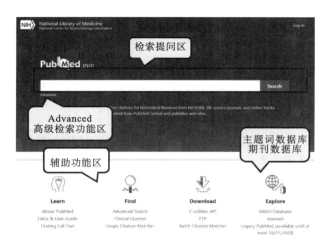

图 6.6　PubMed 数据库主界面

配器)、Explore(探索)、Mesh Database(医学主题词数据库)、Journals(期刊数据库)。

6.2.4　PubMed 数据库检索机制与规则

1. 检索机制

PubMed 数据库设有词汇自动转换功能(automatic term mapping),在 PubMed 数据库主界面的检索式输入框中键入检索词,系统将按顺序使用如下四种词表或索引,对检索词进行转换后再检索(可通过点击检索结果页面右侧的"Search Details"选项,查看系统进行词汇转换后的详细检索策略)。

1)主题词转换表

主题词转换表(MeSH translation table)包括主题词、款目词、副主题词等。如果系统在该表中发现了与检索词相匹配的词,就会自动将其转换为相应的 MeSH 词,并对其与原来输入的词汇同时进行检索,词与词之间用逻辑运算符"OR"连接。例如,输入 cancer,系统执行的检索式为"neoplasm"[MeSH Terms] OR "neoplasm"[All Fields] OR "cancer"[All Fields]。如果输入的是词组,则系统除了进行主题词转换外,还会自动将词组拆分成单词进行检索,并以逻辑运算符"AND"连接。例如,输入 lung cancer,系统执行的检索式为"lung neoplasm"[MeSH Terms] OR ("lung"[All Fields] AND "neoplasm"[All Fields]) OR "lung neoplasm"[All Fields] OR ("lung"[All Fields] AND "cancer"[All Fields]) OR "lung cancer"[All Fields]。

2)刊名转换表

刊名转换表(journal translation table)包括刊名全称、刊名 MEDLINE 形式的缩写和 ISSN。该转换表能把键入的刊名全称转换成 MEDLINE 形式的缩写后,再进行检索。例如,在检索式输入框中键入:"Advances in cancer research"。PubMed 将其转换为"Adv Cancer Res"[Journal] OR ("advances"[All Fields] AND "in"[All Fields] AND "cancer"[All Fields] AND "research"[All Fields]) OR "advances in cancer research"[All Fields]后进行检索。

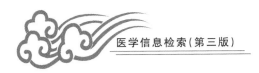
3）短语表

短语表(phrase list)中的短语来自 MeSH、含有同义词或不同英文词汇书写形式的统一医学语言系统(Unified Medical Language System,UMLS)和补充概念(物质)名称表〔Supplementary Concepts(Substance)Names〕。如果 PubMed 数据库系统在上述主题词表和刊名转换表中未找到与检索词相匹配的词,就会查找短语表。

4）著者索引

如果输入的检索词在上述转换表中未找到匹配的词,且输入的并非单个单词,PubMed 就会在著者索引(Author Index)的相关字段〔Author〕、〔Full Author Name〕、〔Full Investigator Name〕中进行查找。例如,输入 John Smith,系统执行的检索式为 Smith,John〔Full Author Name〕OR Smith,John〔Full Investigator Name〕OR John smith〔Author〕。输入作者姓名时,姓和名的词序不限,可使用逗号隔开(也可不用)。一旦使用逗号,则表示逗号前一定为姓氏。例如,输入"Zhang Yang"与输入"Zhang,Yang"得到的结果并不相同。输入"Zhang Yang"时,系统执行的检索为 Zhang,Yang〔Full Author Name〕OR Yang,Zhang〔Full Author Name〕;输入"Zhang,Yang"时,系统执行的检索为 Zhang,Yang〔Full Author Name〕。输入"Zhong Nanshan"时,系统执行的检索为 Zhong,Nanshan〔Full Author Name〕OR Zhong,Nanshan〔Full Investigator Name〕。

若输入的词在上述各表或索引中均未找到匹配的词,PubMed 数据库会把短语分开,以单词为单位,分别重复以上的过程,各单词之间是 AND 的逻辑关系。如果仍找不到相匹配的词,则将单词在〔All Fields〕字段中进行查找,各词之间是 AND 的逻辑关系。

2. 检索规则

1）布尔逻辑检索

在检索式输入框中,可直接使用布尔逻辑运算符"AND""OR""NOT"进行检索,大小写均可。并可用圆括号改变运算顺序。优先运算圆括号内的检索式。

2）截词检索

PubMed 数据库允许使用"＊"作为通配符进行截词检索。例如,输入"infect＊",可检出以 infect 为词干的单词(如 infective、infection、infecting、infectious 等),各词之间用逻辑运算符"OR"连接。如果这类词多于 600 个,系统将出现警告,只对前 600 个单词进行检索,并要求增加词根部分的字母数量。使用截词检索时,PubMed 数据库系统会关闭"Automatic Term Mapping"功能。

3）强制检索功能

PubMed 数据库会自动使用词汇转换功能将短语分解成单词,再用 AND 连接在一起,在全部字段中检索。很明显,这样检索的结果有时是不符合用户要求的。因此,PubMed 数据库允许使用双引号来强制系统进行短语检索。例如,键入带有双引号的"liver cancer",系统会将其作为一个不可分割的词组在数据库的全部字段中进行检索,检索式为"liver cancer"〔All Fields〕。使用双引号检索时,系统会自动关闭词汇转换功能。

3. PubMed 数据库检索字段

PubMed 数据库字段较多,共有 69 个字段,各条记录的实际字段数会因实际情况不同而有所不同。在这些字段中,有些是不能进行检索的,只能显示、浏览。可以检索的字段称为 Search Field(检索字段)。常用的检索字段如表 6.1 所示。可在高级检索中的"All fields"下拉菜单中选择常用检索字段后进行限定检索,也可在 PubMed 数据库主界面的检索式输入框中输入检索词后,用方括号增加字段标志进行检索。例如,输入 advances in cancer research[TA]。

表 6.1　PubMed 数据库常用的检索字段及中文说明

字段名与字段代码标识	中文说明	字段名与字段代码标识	中文说明
Affiliation [AD]	第一著者单位地址	MeSH Date [MHDA]	主题词标引日期
Author [AU]	著者	MeSH Major Topic [MAJR]	主要主题词
Corporate Author [CN]	集体著者	MeSH Subheadings [SH]	副主题词
EC/RN Number [RN]	酶号或化学登记号	MeSH Terms [MH]	主题词
Entrez Date [EDAT]	数据加入 PubMed 日期	Pagination [PG]	文献首页码
Filter [FILTER]	用于外部链接过滤的技术标识	Pharamcological Action [PA]	药理作用术语
First Author Name [1AU]	第一著者	Publication Date [DP]	出版日期
Full Author Name [FAU]	著者全名	Publication Type [PT]	出版类型
Full Investigator Name [FIR]	研究者或合著者全名	Secondary Source ID [SI]	第二来源标识
Grant Number [GR]	基金号	Substance Name [NM]	化学物质名称
Investigator [IR]	提供资助的主要调研者或合作者	Text Words [TW]	文本词
Issue [IP]	期刊的期号	Title[TI]	篇名
ISBN [ISBN]	国际标准书号	Title/Abstract [TIAB]	篇名或摘要
Journal [TA]	期刊名称	Transliterated Title [TT]	非英文的原始篇名
Language [LA]	文献语种	Volume [VI]	期刊卷号
Last Author [LASTAU]	末位著者	ALL Fields[ALL]	全部字段
Location ID [LID]	在线论文定位标识	Subset[SB]	子集

6.2.5　PubMed 数据库检索途径

1. 基本检索

在 PubMed 数据库主界面的检索式输入框中,可输入单个或多个检索词(自由词、主题词、著者、刊名等),也可输入包含逻辑运算符的检索表达式。如果词与词之间是 AND 关系,无须用 AND 连接,用空格连接即可。单击"Search"按钮或按回车键即可进行检索。

1)著者检索

标准做法是输入作者姓氏的全称加名字的缩写,例如,输入"Newson' A J";也可直接输入作者姓名的全称"Ainsley J. Newson"。但两个检索结果可能不一样,因为不是所有的记录都有著者姓名全称字段的。建议使用标准做法。

2)包含著者和内容主题的检索

输入作者的姓氏全称加名字的缩写,空一格后直接输入代表内容主题的自由词,无须用

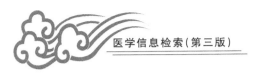

AND 连接。例如,要检索 Ainsley J. Newson 写的关于产前诊断的文章,只要输入"Newson A. J. prenatal diagnosis"即可,无须用 AND 连接。系统执行的检索为 Newson A. J.〔Author〕AND("prenatal diagnosis"〔MeSH Terms〕OR("prenatal"〔All Fields〕AND "diagnosis"〔All Fields〕)OR "prenatal diagnosis"〔All Fields〕)。

3)自由词(关键词)检索

在检索式输入框中输入检索词,大小写均可,然后单击 **Search** 按钮或按回车键,系统将输入的词自动转换为有关词汇进行检索。如要检索阿司匹林对心脏病突发的预防作用,可输入"heart attack prevention aspirin",系统自动按("myocardial infarction"〔MeSH Terms〕OR("myocardial"〔All Fields〕AND "infarction"〔All Fields〕)OR "myocardial infarction"〔All Fields〕OR("heart"〔All Fields〕AND "attack"〔All Fields〕)OR "heart attack"〔All Fields〕)AND("prevention and control"〔Subheading〕OR("prevention"〔All Fields〕AND "control"〔All Fields〕)OR "prevention and control"〔All Fields〕OR "prevention"〔All Fields〕)AND("aspirin"〔MeSH Terms〕OR "aspirin"〔All Fields〕)进行检索。

2. 限定检索

如果希望根据出版日期、文献类型、语种、人类或动物、性别、子集、年龄、是否含摘要或全文链接等选项对检索结果进行限定,上述语词无须作为检索词输入检索提问区,在基本检索的结果出来后,在显示页面的左侧点击相应的过滤器链接即可(见图 6.7)。如果需要更多的过滤器,可点击下方的"Additional filters"链接。

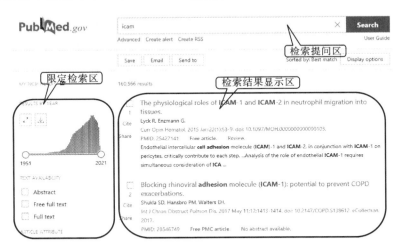

图 6.7 基本检索结果显示界面的限定检索

3. 高级检索

如果检索题目较为复杂,涉及多个检索词、多种检索字段、多种逻辑运算符,则可在主界面的检索功能区(见图 6.6)中单击"Advanced"进入高级检索界面(见图 6.8)。该界面主要由 Query box(检索提问区)、Add terms to the query box(检索词构造区)、History and Search Details(检索史区)三部分组成。

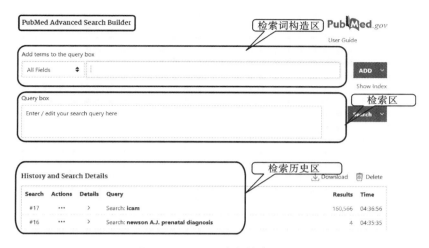

图 6.8　PubMed 高级检索界面

1）Add terms to the query box

可用此功能构造需要指定在某一特定字段检索的检索词或检索表达式。例如：先单击字段下拉按钮选择 title 题目字段，再输入"heart attack"，点击右侧的逻辑运算符"ADD"按钮，heart attack［Title］就会自动出现在 Query box（检索提问区）中。此时，系统把"heart attack"作为一个短语在 title 字段进行检索，不再拆分成单词。有多个检索词时，可重复上述操作，并根据题意选择合适的逻辑运算符，完成由多个检索词构成的检索表达式的输入。ShowIndex 链接可用于显示所输入检索词的不同拼写方式及命中记录数量。

2）Query box

该区主要用于接收 Add terms to the query box（检索词构造区）输入的检索词所自动形成的检索表达式，如有必要可直接在此对检索表达式进行编辑与修改。确定检索表达式输入无误后，点击"Search"按钮即可进行检索。

3）History and Search Details

该区的功能是显示本次检索的所有检索式，包括在基本检索、限定检索、主题词检索中使用的检索式等。

4. 主题词检索

MeSH 词表是美国国立医学图书馆用于标引文献的主题词表，能帮助读者优化检索策略，达到更佳的检索效果，是 PubMed 数据库的一个特色功能。通过 MeSH Database，可以从自由词、款目词引见到 MeSH 词，可看到 MeSH 词的学科定位和历史注释，还可以组配副主题词，加权检索或非扩展检索，对文献进行更准确的定位。

1）单个主题词检索

在 PubMed 数据库主界面的辅助功能区的"explore"中选择"Mesh Database"，在检索式输入框内输入检索词，如输入"nosebleed"，单击 **Search** 按钮，进入 MeSH 检索界面（见图6.9）。所显示的 Epistaxis，即为该词对应的主题词，该主题词下方则显示与该词匹配的副主题词（subheadings）、款目词（entry terms）和树形结构表，展示该词在学科中的上下隶属关系。若对该词所涉及的全部文献进行检索，可直接单击右侧的 **Add to search builder** 按

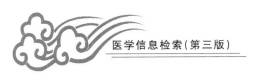

钮,将"Epistaxis"[Mesh]送入 PubMed search builder,再单击 Search PubMed 按钮,即可得到该主题词在 PubMed 数据库的检索结果。

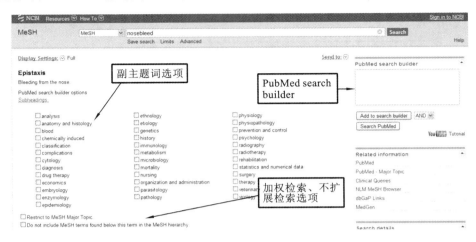

图 6.9　MeSH 检索界面

2）多主题词检索

若一道检索题中涉及多个主题词,词与词之间有一定的逻辑关系。例如,检索"aspirin for heart attack prevention"的文献,涉及两个主题检索词"aspirin"和"heart attack",词与词之间是 AND 的逻辑关系。进入 MeSH 检索界面后,输入"aspirin",单击 Search 按钮。在返回的匹配的主题词结果中,确认"aspirin"为主题词。然后,单击 Add to search builder 按钮,将第一个主题词送入 PubMed search builder。接着,在 MeSH 检索界面的检索词输入框中输入"heart attack",单击 Search 按钮。在返回的匹配的主题词结果中,确认"Myocardial Infarction"为主题词,根据题意在右侧的"PubMed search builder"选项中选择逻辑运算符 AND,再单击 Add to search builder 按钮,将第二个主题词送入 PubMed search builder。此时,PubMed search builder 中出现("Aspirin"[Mesh])AND "Myocardial Infarction"[Mesh]检索式(见图 6.10),确认无误后,单击 Search PubMed 按钮进行检索。如检索式有问题,可在 PubMed search builder 中直接进行修改。

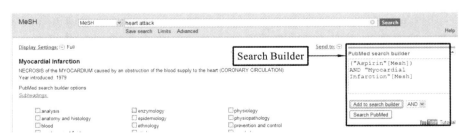

图 6.10　多主题词检索时的 Search Builder

3）主题词/副主题词组配检索

如果想更精确地检索文献,则可使用主题词/副主题词组配检索。具体操作方法:确认相应的主题词后,在该主题词下方的副主题词显示区,勾选相应的副主题词,然后单击 **Add to search builder** 按钮,其余操作同上。一次可选择多个副主题词,词与词之间是 OR 的逻辑关系。

另外,在主题词检索的各种界面中,通常默认的是扩展检索,包含全部副主题词。也可根据需要,选择"Restrict to MeSH Major Topic"选项,则只在 MeSH Major Topic [MAJR] 主要主题词字段对该词进行加权检索。若选择"Do not include MeSH terms found below this term in the MeSH hierarchy",则不进行扩展检索(见图 6.9)。此外,还可根据树形结构表的提示,选择更为确切的主题词进行新的检索。

5. 期刊检索

期刊检索中检索词可以是刊名全称、缩写、国际标准连续出版物号(ISSN)、NLM 刊号或刊名中含有的词。

(1) 如果要检索在某种期刊上发表的所有文献,可在 PubMed 主界面的检索式输入框直接输入检索词。例如,输入"Mol Biol Cell",此时系统会自动启动词汇转换功能,但结果有时不太准确。尤其当检索词与著述文献内容特征的词相同时,如 cancer、cell 等。如需精确检索,则可输入 Mol Biol Cell[TA],指定在刊名字段[TA]进行检索。

(2) 如果要精确定位某一篇文献所在刊物的名称、页码、出版年等,可使用 Single Citation Matcher(单篇引文匹配器)。在 PubMed 主界面的辅助功能区的 Find 中单击 "Single Citation Matcher"选项,在引文匹配页面中,输入相应的刊名、出版年、页码、著者等信息即可(见图 6.11)。如果要检索一批文献的记录,则可以使用 Batch Citation Matcher(批引文匹配器)(见图 6.12)。在此界面,可一次输入多条文献信息,但输入内容必须按照规定格式——刊名缩写|年|卷|起始页|著者|关键词|,其中刊名和著者必须是 MEDLINE 的标准缩写形式,某项信息缺失可不填,但"|"不能省略。例如,输入 Mol Biol Cell|2010|21|3827|,按回车键换行后再输入 J cell biol|2010|191|861|,并输入返回的电子邮件地址,单击下方的"search"按钮,系统会将检索结果发送到指定的电子邮箱,检索结果为一组 PMID

图 6.11　单篇引文匹配器界面

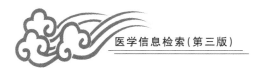

码。结果为:Mol Biol Cell | 2010 | 21 | 3827 | | | 21079035;J cell biol | 2010 | 191 | 861 | | | 21079248。将每行最后的 PMID 码粘贴到 PubMed 主界面的检索式输入框中,即可得到该记录的详细信息。

NCBI Batch Citation Matcher

Use the form below to retrieve PubMed PMIDs or PubMed Central IDs.

Enter your request in the text box below or upload a file. Please use the following input format:

journal_title|year|volume|first_page|author_name|your_key|

Fields must be separated by a vertical bar with a final bar at the end of the string.

Select database	PubMed ∨		
Email · Help		File	浏览…
Citation Strings			

图 6.12   批引文匹配器界面

(3)如果要检索具有某种特征的期刊的信息,则需使用 Journals 数据库。在 PubMed 主界面的辅助功能区的 Explore 中选择"Journals"。然后,在检索词输入框输入"J cell biol",单击"Search"按钮,结果界面显示了符合刊名缩写 J cell biol 的所有期刊全称、ISSN 及其缩写。单击刊名全称链接,还可获得该刊的详细信息,包括出版者、出版年、出版国、语种等。选中所需期刊后,单击右侧的 **Add to search builder** 按钮,再单击 Search PubMed 按钮,即可检索 PubMed 数据库中收录的该期刊的所有文献。

6.临床查询

在 PubMed 主界面的辅助功能区的 Find 中单击"Clinical Queries"项,即可进入临床查询界面(见图 6.13)。在此检索界面提供 Clinical Study Categories(临床研究分类)、Systematic Reviews(系统综述)和 Medical Genetics(医学遗传学)三个过滤器,将 PubMed 数据库检索结果进行细化过滤,方便临床医生快捷地检索到自己感兴趣的文献。

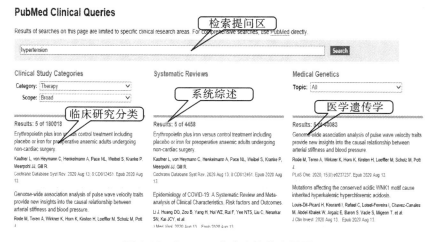

图 6.13   PubMed 临床查询检索界面

6.2.6　检索结果的输出与管理

1. 检索结果显示

PubMed 数据库默认显示格式是 Summary,即题录格式,包括标题、作者、出处和 PMID 号。如要修改,则可在任一检索结果页面的上方,点击"Display options"(见图6.14),对显示格式、每页显示题录数量、排序方式进行选择即可。

2. 检索结果输出

1）题录下载

检索结果显示页面提供了检索结果的多种处理方式(见图 6.14)。下载题录时,需先勾选所需的题录。如果不选,则默认为全选。点击"Save"按钮将把记录保存为本地文件;"Email"把记录发送到指定的邮箱;"Send to"则可以选择把记录保存到 Clipboard(剪贴板)、MyNCBI 中的 My Bibliography(我的书目)、Collections(收藏夹)。

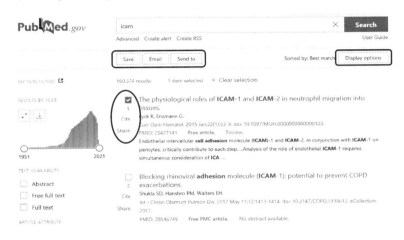

图 6.14　PubMed 检索结果界面

2）参考文献引用格式下载和分享

当需要引用某一条文献记录作为自己论文的参考文献时,点击"Cite"链接(见图 6.14),系统即可自动制作四种标准的参考文献引用格式,默认为 AMA(美国医学会)格式,然后选择复制、下载即可。如果希望把该记录分享到推特(Twitter)或者脸书(Facebook)上,可点击"Share"链接(见图 6.14)。

3）全文链接

获取 PubMed 全文主要有以下三种途径:一是利用 PMC。目前,PMC 有 400 余种生物医学期刊提供免费全文,这些期刊绝大部分提供即时免费,小部分期刊提供延迟免费,延迟期限为 2 个月至 1 年不等,个别期刊最长延迟 2 年。二是利用检索结果的链接获取。如果在单条检索结果的文摘显示页面右侧有某个数据库全文图标(full-text),说明该篇文献有电子全文。检索者所在单位如已购买该数据库的使用权,则单击该全文图标就可以打开该篇文献全文。三是利用 LinkOut 获取。同样是在检索结果文摘显示页面,找到记录下方的"LinkOut"相关链接,在"Full Text Sources"下列出了所有有关该篇文献的获取信息的链接,用户可自由选择。

6.2.7 特色服务

1. My NCBI

My NCBI 是 PubMed 数据库提供的个性化服务,能提供检索式及检索结果存储、显示/检索功能设置及过滤器设置等功能。首次使用时需注册,以后使用只需输入用户名、密码登录即可。

1) 存储检索式

在 My NCBI 可以存储检索式,并且可以设定对保存的检索式进行自动更新,并将检索结果发送到指定的邮箱。具体操作如下:用户登录 My NCBI 后,将显示 Search NCBI databases、Saved Searches、My Bibliography、Collections、Recent Activity 和 Filters 六个功能区(见图 6.15 和图 6.16)。其中 Saved Searches 是提供给用户保存检索式的。要保存一个检索式,可以利用 PubMed 数据库进行检索,单击检索结果页面上端的"Saved Search"链接,然后给检索式命名,选择是否通过 E-mail 接收该检索式的自动更新文献。如果选择接收,则还需要确认接收的邮箱名称和更新的周期。更新的周期可以是每月、每周或每天。在 Saved Searches 中,每个检索式包括 Name(检索式名称)、What's new(更新内容)和 Last Searched(最近检索时间)三项。单击某个检索式,将运行该检索式进行全部文献的检索;单击"What's new"链接,则只显示自上次更新(或运行)以来的新文献。可通过点击"Manage Saved Searches"链接对所存储的检索式的名称、更新周期进行修改或删除。

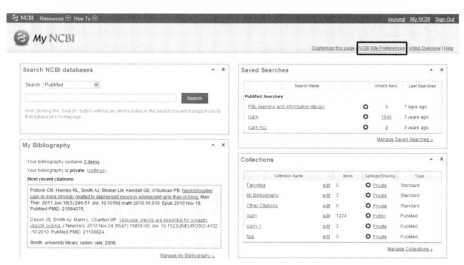

图 6.15 My NCBI 界面(上部)

2) 保存检索记录

检索过程中需临时存储的记录可通过"Send to"按钮送入 My NCBI 的 Collections(收藏夹)或 My Bibliography(书目)中。在 My NCBI 中可随时查看收藏夹和书目中的内容。收藏夹的记录不能超过 5 000 条。

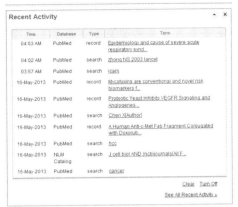
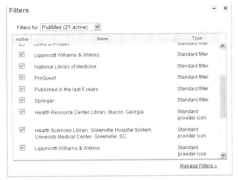

图 6.16　My NCBI 界面(下部)

3) 显示功能设置

My NCBI 可对检索词进行高亮显示,对每页显示的检索结果进行设置。具体操作如下:如图 6.15 所示,可单击 My NCBI 界面上方的"NCBI Site Preferences"(功能设置),选择"Highlighting"选项,选择个人喜欢的颜色,单击"Save"选项,检索词即可按所选颜色高亮显示。单击"Result Display Settings"选项,即可对每页显示的检索结果的格式、数量、排序方式进行设置。

4) 过滤器

My NCBI 的 Filters(过滤器)的作用是将用户感兴趣的检索结果按某一标准进行归类,如将有关检索记录按综述、临床试验、包含英文文献、免费全文、最近半年的文献等进行分类,相当于给当前的检索式增加一个限定条件。还可同时给检出记录设置一个提供资源的外部机构的链接图标。对于偶尔才用到的限定条件,在检索式中直接添加即可;对于经常使用的限定条件,将其设置为过滤器则比较方便。具体操作如下:在 My NCBI 的 Filters 功能区显示了当前 PubMed 数据库中激活的所有过滤器(见图 6.16)。如要管理过滤器,则点击该区下方的"Manage Filters"链接。在 Filters 管理界面,提供了四种类型的过滤器(见图 6.17):"Popular"选项可用于设置有关检索课题的综述、临床试验、英文文献、免费全文、最近五年的文献等所有 NCBI 数据库通用的过滤器。"LinkOut"选项用于设置用户所在图书馆购买的全文数据库的全文链接和标签。先输入全文数据库名称,如"springer",单击"Search"按钮,然后在检索结果下方选中"Filter"和"Link Icon"下的复选框(见图 6.18)即可。"Properties"选项则可用于设置年龄、临床咨询类别、性别、语种、出版日期和出版物类型等特征过滤器。"Links"选项可用于设置 PubMed 数据库与 Entrez 其他数据库、其他外部资源(其他图书馆、全文提供商)等的链接。过滤器设置完毕后,在任意检索结果页面的右侧可看到设置好的多个 Filters 链接(见图 6.19)。

如果用户没有登录 NCBI,在检索结果右侧的"Filter your results"选项下将只会看到系统默认的"Review"(综述)和"Free Full Text"(免费全文)两个过滤器链接。如果用户已登录,则会显示其设置过的所有过滤器链接。每个链接后会显示相应的文献记录数量,单击链接将显示详细的检索结果,同时该链接右边会出现一个"　"图标,此时单击"　"图标将把

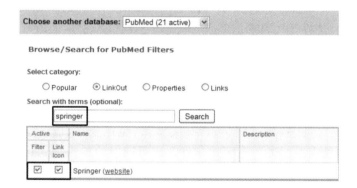

图 6.17　My NCBI 中的 Filters 管理界面

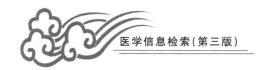

图 6.18　Filters 管理界面中的 LinkOut 选项

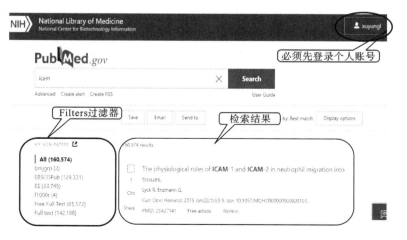

图 6.19　设置有多个 Filters 过滤器的检索结果界面

该过滤器作为限定条件直接添加到当前检索式中。在过滤器链接栏的下方有一个"Manage Filters"链接(见图 6.19),单击它,可进入过滤器设置页面。

2. RSS 定题推送服务

用户如果需要经常获取有关某课题的最新文献信息,就可利用 PubMed 数据库的 RSS 服务。PubMed 数据库的 RSS 服务不是直接提供 RSS 内容目录供用户选择,而是由用户根据自己的检索需要创立 RSS 文件后订阅。具体操作如下:用户先根据自己的课题要求进行 PubMed 数据库检索,在检索结果页面上方单击"Create RSS"按钮(见图 6.20),然后选择限定更新的记录数量并确定 RSS 文件名称,单击"Create RSS"按钮,即可在 PubMed 数据库服务器上创立相应的 RSS 文件。在随后显示的页面中,单击 XML 图标将弹出新页面,此时将浏览器地址栏中的 URL 复制并粘贴到自己的 RSS 阅读器中,建立相应的频道,便可使用 PubMed 数据库提供的 RSS 服务。此后,用户不需要登录 PubMed 数据库网站,只需利用自己的 RSS 阅读器就可自动获取 PubMed 数据库中有关该课题的最新文献信息。如果用户超过 6 个月没有访问该 RSS 阅读器,PubMed 数据库服务器会自动将其删除。

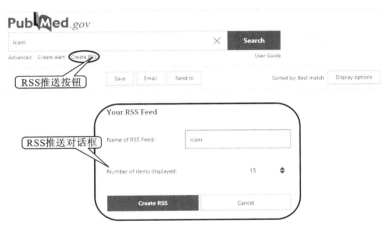

图 6.20　RSS 推送服务界面

6.2.8　检索实例

【例 6-1】　检索近五年来有关高血压(hypertension)的药物治疗(drug therapy)的英文综述文献。

1)分析检索题目,确定检索词及其逻辑关系

本例中主要有"高血压""药物治疗"两个检索词,词与词之间的逻辑关系为 AND。同时,本题涉及近五年、原文为英文、文献类型为综述等限定条件。检索词不多,逻辑关系简单,可以选择基本检索。

2)检索步骤

在 PubMed 数据库的主界面的检索词输入框中,输入"hypertension drug therapy"。接着,根据检索要求,在检索结果页面左侧的限定选项"PUBLICATION DATE"中选择"5 years",在"LANGUAGE"选项中选择"English","ARTICLE TYPE"选项中选择"Review","SEARCH FIELD"选项中选择"Title",完成限定选项选择,检索结果如图 6.21 所示。

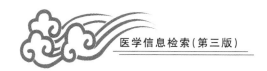

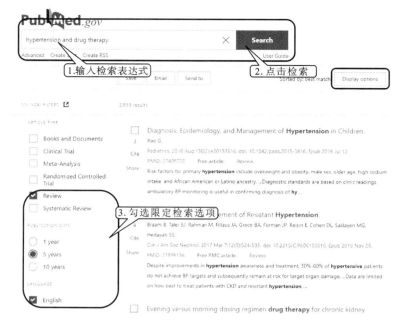

图 6.21　检索结果

3）结果浏览和管理

用户要对结果条目进行浏览，可在"Display options"中选择显示方式，也可根据需要勾选所需结果条目，然后对所选结果进行输出管理。

【例 6-2】　检索有关用尼莫地平（nimodipine）治疗蛛网膜下腔出血（Subarachnoid Hemorrhage）时所出现的副作用（adverse effects）方面的文献，将检索结果保存在硬盘文件中（含文摘）。

1）分析检索题目，确定检索词及其逻辑关系

本例主要有"尼莫地平""蛛网膜下腔出血"两个检索词，词与词之间的逻辑关系为AND。"副作用"则是对"尼莫地平"进行限定的次要检索词。因此，选择主题词/副主题词组配检索。

2）检索步骤

（1）在 PubMed 的辅助功能区中选择"MeSH Database"数据库，在检索词输入框中输入"nimodipine"，单击"Search"按钮。在主题词表中出现"nimodipine"，可知"nimodipine"是主题词。点击该主题词，在"nimodipine"的副主题词"Subheadings"选项中选择"adverse effects"，单击页面右侧的 PubMed search builder 栏中的 `Add to search builder` 按钮，将"Nimodipine/adverse effects"送入 PubMed search builder。这是第一个检索词，故不需考虑逻辑关系。

（2）在主题词输入框中输入第二个检索词"Subarachnoid Hemorrhage"，单击 **Search** 按钮。在主题词表中出现"Subarachnoid Hemorrhage"，可知"Subarachnoid Hemorrhage"也是主题词。点击该主题词，根据题意，在其副主题词"Subheadings"选项中选择"drug therapy"，单击 `Add to search builder` 按钮，逻辑运算符为 AND，将"Subarachnoid

Hemorrhage/drug therapy"送入 PubMed search builder，并与之前添加的"Nimodipine/adverse effects"以 AND 逻辑关系连接（见图 6.22）。单击"Search PubMed"按钮执行检索。

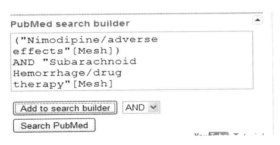

图 6.22　PubMed search builder 栏

3）结果浏览和管理

用户对结果条目进行浏览，可在"Display options"下拉菜单中选择显示方式，也可根据需要勾选结果条目，然后对所选结果进行输出管理。如已用个人账号登录，可使用页面左边的过滤器筛选免费全文，本馆所订全文数据库的全文、综述等（见图 6.23）。

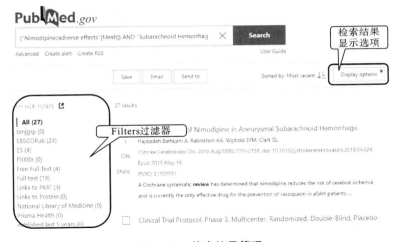

图 6.23　检索结果管理

6.3　SpringerLink 全文数据库

6.3.1　概述

SpringerLink 数据库由德国 Springer（施普林格）出版社出版，提供期刊、图书的在线服务。SpringerLink 拥有在线全文电子期刊、电子图书、电子丛书、实验报告和在线参考工具书等资源。该数据库收录的文献涉及生命科学、医学、心理学、数学、化学、计算机科学、经济学、法学、工程学、环境科学、地球科学、物理学与天文学等学科，收录的期刊学术价值较高，大多是被 SCI、SSCI 和 EI 收录的核心期刊。其网址为 http://Link.springerlink.com。

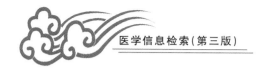

6.3.2 检索途径与方法

SpringerLink 数据库提供浏览（browse）和检索（search）两种检索方式，如图 6.24 所示。界面上设置了多种语言显示，包括中文简体、中文繁体、英文、德文、韩文等，可以根据自己的需要选择语言。选择语言仅能使首页变化成相应的语言界面，用户在检索时仍需使用英文作为检索词。

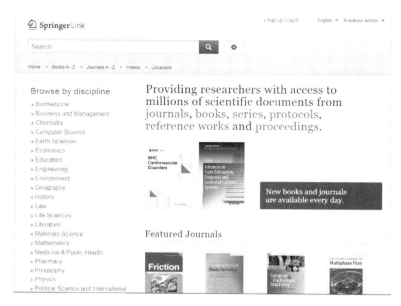

图 6.24　SpringerLink 数据库主页

1. 浏览

通过浏览，得到一个较宽泛的检索结果，然后结合检索需求，进行二次检索。可通过内容类型、学科分类、语种等检索条件做进一步限定。

1）学科浏览

SpringerLink 数据库的学科分类包括：Biomedicine（生物医学）、Business and Management（商业与管理）、Chemistry（化学）、Computer Science（计算机科学）、Earth Sciences（地球科学）、Economics（经济学）、Education（教育学）、Engineering（工程学）、Environment（环境学）、Geography（地理学）、History（历史）、Law（法律）、Life Sciences（生命科学）、Literature（文学）、Materials Science（材料科学）、Mathematics（数学）、Medicine & Public Health（医学与公共卫生）、Pharmacy（药学）、Philosophy（哲学）、Physics（物理）、Political Science and International Relations（政治学与国际关系）、Psychology（心理学）、Social Sciences（社会科学）、Statistics（统计学），如图 6.25 所示。

在学科浏览界面可通过系统学科主题类名逐级浏览文献，也可在输入框中输入检索词进行检索。例如，在学科中选择"Pharmacy"按钮并点击后弹出页面，可在页面左侧的"Subdiscipline"下方的学科分支中逐级选择更细的学科，例如在列表中选择"Organic Chemistry"，还可在页面中进一步检索和选择内容类型，页面右侧显示检索结果详细资源信息列表，如图 6.26 所示。

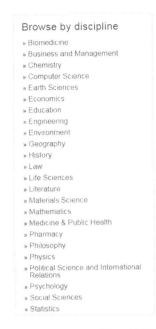

图 6.25　SpringerLink 数据库学科浏览检索界面

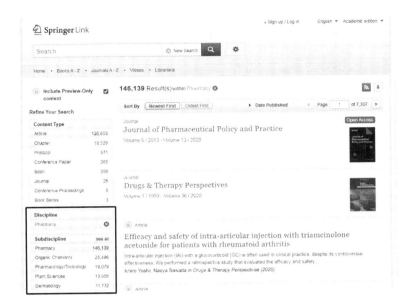

图 6.26　SpringerLink 数据库学科浏览检索界面（药学）

2）内容类型浏览

内容类型有期刊（journals）、图书（books）、丛书（series）、实验室指南（protoclos）和参考工具书（reference works），可从其文献列表中进行浏览，如图 6.27 所示。点击不同出版物类型后，还可在每种出版物页面中输入检索词进行文献的检索。

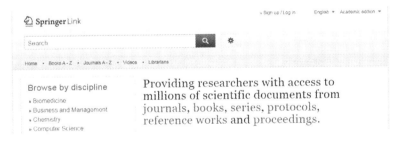

图 6.27　SpringerLink 数据库内容类型浏览检索界面

3）中国在线科学图书馆

中国在线科学图书馆推出了一系列中国期刊，汇聚了中国优秀的科研成果。除了与众多协会、学会、大学和研究所进行合作以外，Springer 还与中国著名的科技出版社，如科学出版社、高等教育出版社、浙江大学出版社、清华大学出版社等开展战略合作，出版了 90 余种英文学术期刊，其中 SCI 收录期刊达 46 种（截至 2009 年）。

2. 检索

检索（search）包括基本检索和高级检索两种方式，可在界面实现同时检索电子期刊、电子图书和电子参考工具书等各类文献。

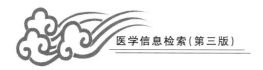

1)基本检索

基本检索也称快速检索。进入 SpringerLink 数据库的主页,在输入框中输入检索词进行检索,也可以使用逻辑运算符 AND、OR、NOT 构建表达式进行逻辑组配检索,如图 6.28 所示。系统使用英文双引号作为词组检索运算符,在检索时将英文双引号内的几个词当作一个词组看待,截词符"∗"可扩展检索范围。

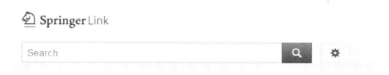

图 6.28　SpringerLink 数据库基本检索界面

2)高级检索

单击基本检索框右侧的 ✿ 按钮,选择"Advanced Search",进入高级检索页面(见图 6.29)。可对内容、篇名、作者及出版时间等不同的检索范围进行限定,以达到精确检索的目的。多个检索条件之间的逻辑关系为 AND,并可按不同的要求对检索结果排序。例如,检索 2019 年 1 月 1 日至 2020 年 1 月 1 日期间发表的文献篇名中含有"瘦素(leptin)"的文献,可以在文章篇名字段输入"leptin",在出版时间输入框中键入"01/01/2019 and 01/01/2020",单击"Search"按钮,即可得到检索结果。

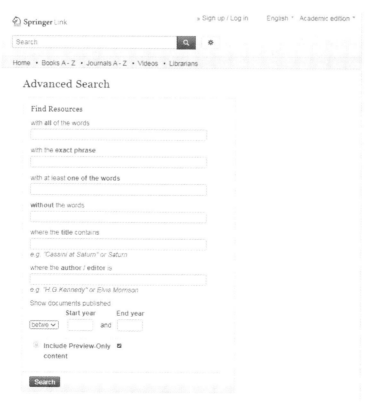

图 6.29　SpringerLink 数据库高级检索界面

3. 个性化功能

使用"My SpringerLink"个性化服务功能,用户必须注册和建立个人账号并进行用户登录。

1）收藏服务

用户可建立个人收藏夹,保存搜索结果,只需打开个人收藏夹,即可直接找到感兴趣的文献。

2）RSS 服务

客户端可借助于支持 RSS 的聚合工具软件,在不打开网站页面的情况下阅读支持 RSS 输出的网站内容。

3）定题服务

系统也可自动将符合检索策略的最新文献(包括在 Online First 的内容)发送到指定的邮箱。

6.3.3　检索结果的显示与输出

1. 检索结果显示

检索结果以文献题录列表的形式显示,列表中每篇文章的标题前有查看权限标志。题录下方有 PDF 及 HTML 格式的全文链接,可直接点击阅览、下载。检索结果还可以根据相关度、出版时间进行排序。

2. 检索结果输出

可以点击检索结果的篇名进入该文献其他格式显示,也可以进行整刊检索。可对检索结果进行邮件发送、存盘、打印等。

6.4　ProQuest 健康医学期刊全文数据库

6.4.1　概述

ProQuest Health & Medical Collection(简称 PHMC)健康医学期刊全文数据库是美国 Bell & Howell Information and Learning 公司针对医疗卫生和生命科学领域开发、编辑出版的医学期刊全文网络数据库。该数据库收录了来自全球著名出版商的 3 600 多种出版物,其中 3 000 多种可访问,910 多种期刊含有 MEDLINE 索引,1 100 多种期刊被 SCI 收录,还有超过 2 100 万条文献记录。文献内容涵盖基础医学、临床医学、心血管系统疾病、呼吸系统疾病、消化系统疾病、内分泌及全身性疾病、外科学、泌尿科学、妇产科学、儿科学、神经病学、精神病学、肿瘤学、眼科与耳鼻咽喉科、口腔科学、皮肤病与性病、药学、麻醉学、放射学等学科领域。

PHMC 数据库网址为 http://search.proquest.com,系统将自动识别客户端的 IP 地址是否为授权用户,验证通过即可自动登录数据库,用户可阅读和下载已订阅的相关数据库资源。

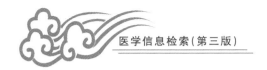

6.4.2 检索途径与方法

PHMC 数据库提供以下检索方式：Basic Search（基本检索）、Advanced Search（高级检索）、Publications Search（出版物检索）。检索时应使用英文检索词，显示界面则可根据自己的习惯选择语言，如图 6.30 所示。

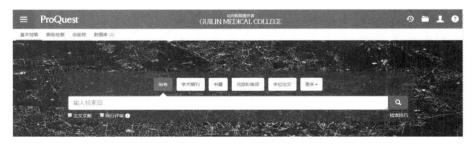

图 6.30　PHMC 数据库检索界面

1. 基本检索

如图 6.30 所示，在基本检索界面的检索框中输入检索词，即可进行检索，也可以构建检索表达式进行组合检索。此外，页面还提供了全文文献、同行评审等限定检索选项。

1）布尔运算符

使用布尔运算符 and、or、and not 构建检索式，在检索词中组合或排除某些单词/短语，就可扩大和缩小检索范围。例如"Lung Cancer and Diagnosis""Hepatitis b virus or HBV""Arthritis and not Rheumatoid"。

2）短语检索

短语检索是使用引号将多个检索词组织成特定的短语，以完成检索任务。这种固定词组检索，系统将查找与检索短语中的词语顺序完全匹配的文章。如果检索短语只有两个单词，系统会自动将其视作短语（即如同用引号引起来），但如果检索短语是三个以上的单词，则必须用引号引起来，否则系统会将短语视为用 and 连接起来的单词，其检索结果与检索要求将大不相同。

3）截词符和通配符

数据库支持使用通配符"？"和截词符" ＊ "来代替检索词中的字母，例如，键入"wom？n"可查找到包含"woman、women、womyn"等单词的文章；键入"educat ＊ "可查找到包含"educator、educated、education"等单词的文章。

4）字段检索

在数据库记录中指定可检索字段查找，格式为字段代码（检索词），如 AU（Michael Kinsley）、TI（HCC）等。

5）限定检索

在基本检索界面可选择一个或多个限定检索条件，进行优化检索，减少二次检索操作，提高检索效率。限定检索项有全文文献、同行评审和学术期刊等。

2. 高级检索

在 PHMC 主界面点击"高级检索"按钮便可切换到高级检索界面，如图 6.31 所示。高级检索提供多个检索输入框,点击"添加行"或"删除行"可增加或删除一个检索输入框。使用数据库提供的多个输入框,输入检索词或短语,选择运算符,然后从下拉菜单中选择更多检索选项,即可在一个页面快速进行集中检索。高级检索界面提供了更多的检索选项,如限定条件、出版日期、MeSH 主题、主题词、出版物类型、文档类型及特征、语言、年龄段等。

此外,高级检索界面还提供命令行、词库、字段代码等检索方式。

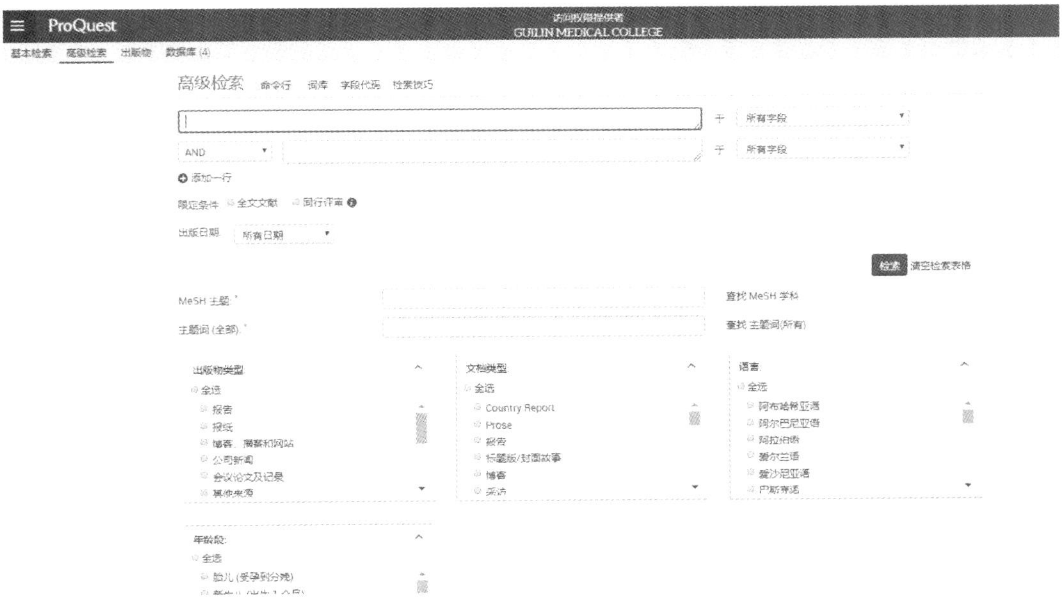

图 6.31　PHMC 数据库高级检索界面

3. 出版物检索

在出版物检索界面,可以点击英文字母,得到以该字母为首字母的期刊列表,从而选择感兴趣的出版物来浏览文献,也可以在检索框中输入单词或短语,然后点击"检索"按钮,检索相关出版物,来浏览该期刊某一卷期的文章,如图 6.32 所示。该界面还能实现刊内检索,可进一步在期刊显示页面输入检索词或者设置时间、全文文档等。

6.4.3　检索结果的显示与输出

1. 阅读文献

要在检索结果列表中阅读某一篇文档,只需单击相应文档的篇名即可。PML 数据库有以下几种文献阅读类型:全文文献、全文-PDF 格式、摘要/索引、参考文献等。

2. 标记、打印及下载文献

单击文章篇名和编号旁的复选框,PHMC 会自动将文章添加到标记过的列表中的"保存的文章"区域。标记过的文献可以通过电子邮件进行传递,也可以打印或下载。

3. 在检索结果中检索或者排序

在检索结果显示页面,可以按文章发表时间和关联度排列检索结果,也可以进一步限定检索条件,或者根据文献来源缩小检索范围。

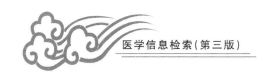

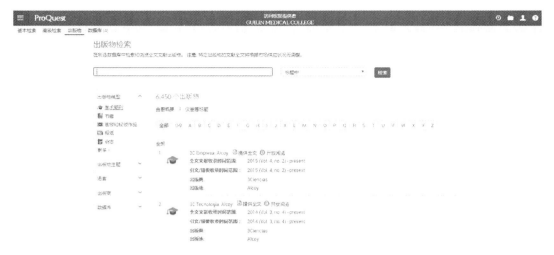

图 6.32　PHMC 数据库出版物检索界面

6.5　Elsevier MD CONSULT 数据库

6.5.1　概述

MD CONSULT 是 Medical Doctor Consult 的缩写，该数据库是由出版商 Mosby、Lippincott Williams & Wilkins、W. B. Saunders 联合创建、Elsevier 出版发行的医学资讯平台。MD CONSULT 数据库提供医学参考书、医学期刊、药物信息、临床实践指南、患者教育信息及继续教育等信息服务，目前拥有 50 多套权威的医学参考书籍、80 多种各专业临床医学权威期刊、22 000 多种药物信息、1 000 多种临床实践指南，10 000 多种患者须知及手册，并且资源的品种和数量都在不断增加。MD CONSULT 数据库是重要的医学信息服务站点，专门为医生及其他医护人员提供临床信息服务，帮助医护人员寻找和利用临床信息，及时获得最新信息。

6.5.2　检索途径与方法

MD CONSULT 数据库提供 browse（浏览）和 search（检索）两种检索方式。MD CONSULT 数据库检索界面的导航栏由 Home（主页）、First CONSULT、Books（参考书）、Journals（期刊）、Clinics Review Articles（北美临床杂志）、Patient Education（患者教育）、Drugs（药物信息）、Guidelines（诊疗指南）、Images（医学图片）、News（新闻报道）、CME（继续医学教育）等项目组成，如图 6.33 所示。检索是 MD CONSULT 数据库的重要功能，几乎在任何页面都能看到统一的检索框，通过检索框可对所有资源进行一站式搜索。各部分相对独立，并具备自己的检索限定与特色，可以独自成为一个检索数据库。

1. 主页

主页是一个简洁的检索界面，可以输入检索词进行检索，得到想要的结果。在检索栏左下方是"热点关注"栏，右下方是"新闻与更新"栏，这里提供医学界的热点关注、最新新闻和

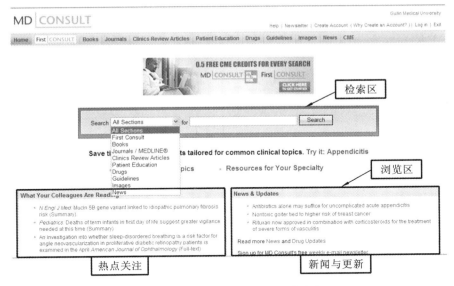

图 6.33　MD CONSULT 数据库检索主页

数据库的更新内容超链接。

在主页可进行检索和浏览。主页有一个简单的检索输入框,可通过输入框前的下拉菜单,选择检索单项或多项。可供选择的项有 All Sections、First CONSULT、Books、Journals/MEDLINE、Clinics Review Articles、Patient Education、Drugs、Guidelines、Images、News 等。在检索框输入一个或多个主题词,根据需要,使用相应的布尔逻辑运算符 AND、OR 或 NOT 组配,单击"Search"按钮即可获得 MD CONSULT 数据库中有关某一专题的全文资料。检索特定短语,需用引号("　")将短语引起来,查找检索短语出现顺序完全相符的文章,可使用截词符"＊"或通配符"?"。

该数据库有同义词优化功能,MD CONSULT 数据库使用同义词和其他叙词表,以确保在检索的时候,检全本网站所有的相关内容。例如,检索"heart attack(心脏病发作)",将检索到任何提及"heart attack"及"myocardial infarction(心肌梗死)"的内容。当检索药品"coumadin(可迈丁)"的时候,其通用名称"warfarin(华法林)"也会被添加到检索栏,然后检索出所有与两者相关的结果。无论是检索"DVT"或"deep venous thrombosis",都将得到相同的检索结果。

2. First CONSULT

First CONSULT 旨在为医疗卫生领域专业人士提供权威的循证医学资源和不断更新的临床资讯,其信息基于多种来源:权威教科书、同行审查文献、循证数据库、药物警告、诊疗指南、临床专家的评审意见书和评论性文章等,能提供关于疾病的诊断、评估、临床管理、预后和预防等方面的最新信息。在 First Consult 页面可选择 medical topics(医学主题)、differential diagnoses(鉴别诊断)、procedures(操作程序)进行浏览和检索。

3. 参考书

该项目覆盖各医学领域的权威参考书籍 50 多种,如希氏内科学、克氏外科学、威廉姆斯内分泌学、米勒麻醉学、尼尔逊儿科学等。MD CONSULT 数据库提供了两种浏览方式,即

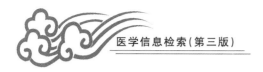

按照书名的字母顺序浏览和按照专业浏览两种。另外还可通过智能检索功能得到与检索词相关的参考书内容,如图 6.34 所示。

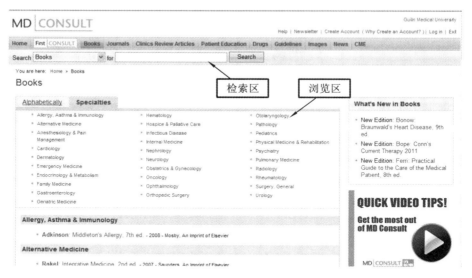

图 6.34　MD CONSULT 数据库参考书检索界面

4. 期刊

　　MD CONSULT 数据库在底层数据库与 MEDLINE、PubMed 数据库做好内部超强链接,在检索本库期刊的同时可以检索 MEDLINE 中的数据。截至 2011 年 6 月,MD CONSULT 数据库内包含各医学学科权威的 53 种期刊全文,如 The Lancet 的 3 本分刊、Chest、30 多种北美临床医学系列杂志等。期刊项的检索方式有检索与浏览两种方式。

　　1)检索

　　MD CONSULT 数据库的期刊检索可使用更多检索选项,更加精确地检索期刊内容。检索选项包括作者姓名、期刊名、日期范围、日期、文章类型、研究对象的年龄等,如图 6.35 所示。日期范围默认的是最近三年,也可从其下拉菜单中选择一个新的日期范围。可从文章类型的下拉菜单中选择具体的类型,如综述、源自 Cochrane 数据库、评论性文章、试验等。可从研究对象的年龄的下拉菜单中选择一个具体的年龄范围,如新生儿、婴幼儿、学龄前儿童、儿童、青少年、成人、中年人、老年人。

　　期刊包括全文医学期刊和 Mosby 医学年鉴。目前,MD CONSULT 数据库并不提供年鉴的目录浏览方式,只能够通过检索方式浏览,例如,要检索关于"heart(心脏)"的年鉴内容,则需要输入"mdcyb heart"。

　　期刊名栏一般要输入期刊全称,但也能识别大部分期刊的缩写名称,例如,"JAMA"或"J am med assoc"。另外支持特定字段检索,如 TI(标题)、AB(摘要)、SH(主题词)、PT(文献类型)等限定字段。例如,若要检索标题含有检索词"gene therapy"的文章,则可以在检索框中输入"(gene therapy)[ti]"。

　　2)浏览

　　在 Journal 检索界面的左方,可按刊名字母顺序浏览提供全文的期刊,收藏期刊目录显示每种期刊的收录年限范围,在检索界面的右侧可浏览"知名期刊本周重要文章摘要""本周

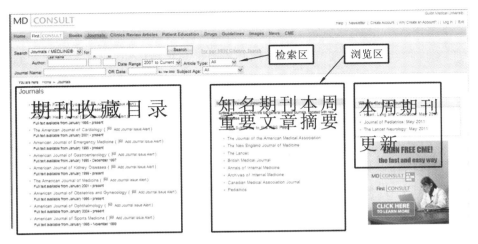

图 6.35　MD CONSULT 数据库期刊检索、浏览界面

期刊更新"。单击某种期刊名称,则进入该种期刊的浏览页面,其页面的左侧显示期刊年卷期,右侧提供"当期期刊目录",单击文章名称可浏览全文。

5. 北美临床医学综述文献

MD CONSULT 数据库收录了北美临床杂志组成的"临床综述文献",提供 35 种最具权威性的期刊,涵盖外科、内科、兽医学、护理及牙医等不同的医学领域,全面提供适宜主题的临床综述,包括诊断、治疗、新材料和新设备等信息。其浏览和智能检索功能可检索相关的文献,支持限定字段检索功能。

6. 患者教育

该项目提供了近 10 000 种患者教育手册,绝大多数的患者教育材料来自 McKesson Clinical Reference Systems。可选择 condition & treatments(症状与治疗)、medications(药物治疗)、specialties(学科分类)、Spanish(西班牙文版本)四种方式进行浏览,也可在检索框输入关键词,单击"Search"按钮进行检索。其内容详细丰富,病人可从疾病的定义、如何发生、如何预防、是否能够治愈、如何治疗等多方面了解疾病,从而更好地配合医生治疗,还可在其中了解医师信息和医师补充建议。

7. 药物信息

通过药物信息项目可对医药方面的专业信息做一个快速的了解和跟踪。Gold Standard 提供了22 000多种药物信息,从中可获得药物商品图片、药物分类、别名、学名、副作用、交互作用、药物动力学、机制、分子结构等药物资讯。它包括 drugs(药物)、indications(适应证)、contraindications(禁忌证)和 adverse reactions(不良反应)四种浏览方式,还可以使用 drug names and indications(药物名称和适应证)、drug names(药物名称)、indications(适应证)、contraindications(禁忌证)附加检索选项限制检索。同时可了解最新的用药安全通告和 FDA 核准通告。

8. 诊疗指南

诊疗指南有 1 000 种临床实践指南,可以按照 topics(主题)、specialties(学科分类)、

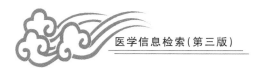
authoring organizations(发布机构)三种方式进行浏览,也可以通过输入主题词进行检索。

9. 医学图片

该项目提供超过 50 000 张医学图片,图片来自经典的参考书,点击图片可直接进行浏览,也可输入与图片相关的文字进行检索,得到相应的图片。图片检索结果显示的是小图片、图片标题片段、图片出自的图书。点击小图片可进入图片所在图书,显示全图及其信息,点击小图片左侧的复选框,可一次选择四幅图对比查看。

10. 新闻报道

新闻报道提供各主要期刊、政府机构和医学会议的最新临床进展摘要,新闻报道由爱思唯尔全球医学新闻提供,及时的医学新闻报道,使用户能方便快捷地了解世界医学的重要新闻和关注热点。

可按 top stories(热门新闻)、stories by specialty(学科分类)、original reporting(原始报告)进行浏览,也可输入检索词进行检索。检索结果显示新闻事件标题和出版时间,按从新到旧的顺序排列,检索结果页按照相关性对结果进行重新排序。点击一个新闻事件名称,即可显示新闻内容,以及新闻报道相关信息链接,如相关的杂志文章。界面显示上周新闻排行、知名期刊本周重点文章摘要,还提供了免费订阅新闻 E-mail 的功能和 RSS 服务。

11. 继续医学教育

MD CONSULT 数据库提供了来自 Cleveland Clinic Center 和 Cyberounds 的自我导向的结构化的继续医学教育在线课程,共有约 15 个专业的 200 个 CME 在线教育单元,能给医生提供个性化的学习体验。通过在线学习及提交申请可以获得美国医师学会认可的继续医学教育学分。

6.5.3 检索结果的显示与输出

1. 检索结果显示

检索不同的资源,会显示不同的检索结果。若选择所有项检索,则检索结果会显示每项检索结果数量。可以选中某项的某个链接并查看内容,或者在检索结果页顶部选择某项的页面链接,查看该项页面中所有的检索结果,如图 6.36 所示。

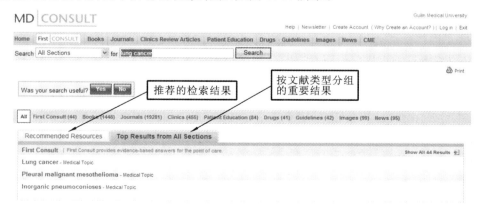

图 6.36　MD CONSULT 数据库检索结果显示

检索结果将按照相关性(默认)或者按从新到旧的顺序排列,检索结果显示文章名称、作者名称、出处、文章类型等,点击"文章名称"或"摘要"或"文本全文"或"PDF 全文",就可进行浏览。

2. 检索结果输出

MD CONSULT 数据库可下载或打印所需文摘或全文。选择页面的 E-mail 和打印等,可以多种方式输出检索结果。

6.6　Ovid LWW 医学全文期刊数据库

6.6.1　概述

Ovid 公司(Ovid Technologies,Inc.)是世界著名的数据库提供商,2001 年 6 月与银盘公司合并后成为一家全球性的电子数据库出版公司。Ovid 平台目前包含生物医学、人文、科技等多领域数据库数百种。其中与生物医学有关的数据库有临床各科专著及教科书(Book@ Ovid)、循证医学(EBMR)、Medline、EMBASE、Biosis 及医学期刊全文数据库(Journals@Ovid. fullText)等。

Ovid 平台提供 60 多个出版商出版的科学、技术及医学期刊 2 800 多种,包括 Lippincott Williams & Wilkins 等出版社出版的 New England Journal of Medicine、BMJ、NATURE、AMA 等著名期刊。这些期刊大多被 SCI 数据库收录,均为高质量的学术类期刊。其中,Lippincott Williams & Wilkins(LWW)数据库共收录 280 种生物医学期刊,为医生、护理人员和医学生提供高质量的医学文献资源。

6.6.2　检索途径与方法

Ovid 平台能同时对不同类型的文献资源,包括电子期刊、电子图书、全文数据库及文摘数据库,实现统一检索。进入 Ovid 平台首先选择本馆订购的文献资源,以桂林医学院图书馆为例,Ovid LWW 数据库检索界面提供基本检索、常用字段检索、字段检索、高级检索、多个字段检索五种检索方式,如图 6.37 所示。

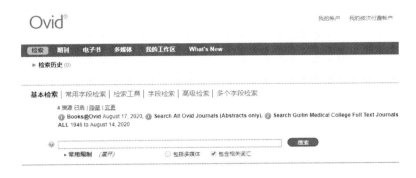

图 6.37　Ovid LWW 数据库检索界面

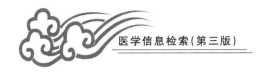
1. 基本检索

基本检索(basic search)是系统默认的检索模式,仅能满足一些简单的检索需求,采用自然语言检索技术(见图 6.38),在基本检索界面的检索输入框中输入检索词或短语即可进行检索。基本检索支持布尔逻辑运算符 AND、OR、NOT,可用符号"$"或"*"进行截词检索,用通配符"♯"或"?"进行拓展检索。点击检索输入框下面的常用限制后的"点击展开"项,可选择限定选项进行限制检索。

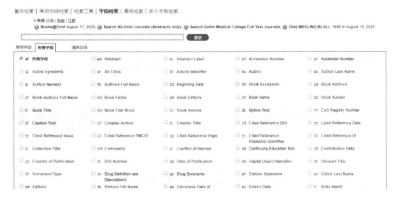

图 6.38　Ovid LWW 数据库常用字段检索界面

2. 常用字段检索

在常用字段检索界面,罗列了常用字段如文章标题、期刊、期刊名称、作者姓名、出版年、发行者、唯一标识符、DOI 等,可输入相应信息进行检索,如图 6.39 所示。

图 6.39　Ovid LWW 数据库字段检索界面

3. 字段检索

字段检索(search fields)是在输入框中输入检索词进行检索的,可选择单个或多个字段进行检索。字段检索有常用字段和所有字段供用户选择,可点击加入(+)或移出(-)将该字段加入或移出"常用字段"。

4. 高级检索

高级检索(advanced search)提供关键词检索、作者检索、标题检索、期刊检索四种途径,这几种检索途径都可进行限制检索,如图 6.40 所示。

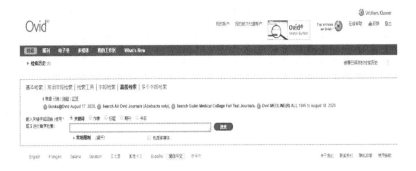

图 6.40　Ovid LWW 数据库高级检索界面

1）关键词检索

输入含逻辑运算符的检索式,不做字段限定,系统在篇名、文摘、物质名称及主题词等字段中查找文献,可用"＊"或"＄"符号进行截词检索。在关键词检索状态下,可以选择使用主题词匹配功能,以方便用户利用主题词进行检索。

2）作者检索

运用作者检索时,要求姓在前,名在后,姓用全称,名用缩写。

3）标题检索

将输入的词或词组限定在篇名中检索。例如,检索标题中含有"lung cancer"的文献,可在检索框中输入"lung cancer",即可得到文献标题中包含该词的全部文献。

4）期刊检索

输入完整的期刊名称(不能缩写),可检出含有该期刊名称的全部文献。

5．多个字段检索

在多个字段检索(multi-field search)模式下,系统提供多个字段,可选择相应字段并输入适当的检索词,即可一步进行多个字段的检索,如图 6.41 所示。

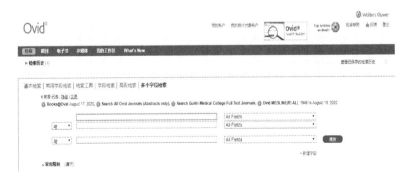

图 6.41　Ovid LWW 数据库多个字段检索界面

6.6.3　检索结果的显示与输出

1．检索结果显示

在检索结果的显示界面,检出记录会以默认的题录格式显示,包括标题、作者、文献出处、记录顺序号。点击题录后的查看摘要链接,则显示该记录的文摘,点击相关链接,如"Journals@Ovid Full Text"、文献标题、PDF 图标,可查看全文。点击检索历史,系统按默认方式显示所有的检索结果。用户可改变记录显示的字段、版式和记录显示顺序。

2. 检索结果输出

检索结果的输出形式有打印、发送 E-mail、下载题录和全文,以及导入到个人书目文献管理系统等,并可对选中的检索记录进行相应的管理操作。

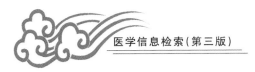

1. 简述医学主题词表的组成。

2. 试述主题词检索的步骤。

3. 通过 WinSPIRS 系统的 MEDLINE 数据库检索下列检索题。

(1) 查找有关儿童哮喘(asthma)的预防与控制(prevention and control)的综述类文献。

(2) 查找有关脑出血(cerebral hemorrhage)患者护理(nurse)方面的文献。

(3) 通过主题词途径查找有关肝素(heparin)治疗冠状动脉疾病(coronary disease)时所出现的副作用(adverse effects)方面的文献。

4. 利用 PubMed 数据库检索下列题目。

(1) 查找有关冠心病(coronary heart disease)的药物治疗(drug therapy)方面的文章,查出其中的综述(reviews),将检索结果保存到文件中。

(2) 查找桂林医学院(Guilin Medical College)Xu Qing 从 2000 年至今发表的被 MEDLINE 数据库收录的文章。

(3) 查找发表于 Journal of Biological Chemistry(期刊名),其 ISSN 号是 0021-9258,有关 Fas 基因的文章。

(4) 申请个人的 NCBI 账号。试将检索结果和检索表达式存入个人 NCBI 的 My Saved Data 中。

(5) 在个人的 NCBI 账号的过滤器中,设置本校所购买的全文数据库对应的过滤器。

5. 查找有关哮喘(asthma)的药物治疗(drug therapy)方面的文章,将检索结果保存到文件中。

6. 查找发表于 Respiratory Research(期刊名)的有关哮喘(asthma)的文章。

7. 查找有关阿司匹林(aspirin)的药品信息,将检索结果保存到文件中。

第7章 特种文献信息检索

特种文献是指那些公开或内部发行、出版形式比较特殊的科学技术资料,是现代文献的一大类型。其内容比较新颖,类型复杂多样,从多个侧面、多个角度、多个层次反映当前科学技术的发展前沿动态、最新的发明创造和最新的发展水平,具有特殊的借鉴作用和重要参考价值。特种文献主要包括专利文献、会议文献、学位论文、技术标准、科技报告、政府出版物、产品资料、技术档案等。

7.1 专利文献信息检索

1. 专利

专利(patent)是指国家以法律形式授予发明人或其权利继受人在法定期限内对其发明创造享有的权利。各国专利法律规定,申请专利的发明创造,必须将其内容写成完整而详细的说明书,由专利局按照法律规定的期限予以公布。专利实际上包括三个方面的含义:①专利权(指国家专利主管机关授予申请人在一定时间内享有的,不准他人任意制造、使用或销售其专利产品或者使用其专利方法的权利);②受专利法保护的发明创造;③专利说明书。

2. 专利文献

专利文献(patent literature)是指记录有关发明创造的文献,是实行专利制度国家、地区及国际专利组织在审批专利过程中产生的官方文件及其出版物的总称。它有狭义和广义之分:狭义的专利文献是指专利说明书;广义的专利文献包括专利公报、专利文献、专利索引、专利分类表和专利书刊报纸等。其中专利说明书是专利文献的核心部分,是申请人向政府递交的说明其发明创造的书面文件,上面记载着发明的实质性内容及付诸实施的具体方案,并提出专利权范围。它报道的发明内容具体、可靠,附图详细,对制定设计方案和技术路线,解决具体技术问题有很大的参考价值,是检索专利文献的重要情报源。

专利文献每年报道全世界大约95%的新技术,由于其技术新颖、报道翔实,已经成为一种重要的科技情报来源,在各个科学领域中得到广泛应用,成为科研开发过程中必不可少的检索工具。尤其是发达国家,特别重视对专利文献中所提供的各种技术、经济和法律信息进行研究利用。随着互联网通信技术的不断发展,各种形式的专利文献数据库在网上建立,给公众提供了大量可供使用的专利信息情报源。目前通过互联网检索专利文献信息已成为人们获取专利文献信息的主要途径。

3. 国际专利分类法

国际专利分类法(International Patent Classification,简称IPC)是国际上通用的专利文献分类体系,由世界知识产权组织编制,由专利局分配给每一个专利文档。IPC是根据1971

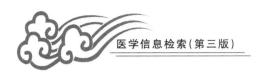

年签订的《国际专利分类斯特拉斯堡协定》编制的,使各国专利文献获得统一的分类工具,每5年修订一次。许多专利检索系统都提供了 IPC 分类检索的途径,掌握 IPC 的分类体系能极大地提高检索效率。

4. 国内网上专利文献检索

1）中国知识产权网

中国知识产权网的网址为 http://www.cnipr.com。

由中国知识产权出版社于 1999 年创建的中国专利数据库是《专利公报》的电子版,分基本检索和高级检索两种检索方式。

（1）基本检索是免费供用户使用的。用户无须注册,无须下载专用浏览器,但只能看到专利摘要与著录项信息。在基本检索方式页面设有专利名称、申请专利号、公开(告)号、申请日、申请(专利权)人、发明人、代理人、分类号、摘要、地址等检索选项。在基本检索方式下可以进行单字段检索,也可以进行多个字段组合检索。基本检索的结果可列出 20 项详细信息。

（2）高级检索可供会员用户使用,增加了供检索的字段,检索更加便利、快捷,如图 7.1所示。在高级检索方式下,用户除了可查到专利说明书全文及外观设计图形之外,还可查询最新公布的中国专利信息及所有中国专利的详细法律状态和主权项,并可下载专利说明书。

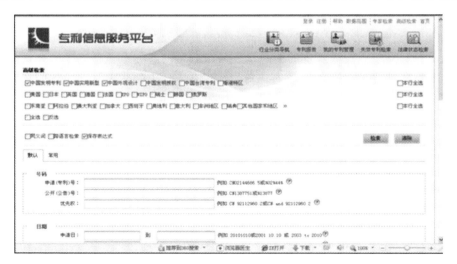

图 7.1　中国知识产权专利检索界面

另外,系统还设有分部检索途径,将"发明专利""实用新型专利""外观设计专利"三个数据库分别建成独立的数据库,检索时可任选其中一个,以缩小检索范围,提高查准率。该检索系统信息更新速度快,按法定公开日每周更新。

2）中国专利信息中心

中国专利信息中心(简称信息中心)成立于 1993 年,是国家知识产权局直属的事业单位、国家级专利信息服务机构,主营业务包括信息化系统运行维护、信息化系统研究开发、专利信息加工和专利信息服务等。其网址为 http://www.cnpat.com.cn。在网站主页左侧有专利检索窗口,单击高级检索就出现中国专利信息中心专利之星的检索界面,如图 7.2所示。

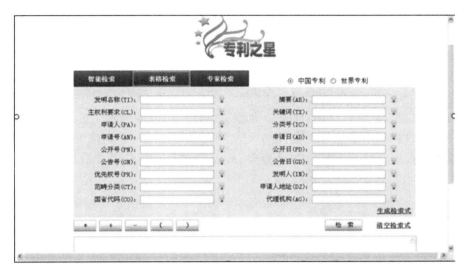

图 7.2　中国专利信息中心专利之星检索界面

3）万方数据资源系统专利技术数据库

万方数据资源系统专利技术数据库的网址为 http://www.wanfangdata.com.cn。

万方数据资源系统由北京专利管理局提供,收录 1985 年以来受理的发明专利、实用新型和外观设计专利数据信息,范围包括国内的科技成果与专利及国家科技计划项目。收录内容涉及化工、生物、医药、机械、电子等专业的高新技术及实用技术。检索字段包括全文、申请号、申请日、公告号、公告日、专利分类号、优先权、申请人、发明人、名称、文摘、上网时间等。检索结果:非注册用户只显示最新的 10 条题录,每条题录可浏览记录号(序号)、名称、分类号、范畴号;授权用户可获得全部内容,如图 7.3 所示。

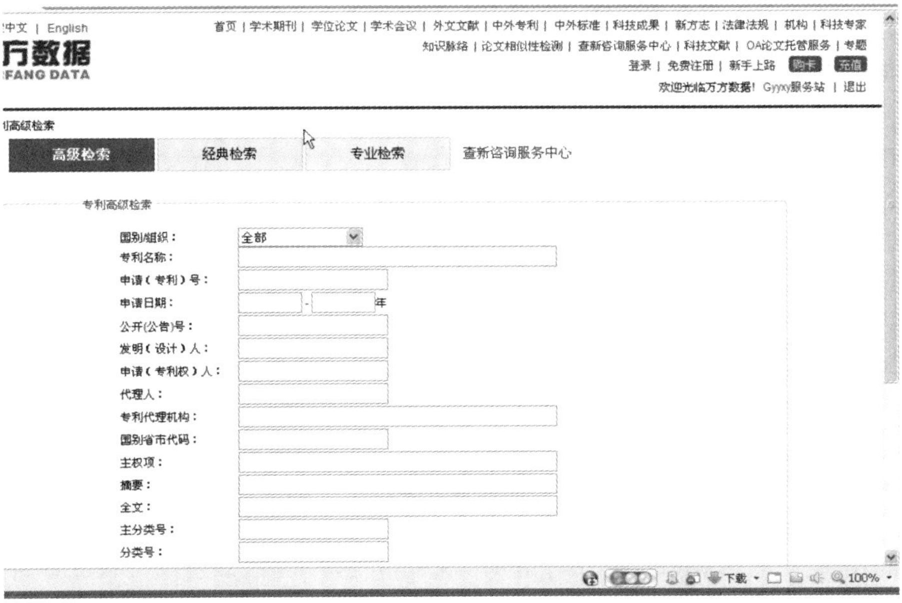

图 7.3　万方数据资源系统专利技术数据库检索界面

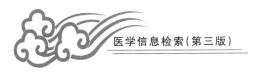

4) CNKI 中国专利数据库

CNKI 中国专利数据库的网址为 http://www.cnki.net/cptd。

CNKI 是一个综合性的文献网站,除中国专利数据库外,还包括期刊、学位论文、会议论文和报纸全文数据库。目前用户可免费使用。中国专利数据库是 CNKI 的重要组成部分,于 2000 年 1 月 1 日正式开通,收录自 1985 年 9 月以来的我国所有专利文献的摘要,约 60 万件。该数据库只提供题录和文摘,没有专利原文。按照国际专利通用的分类方法划分为人类生活必需(农、轻、医)、作业与运输、化学与冶金、纺织与造纸、固定建筑物(建筑、采矿)、机械工程、物理等类别。数据库提供初级检索、高级检索和专业检索三种检索方式,如图 7.4 所示。

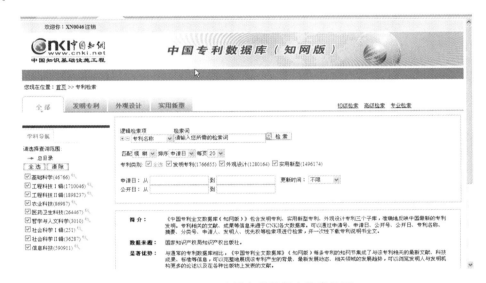

图 7.4　CNKI 中国专利数据库检索界面

5. 国外网上专利文献检索

通过中国国家专利局文献服务主页上的"国外知识产权网站",可链接到世界知识产权组织、各国知识产权管理机构及各种专利数据库。

1) 美国专利和商标局专利数据库

美国专利和商标局(US Patent and Trademark Office)是美国政府参与的一个非商业性联邦机构,其专利数据库(网址为 http://www.uspto.gov/patft/index.html)收集了美国 1976 年以来的全部专利,用户可免费检索。

该网站提供两种检索入口:一是美国专利全文文本数据库(full-text database)检索入口,该数据库存有 1976 年至今所公布的美国专利的文本全文,提供快速检索(quick search)、高级检索(advanced search,包括截词检索、短语检索、布尔检索、字段限定)、专利号检索(patent number search)等检索途径,检索结果可按时间(chronological order)和相关度(by relevance)两种排列方式显示。用户配备适当的浏览器并安装相关图像浏览软件就可浏览专利图像。二是专利出版物数据库(published applications)检索入口,该数据库存有 2001 年以来所公布的美国专利的首页信息,提供快速检索、高级检索和出版物编号检索(publication number search)等检索途径。各途径的检索方法与中国专利网络检索方法类似。在检索结果中点击专利名称可以查阅全文。

2）美国 DIALOG 系统

美国的 DIALOG 系统中专门收集有 13 个美国、欧洲、日本、中国专利文献方面的数据库，包括德温特世界专利索引数据库、美国专利文摘数据库、美国专利法律状态数据库、美国专利分类索引参考数据库、美国专利引文数据库、美国专利/化合物登记号数据库、美国专利全文数据库、中国专利英文文摘数据库、世界药品专利数据库、欧洲专利全文数据库、日本专利英文文摘数据库等。DIALOG 数据库有三种检索方法：命令方式、菜单方式和词频检索。

7.2　学位论文检索

学位论文是一类特殊文献。它的特殊性在于出版目的特殊，流通范围有限，是具有学术价值、情报价值的重要资源，是一种有重要参考价值的信息源。

1. 学位论文

学位论文（thesis；dissertations）是高等院校硕士、博士研究生为获取学位，在导师指导下独立完成的具有科学性、学术性、新颖性的研究论文。论文内容系统，数据翔实，有新见解、新思路，对科研有较高的参考价值。作为一种特殊类型的文献，学位论文有自己的独特之处：①创新性强；②学科性强；③实用性强。它具有专业性、知识性和独创性。

目前，我国具有博士、硕士学位授予权的单位 800 多家，博士点 2 000 多个，硕士点 8 300 多个，每年发表的博士、硕士学位论文达 5 万篇以上。这是我国拥有自主知识产权的重要信息资源和知识宝藏，具有重大的开发利用价值。博士、硕士学位论文是人们了解国内外科技发展动态的重要信息媒介，具有很好的参考与借鉴价值，因而日益受到国内外科技界的关注。了解学位论文的获取方法，对于广大科技工作者来说具有重要意义。

我国高校学位论文一般由学位授予单位保存。我国硕士学位论文在研究生完成论文答辩后，分别存放在国家图书馆及研究生所在学校的图书馆、研究生管理处、院系资料室。我国博士学位论文的收藏机构是国家图书馆和中国科技信息研究所，除此之外，博士研究生所在学校的图书馆、院系资料室、研究生管理处各存放一本。目前，在网上查找学位论文摘要及其全文主要通过 PQDD（美国 UMI 公司出版的欧美博士、硕士学位论文库）、中国学位论文全文数据库、中国高等学校学位论文检索信息系统数据库进行检索。

2. 网上的国内学位论文检索工具

1）中国优秀博、硕士学位论文全文数据库

中国优秀博、硕士学位论文全文数据库简称 CDMD，网址为 http：//www.cdmd.cnki.net，由中国学术期刊（光盘版）电子杂志社、清华同方光盘股份有限公司出版发行，是 CNKI 的系列产品之一。其结构与中国期刊全文数据库基本一致，收录的学位论文来源于我国高等学校、科研院所、研究部门所属的博、硕士培养点，每年收录优秀博、硕士学位论文 20 000 篇，包括 122 个专题数据库，学科范围覆盖理工 A（数理科学）、理工 B（化学）、理工 C（工业技术）、农业、医药卫生、文史哲、经济政治与法律、教育与社会科学、电子技术与信息科学等各个领域，是目前收录国内资源最完备且质量最高的博、硕士学位论文全文数据库。自 2003 年后半年开始向前回溯（见图 7.5 和图 7.6）。

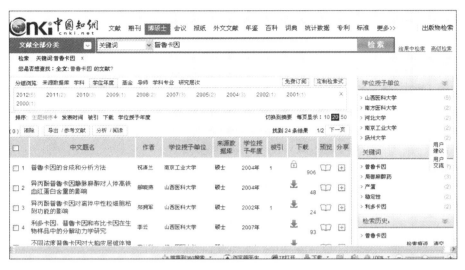

图 7.5　中国优秀博硕士学位论文全文数据库主页

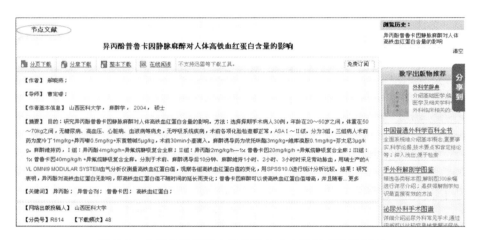

图 7.6　中国优秀博硕士学位论文全文数据库检索界面

2）万方数据库——中国学位论文全文数据库

万方数据库——中国学位论文全文数据库的网址为 http://www. wanfangdata. com. cn。

该数据库的学位论文原始数据由国家法定的学位论文收藏机构——中国科技信息研究所提供，目前收录了各高等院校、研究生院及研究所向该机构送交的我国各学科领域的硕士、博士及博士后论文 36 万篇。它属于文摘数据库，其检索页面如图 7.7 所示。

检索方式有初级检索和高级检索两种。可检索字段包括全文、论文题名、作者、专业、授予学位、导师姓名、授予单位、馆藏号、分类号、关键词、文摘等。

【例 7-1】 检索有关药物动力学方面的学位论文。

① 在进入万方数据库主页后，单击"学位论文"项。

② 在学位论文检索窗口输入"药物动力学"，单击"检索"按钮，得到有关"药物动力学"方面的学位论文，共找到 312 篇符合条件的论文，如图 7.8 所示，用户可根据自己的需求下

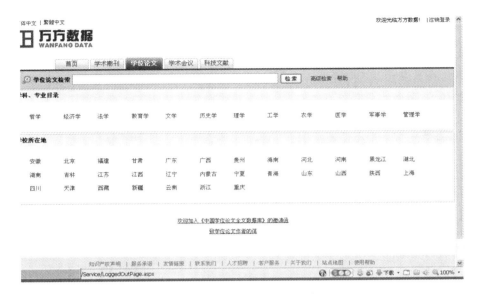

图 7.7　万方数据库学位论文检索页面

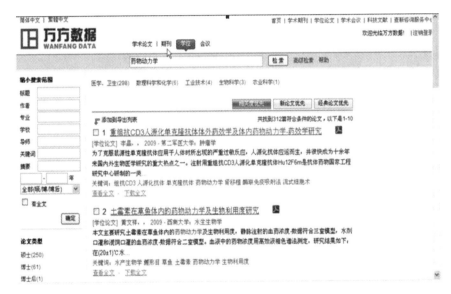

图 7.8　万方数据库学位论文检索结果页面

载全文或查看全文。

3）CNKI——中国博士学位论文全文数据库

CNKI 中的中国博士学位论文全文数据库是 CNKI 系列数据库之一,由清华同方股份有限公司等研制开发。中国博士学位论文全文数据库收录了我国 1999 年以来博士研究生培养单位的万余篇论文,中国优秀硕士学位论文数据库收录了我国硕士研究生培养单位的41 万篇论文。

中国博士学位论文全文数据库提供题名、关键词、主题、作者、导师、导师单位、学科专业、分类号等多个检索途径,并提供全文下载。

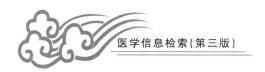

【例 7-2】 在中国博士学位论文全文数据库中检索 1999—2010 年有关神经细胞方面的博士论文。

① 在高级检索界面中的关键词一栏输入"神经细胞",时间设置为 1999—2010 年,单击"检索"按钮,结果显示共有记录 1 331 条,如图 7.9 所示。在检索结果页面可看到序号、中文题名、作者姓名、网络出版投稿人、网络出版投稿时间、学位年度及论文级别等项。

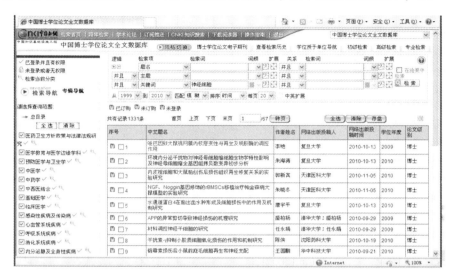

图 7.9　CNKI 学位论文检索结果题录

② 如果要下载全文,用户可单击中文题名项中的篇名,进入论文全文页面,其中有几个选择项,如在线阅读、整本下载、分章下载和分页下载等,如图 7.10 所示,用户可根据自己的需要选择。

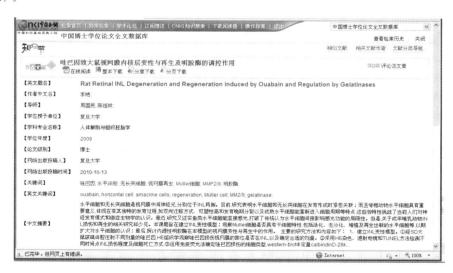

图 7.10　CNKI 学位论文全文检索结果页面

4) CALIS

CALIS 高校学位论文数据库的网址为 http://www.calis.edu.cn。

CALIS(中国高等教育文献保障系统)是经国务院批准的我国高等教育"211 工程"总体规划中的两个公共服务体系之一。作为国家经费支持的中国高校图书馆联盟,CALIS 主要通过信息资源共建、共知和共享,为中国的高等教育服务。

5) NSTL

NSTL(国家科技图书文献中心数据库)的网址为 http://www.nstl.gov.cn,由中国科学院图书馆、中国科学技术信息研究所等单位组建,是一个虚拟式的科技信息资源机构。如图 7.11 所示,该数据库收藏有中外文期刊、图书、会议文献、科技报告、中外文学位论文等各种类型、各种载体的科技文献信息资源,其主要任务是面向全国提供馆藏文献的阅览、复印、查询和检索,提供网络文献和各项电子信息服务。

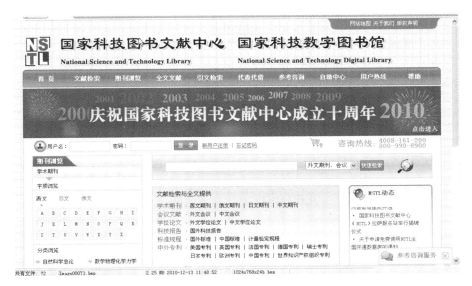

图 7.11　NSTL 学位论文检索主页

目前 NSTL 中文学位论文数据库主要收录了 1984 年以来我国高等院校、研究生院及研究所发布的硕士、博士和博士后的论文。其收录内容涉及自然科学各专业领域,并兼顾社会科学和人文科学领域,目前有 68 余万条记录数据,每年增加论文 6 万篇,数据每季更新。

3. 网上的外文学位论文检索工具

PQDD(ProQuest Digital Dissertations)的网址为 http://www.umi.com,是由 ProQuest 公司开发的博、硕士学位论文数据库,收录了欧美 1 000 余所大学自 1861 年以来各个学科专业领域的 150 万篇博、硕士学位论文的摘要及索引。它是目前世界上最大的,也是使用最广泛的学位论文数据库。内容每周更新,每年约增加 4.5 万篇学位论文摘要。在该数据库中可免费检索最近两年的学位论文文摘,同时可获得 1997 年以来学位论文的前 24 页(PDF 或 TIFF 格式),要获得全文则需要付费订购。该数据库提供基本检索和高级检索两种检索方式。PQDD 可通过校园专线直接访问,访问权限通过 IP 地址控制,网址(专线)为 http://www.lib.global.umi.com/dissertation,作为订购用户可查询、下载 1861 年至今的所有博士、硕士论文的摘要及索引信息,并可阅读 1997 年以来部分论文的前 24 页的原文。也可通过地址访问,网址(Internet)为 http://proquest.umi.com/login,进入 ProQuest

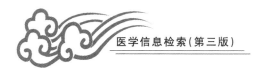

产品中的 Digital Dissertations，可以看到近两年博士、硕士学位论文的文摘及索引信息，还可以看到部分论文原文的前 24 页，如图 7.12 所示。

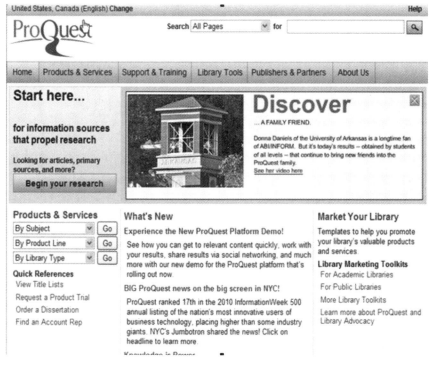

图 7.12　PQDD 学位论文检索主页

7.3　会议文献检索

会议作为一种直接的沟通交流方式，一直以来在科学交流活动中起着不可低估的作用。随着科学技术对生产和生活水平影响力度的增大，各个国家的学会、协会、研究机构及国际学术组织越来越多，它们定期或不定期地召开学术会议，形成信息交流中数量颇丰的一类信息源——会议文献。

1. 会议文献

会议文献是指各学术研究机构的科技工作者在国内外重要学术会议上发表的论文和报告，也包括一些非学术性会议的报告。特别是在国际性会议和全国性会议上，一般提交的论文都是经过挑选的，其学术性比较强，内容比较新颖。会议文献往往比专利、标准、成果等文献更为及时地反映国内外科技发展的最高水平和最新动态，因此常常受到科研工作者的重视，也成为各类研究机构及时了解科技发展动态，在科研竞争中取得有利地位，占领科技前沿的重要参考文献。会议文献的重要性和利用率仅次于期刊。

会议文献按会议议程的先后顺序分为会前文献（preconference literature）、会中文献（literature generated during the conference）和会后文献（post preconference literature）三种。

2．网上会议文献检索工具

1）中国学术会议论文数据库

中国学术会议论文数据库（Chinese Academic Conference Papers，简称 CACP）的网址为 http://www.wanfangdata.com.cn，由中国科学技术信息研究所开发，是万方数据资源系统数据库之一。它通过万方数据中心向用户提供检索服务，是收录学科最全面、数量最多的会议论文数据库，属于国家重点数据库。CACP 收录了国家级学会、协会、研究会等组织召开的全国性的各种学术会议论文。每年有上千场重要学术会议，记录总数达 47 万条。专业范围覆盖自然科学、社会科学、工程技术、农林、医学等领域。数据库以《汉语主题词表》为主题标引语言，以《中国图书馆分类法》为分类标引语言，30％的记录附有论文摘要，提供会议时间、会议名称、主要内容、会议地点、规模、主办单位、承办单位等检索途径。数据库内容每周更新。万方数据库学术会议文献检索界面如图 7.13 所示。

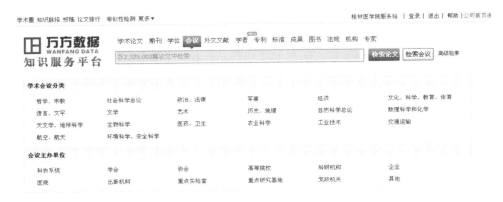

图 7.13　万方数据库学术会议文献检索界面

如要查找 2008 年全国病理学技术进展和应用研讨会相关信息，如图 7.13 所示，可在万方数据库学术会议分类中单击"医药、卫生"项，进入检索界面。再选择 2008 年进入检索题录界面，如图 7.14 所示，根据自己的需要选择相关信息，直接点击第一条信息就出现有关这次会议的相关会议论文，如图 7.15 所示。

2）中国重要会议论文全文数据库

中国重要会议论文全文数据库是中国知识基础设施工程（CNKI）的一个数据库，收录了 1999 年以来我国 320 多个国家级学会、协会及相当一部分学术团体在国内召开的国际性、全国性学术会议论文集。内容涉及自然及社会科学多个领域，如化学、医药、工业技术、电子技术与信息科学等。目前它已收录了上千本会议论文集的近 10 万篇论文，每年增加 300 本论文集，网上数据每日更新，光盘数据按季更新，如图 7.16 所示。

3）CALIS 会议论文数据库

CALIS 会议论文数据库的网址为 http://opac.calis.edu.cn，收录了来自"211 工程"的 61 所重点学校每年主持的国际会议的论文。根据调查显示，重点大学每年主持召开的国际会议在 20 场左右，其中大多数会议都会出版正式的会议论文集。该数据库年更新会议论文总数在 1.5 万篇以上。

4）Doctor's Guide to Internet

Doctor's Guide to Internet 简称 DGI，网址为 http://www.docguide.com，是 PSL

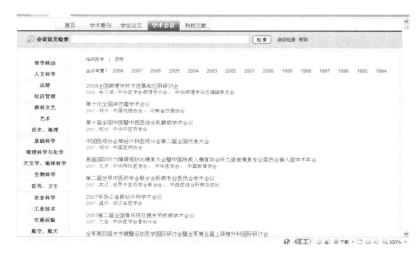

图 7.14　万方数据库会议文献检索题录界面

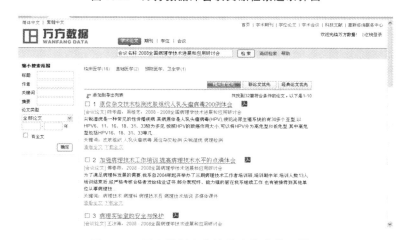

图 7.15　万方数据库会议论文检索结果界面

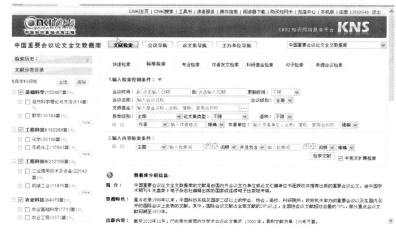

图 7.16　CNKI 中国重要会议论文全文数据库检索界面

Consulting Group 公司创建的优秀医学网站(见图 7.17)。其主页上的栏目 Congress Resource Centre(简称 CRC)提供了 83 个国家的 5 000 余条医学会议信息。网站的会议资源中心主页提供多种检索途径,可按会议所属专业(view congress by specialty)、会议日期(view congress by date)、会议地点(view congress by location)检索,如图 7.18 所示。此外,CRC 还提供对所收录的会议信息的全文检索功能,包括基本检索及运用逻辑运算符的高级检索。

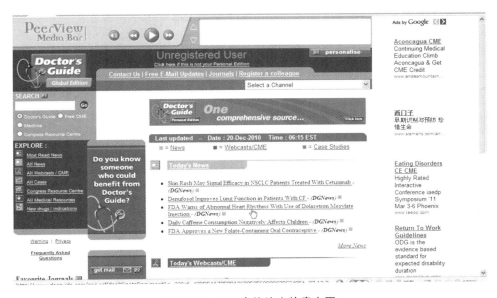

图 7.17　DGI 会议论文检索主页

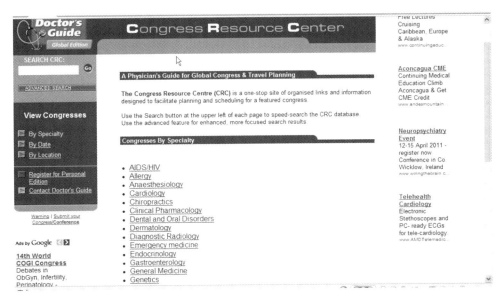

图 7.18　DGI 会议论文检索界面

如在该网站的会议资源中心主页单击"Pathology",将出现有关 Pathology 的相关会议

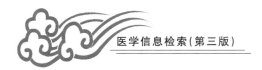

信息,如图 7.19 所示。

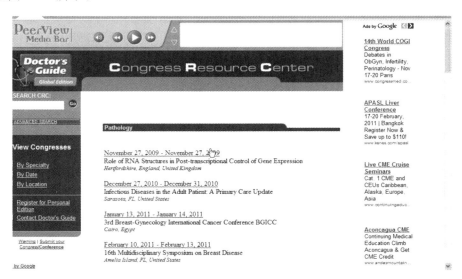

图 7.19　DGI 会议论文检索结果界面

5) Biosis Preview 数据库

Biosis Preview 简称 BP,网址为 http://gateway.ovid.com,由美国生物科学信息服务社(BIOSIS)出版,是目前世界上有关生命科学研究领域收录文献最多、覆盖面最广的数据库。除了收录生物学、植物学、动物学、微生物学文献外,还收录生物相关领域如医学、药理学、生态学等内容。文献来自 5 500 种以上的专业期刊、图书、会议摘要及论文等。BP 目前收集了 1 500 多个会议的 16.5 万篇会议文献,是用户获得生物医学研究信息的主要来源。该数据库对应的出版物是《生物学文摘》(*Biological Abstracts*,简称 BA)、《生物学文摘——综述、报告、会议》(*Biological Abstracts/RRM*)和《生物研究索引》(*BioResearch Index*),提供会议名称、会议地点、会议时间等检索途径。

7.4　科技报告和标准文献检索

科技报告是科研活动中产生的第一手资料,如实反映了科学技术发展的最新成果,对科学研究和新技术的应用等都有较高的价值。科技报告是对科学和技术研究结果的报告或研究进展的记录,它是科研成果交流和传播的重要媒介,属于政府出版物。

科技报告(science & technical report)又称研究报告或技术报告,是围绕某个课题所取得的阶段性进展或最终性成果的记录与书面报告。科技报告的内容专业、可靠,每篇科技报告都独立成册。它涉及最新的专业研究课题,尤其是尖端学科的最新探索通常会出现在科技报告中。科技报告往往也反映出一个国家的科学发展水平,是了解一个国家科技发展状况的重要参考资料。但科技报告具有一定的保密性,故许多科技报告都是在已解密或密级不高的情况下,人们才能得知其内容,人们利用检索工具能查找到的也是这部分内容。

1. NSTL

在 NSTL 页面查找国外科技报告,如图 7.20 所示。

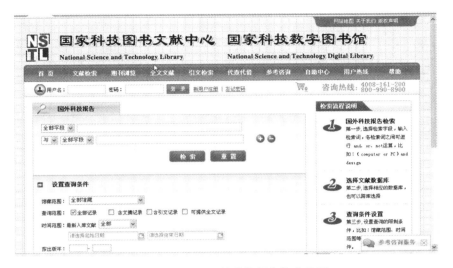

图 7.20　NSTL 国外科技报告检索界面

2. 中国科学技术信息研究所

中国科学技术信息研究所的主页如图 7.21 所示，单击外文科技报告选项，进入外文科技报告检索界面，如图 7.22 所示。

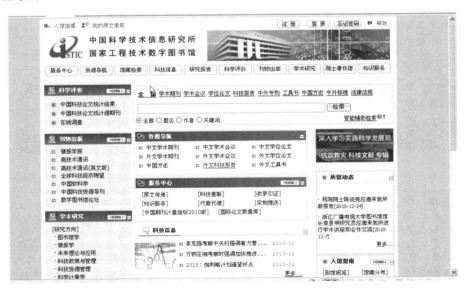

图 7.21　中国科学技术信息研究所主页

3. 中国科学院国家科学图书馆

中国科学院国家科学图书馆检索界面如图 7.23 所示，在快速检索页面的数据库名称一栏中，输入检索内容，即可查找对应的数据库。例如，要检索 NASA 里的内容，则在检索栏中输入 NASA，单击"查询"按钮，就会出现 NASA 数据库链接，如图 7.23 所示，单击数据库名称就进入 NASA 主页，如图 7.24 所示。在 NASA 主页中选择"SEARCH NTRS"这一项，就出现了 NASA 检索界面，如图 7.25 所示。

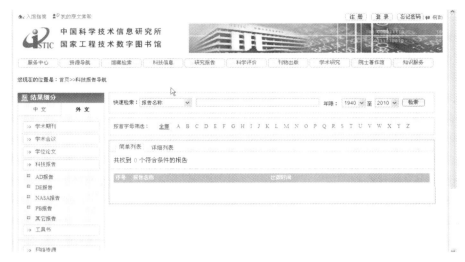

图 7.22　中国科学技术信息研究所外文科技报告检索界面

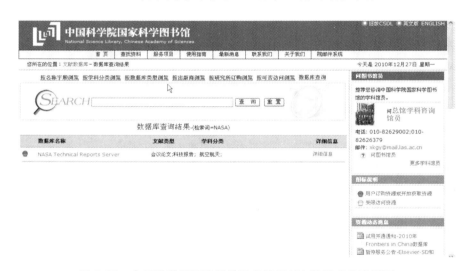

图 7.23　中国科学院国家科学图书馆 NASA 数据库检索界面

4. 美国国家技术信息服务局

美国商务部下属的国家技术信息服务局（National Technical Information Services，简称NTIS）是美国联邦政府科技文献资料出版发行中心，它管理美国政府资助的所有科技项目的研究成果，提供这些研究项目的有关信息与工程报告，以及资助单位提供的分析报告，另外，收录了他国政府的研究和开发成果，包括日本、英国、德国和法国等国的科技报告。目前可以在 NTIS 数据库中查找到来自 200 个联邦机构所涵盖的 350 种主题的 600 000 种产品。NTIS 数据库提供 1990 年以来的数据，其中 75% 的文献是美国的科技报告，25% 的文献是美国以外国家的科技报告，90% 的文献是英文文献。其专业内容覆盖科学技术各个领域，检索结果包括报告题录及文摘。NTIS 提供简单检索和高级检索两种检索方式。

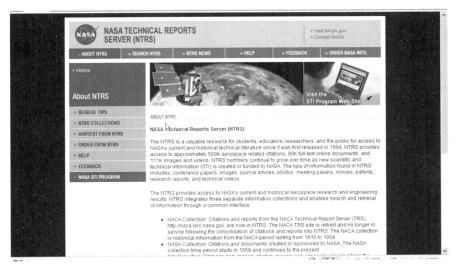

图 7.24 NASA 主页

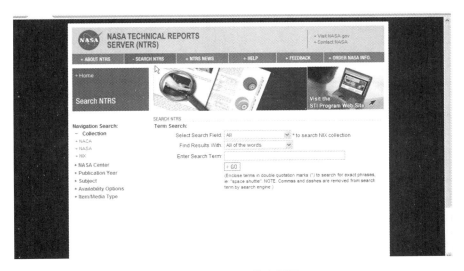

图 7.25 NASA 检索界面

5. 中国科技成果数据库(CSTAD)的检索

CSTAD 始建于 1986 年,原名为中国适用技术成果数据库(CATAD),是中华人民共和国科学技术部指定的新技术、新成果查新数据库。其数据主要来源于历年各省、市鉴定后上报科学技术部的科技成果及星火科技成果。2000 年新版 CSTAD 数据库收录成果已达222 387条,在此基础上,每年还扩充一次,新增 2 万~3 万条新成果。其收录成果涵盖新技术、新产品、新工艺、新材料、新设计,涉及化工、生物、医药、机械、电子、农林、能源、轻纺、建筑、交通、矿冶等十几个专业领域。CSTAD 数据库中的数据准确、翔实,它因此成为国内最具权威性的技术成果数据库之一。CSTAD 是万方数据资源系统库之一,如图 7.26 所示,也是 CNKI 数据库之一,如图 7.27 所示。

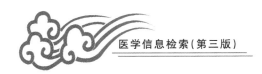

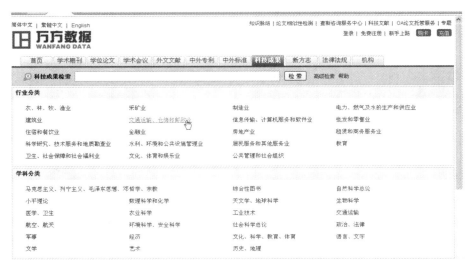

图 7.26　万方数据库 CSTAD 科技成果检索主页

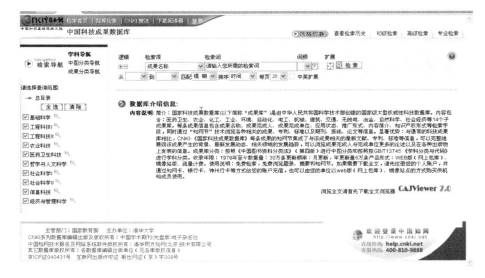

图 7.27　CNKI 数据库 CSTAD 检索界面

7.5　标准文献检索

1. 概念

　　标准文献一般是指由技术标准、普通标准及其他具有标准性质的类似文件所组成的一种特定形式的科技文献体系，包括标准（standard）、规范（specification）、规程（discipline）、标准草案（rough draft）和技术要求（requirement）。它是按照规定程序编制，由主管机构批准，以特定形式发布，作为有关方面共同遵守的准则和依据。一个国家技术标准的制定与实施情况反映了该国行业的技术水平和生产管理水平。通过查阅标准文献，可以了解各国经济政策、技术政策、生产水平、资源情况和标准化水平。标准文献涉及科学技术各个领域和国民经济的各个部门,对科技工作者来说是十分重要的情报信息源。

2. 中国标准文献分类法

目前,中国的标准文献分类采用国家技术监督局编制的《中国标准文献分类法》正式本(CCS),该分类采用两分法,由一、二两级类目组成。一级类目设 24 个大类,每类用一位罗马字母表示;每大类下再设二级类目,用两位阿拉伯数字表示。我国的标准书目或目录多依据中国标准文献分类的原则列类,因而了解这部分知识有利于我们检索查阅标准书目。

3. 标准文献网上检索

1）万方数据库的中外标准数据库

万方数据库中外标准文献检索界面如图 7.28 所示。中外标准数据库是由国家市场监督管理总局等单位提供的,收录了中外 12 个标准数据库,20 多万条记录。其中,中国国家标准 2 万余条,中国行业标准 6 万余条,中国建设标准 300 余条,国际标准 1 万余条,国际电工标准 5 000 余条,英国国家标准 1 万余条,欧洲标准 1 万余条,德国国家标准 3 万条。如要查询有关医药方面的标准,如图 7.28 所示,在标准分类中单击"医药、卫生、劳动保护"下的"医药"选项,就会出现与医药有关的标准文献。

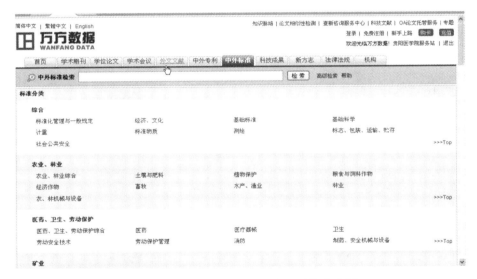

图 7.28　万方数据库中外标准文献检索界面

2）全国标准信息公共服务平台

全国标准信息公共服务平台的网址为 http://std.samr.gov.cn/,由国家市场监督管理总局国家标准技术审评中心主办,北京中标赛宇科技有限公司提供技术支持。共收录 67 个行业,共计 7 万余个行业标准,5 万余个地方标准,7 000 余个团体标准。还提供对国际标准化组织及其标准的查询服务。

3）中国标准服务网

中国标准服务网的网址为 http://www.cssn.net.cn,由中国标准化研究院与国家信息中心主办,是世界标准服务网的中国站点。中国标准服务网信息齐全且权威、更新及时、内

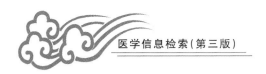

容丰富。目前,它收录了多个国家标准和区域性标准化组织、专业学(协)会的标准,以及全部中国国家标准和行业标准。此外,它还收集了160多种国内外标准化期刊和7 000多册标准化专著。中国标准服务网有中英文两种检索语言,是我国收集国内外标准内容最齐全的站点。用户注册后可进行检索。该网站提供三个有关标准文献的检索途径:标准检索、期刊检索和技术法规检索,如图7.29所示。

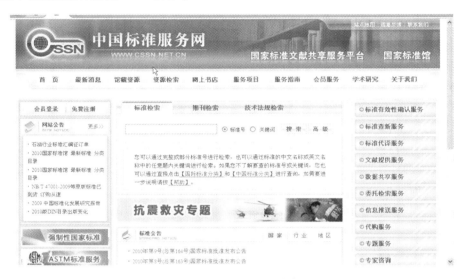

图 7.29　中国标准服务网检索主页

4）中国标准信息服务网

中国标准信息服务网（见图 7.30）网址为 https://www.sacinfo.cn/,由国家市场监督管理总局国家标准技术审评中心运营,以"宣传标准、服务社会、推广标准、服务企业"为宗旨,努力打造"技术创新、高效服务"的中国标准信息服务第一品牌,为社会各界提供权威、专业、准确的优质标准资源服务。可提供标准目录查询的资源类型包括 ISO、IEC、DIN、AFNOR、AENOR、BELST 等标准化组织的 16 万余条标准。

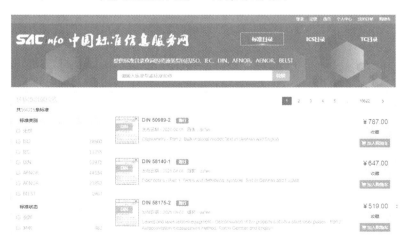

图 7.30　中国标准信息服务网检索界面

5）中国标准数据库

中国标准数据库由国家技术监督局等单位提供,收录了 1964 年至今发布的全部国家标准和行业标准,涉及机械、冶金、电子、化工、石油、轻工、纺织、矿业、土木、建筑、建材、农业、交通、环保等行业,包括英文标题、中英文主题词、专业分类等信息。

6）国际标准数据库

国际标准数据库由国家技术监督局提供,包括国际标准化组织(ISO)发布的所有标准及国际电工委员会制定的国际电工标准,以及英、美、德、法、日各国发布的标准。

7）美国国家标准数据库

美国国家标准数据库由美国国家标准学会提供,中文信息同 ISO 标准数据库,目前该数据库收录有 11 155 条标准数据记录。

思考题

1. 检索国内外专利文献可使用哪些工具(包括数据库)?

2. 查找有关防治腹腔手术肠粘连的药物及制备方法的中国专利,写出这些专利的申请单位。

3. 我国主要的学位论文网站有哪些?

4. 如何从网上检索国外学位论文?

5. 检索会议文献的全文数据库有哪些?

6. 如何利用有关网站检索会议文献和会议信息?

7. 有哪些重要的检索科技报告的国外网站?

8. 检索国内外的标准文献的网站主要有哪些?

第8章 网络信息检索及搜索引擎

8.1 网络信息检索基础知识

8.1.1 Internet 概况

互联网(Internet)又称因特网,是由一些使用公用语言互相通信的计算机连接而成的网络,即广域网、局域网及单机按照一定的通信协议组成的国际计算机网络。这个定义至少揭示了三个方面的内容:首先,互联网是全球性的;其次,互联网上的每一台主机都需要有"地址";最后,这些主机必须按照共同的规则(协议)连接在一起。

1. 起源与发展

Internet 起源于美国国防部高级研究计划局(DARPA)主持研制的实验性军用网络 ARPANET(阿帕网)。研制 ARPANET 的目的是想把美国各种不同的网络连接起来,建立一个覆盖全国的网络,以便于研究发展计划的进行,在为各地用户提供计算资源的同时,为计算机系统的用户提供多种访问途径,使计算机系统在核战争及其他灾害发生时仍能正常运转。当时网络中连接的计算机数量较少,主要供科学家和工程师们进行计算机联网试验。

20 世纪 80 年代初期,TCP/IP 通信协议诞生。1983 年,TCP/IP 成为 ARPANET 上的标准通信协议,这标志着真正的 Internet 的诞生。80 年代后期,ARPANET 解散。80 年代中期,为了满足各大学及政府机构对促进研究工作的迫切要求,美国国家科学基金会(NSF)在美国政府的资助下采用 TCP/IP 协议建立了 NSFNET(美国国家科学基金网,包括六个超级计算机中心),其主要目的就是使用这些计算机和别的科研机构分享研究成果。围绕这个骨干网络随后又发展了一系列新的网络,它们通过骨干网节点相互传递信息。NSFNET 后来成了 Internet 的骨干网。

20 世纪 90 年代,商业机构的介入成为 Internet 发展的一个重要动力。随着商业机构的介入,Internet 所有权的私有化使 Internet 开始应用于各种商业活动,加入到 Internet 中的用户和计算机数量以惊人的速度增长,使得 Internet 的规模迅速扩大。时至今日,Internet 已成为全球规模最大、用户数量最多的网络,并渗透到经济与社会活动的各个领域,推动了全球信息化的进程。

中国的互联网发展与国际互联网相比,起步较晚,但是进入 21 世纪以来,同样得到了快速发展。中国互联网络信息中心(CNNIC)发布的第 32 次《中国互联网络发展状况统计报告》显示,截至 2013 年 6 月底,我国网民规模达 5.91 亿,互联网普及率为 44.1%,手机网民规模达 4.64 亿,我国域名总数为 1 470 万个,中国网站总数升至 294 万个,人均每周上网时长 21.7 小时,而第 45 次《中国互联网络发展状况统计报告》显示,截至 2019 年底,我国域名总数为 5 094 万个,网站总数为 497 万个;截至 2020 年 3 月,我国网民规模达 9.04 亿,互联网普及率达 64.5%,手机网民规模达 8.97 亿,农村网民规模为 2.55 亿,人均每周上网时长 30.8 小时,这些数字都是非常惊人的。

2. TCP/IP 协议

全球性的网络需要有一个机构来制定所有主机都必须遵守的交往规则(协议),否则就不可能建立起全球所有不同的计算机、不同的操作系统都能够通用的互联网。TCP/IP 协议就是这种机构提供的服务的例证。

TCP/IP(Transmission Control Protocol/Internet Protocol)协议的中文译名为传输控制协议/因特网互联协议,又名网络通信协议,是 Internet 最基本的协议,也是 Internet 国际互联网络的基础,由网络层的 IP 协议和传输层的 TCP 协议组成。TCP/IP 协议定义了电子设备如何连入因特网,以及数据如何在它们之间传输的标准。该协议采用了四层的层级结构,包括网络接口层、网络层、传输层、应用层。每一层都呼叫它的下一层所提供的网络来完成自己的需求。通俗而言,TCP 协议负责发现传输的问题,一旦传输有问题就发出信号,要求重新传输,直到所有数据安全正确地传输到目的地。而 IP 协议是给因特网的每一台计算机规定一个地址。

3. 网络地址

在 Internet 上连接的所有计算机,从大型机到微型机都以独立的身份出现,我们称之为主机。为了实现各主机间的通信,每台主机都必须有唯一的网络地址,以免在传输资料时出现混乱。Internet 的网络地址是指连入 Internet 的计算机的地址编号,通过该地址编号可唯一地标识网络中的一台计算机。网络中的地址方案分为 IP 地址系统和域名地址系统两套系统,这两套地址系统其实是一一对应的关系。

1)IP 地址

IP(Internet Protocol)地址,即用 Internet 协议语言表示的地址。目前,在 Internet 中,IP 地址是一个 32 位的二进制地址,由 4 个数值范围在 0 到 255 之间的数字组成,数字之间用点隔开,例如,100.10.0.1 表示一个 IP 地址。但由于 IP 地址是数字标识,使用时难以记忆和书写。

2)域名地址

域名(domain name)是由一串用点分隔的名字组成的 Internet 上某一台计算机或计算机组的名称,用于在数据传输时标识计算机的电子方位(有时也指地理位置)。例如,www.sina.com.cn 就是新浪网的域名地址。域名地址是一种符号化的地址,每一个域名地址都与特定的 IP 地址对应,不仅便于记忆,而且在 IP 地址发生变化的情况下,通过改变解析对应关系,域名仍可保持不变,这样网络上的资源访问起来就容易得多了。域名是上网单位和个人在网络上的重要标识,起着识别作用,便于他人识别和检索某一企业、组织或个人的信息资源,从而更好地实现网络上的资源共享。除了识别功能外,在虚拟环境下,域名还可以起到引导、宣传等作用。

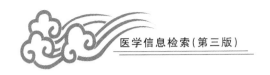

8.1.2 网络信息资源的定义、特点及类型

1. 网络信息资源的定义

迄今为止，网络信息资源尚没有统一的定义。与它类似的名称有很多，如电子信息资源（electronic information resources）、因特网信息资源（Internet information resources）、联机信息（on-line information）、万维网资源（world wide web resources）等，不一而足。其定义也多种多样，如有学者提出："电子信息资源是以电子数据的形式将文字、图像、声音、动画等多种形式的信息存放在光磁等非印刷质的载体中，并通过网络通信、计算机或终端等方式再现出来的信息资源。"也有学者认为，网络信息资源可以理解为"通过计算机网络可以利用的各种信息资源的总和"。中国互联网络信息中心将网络信息资源定义为互联网络上公开发布的网页和在线数据库的总和。我们认为，网络信息资源是电子信息资源的一种类型，它以电子数据的形式将各种信息（文字、图像、声音、动画等）存储在光、电、磁等载体上，通过网络设备、计算机或其他信息终端等方式传递、再现。

2. 网络信息资源的特点

网络环境下，信息资源数量巨大、类型多样、分布和传播范围广泛，信息内涵不断扩大，信息传递速度越来越快，超出了传统的或称非网络化信息资源管理方式和技术手段所能覆盖的范围。网络环境下的信息资源管理面临着空前复杂的局面。与非网络信息资源相比，网络信息资源具有以下特点。

1）数量庞大、增长迅速

互联网是一个集各种信息资源为一体的资源网，由于政府、机构、企业、个人随时都可以在网上发布信息，因此网络资源增长迅速，成为无所不有的庞杂信息源。

2）内容丰富、覆盖面广

网络信息资源几乎无所不包，而且类型丰富多样，覆盖了不同学科、不同领域、不同地区、不同语言的信息，在形式上包括文本、图像、声音、软件、数据库，堪称多媒体、多语种、多类型信息的混合体。既包括学术信息，也有商业信息、政府信息和个人信息等。因特网已经成为当代信息存储与传播的主要媒介之一，同时是一个巨大的信息资源库。

3）信息质量参差不齐，有序与无序并存

由于互联网的开放性和自由性，在因特网上，信息地址、信息链接、信息内容处于经常性的变动之中，信息资源的更迭、消亡无法预测。同时，网络信息的发布缺乏必要的质量控制和管理机制，正式出版物与非正式出版物交织在一起，学术信息、商业信息及个人信息混合在一起，网络上的很多资源并没有经过审核，使得网络信息繁杂、混乱、质量参差不齐，给用户带来选择上的困难。此外，由于因特网是在自愿的基础上，通过 TCP/IP 协议将不同的网络连接起来的，对网络信息资源本身的组织管理并无统一的标准和规范。网络信息呈全球化分布结构，信息资源分别存储在不同国家、不同地区的服务器上；不同的服务器采用不同的操作系统及数据结构，字符界面、图形界面、菜单方式、超文本方式等缺乏集中统一的管理机制。从整体上看，网络信息资源尚处于有序与无序并存的状态。

4）信息共享程度高、使用成本低

由于电子信息资源储存形式及数据结构具有通用性、开放性和标准化的特点，在网络信息环境下,其时间和空间范围得到了最大的延伸和扩展。一份信息资源上网后,不仅可以及时地提供给本地用户,而且可以发散到全球各个角落,用户不需要等候就可以共享同一份信息资源。而且,网络信息资源绝大部分可免费使用,用户所需支付的主要是通信费用。低费用的网络信息资源有效地刺激了用户的信息需要,促进了网络信息的普及和利用。

3. 网络信息资源的类型

网络信息资源可以从不同的角度进行分类。

(1) 按人类信息交流的方式划分,网络信息资源可分为非正式出版信息、半非正式出版物、正式出版物三类。①非正式出版信息,如电子邮件、电子会议、专题组和论坛、电子公告板新闻等。②半非正式出版物,即一些无法从正式出版物查询到的信息,如各种学术团体和教育机构、企业、国际组织和政府机构、行业协会等的网址或主页上发布的信息。③正式出版物,即用户可以查询到的各种数据库、联机杂志、电子版工具书、报纸、专利信息等。

(2) 从网络信息检索角度,按信息查询方式对网络信息进行分类,网络信息资源可分为互联网(WWW)信息、FTP 信息、Telnet 信息、USENET 新闻组信息、ustserv/mailing list 信息、Gopher 信息等。①互联网(WWW)信息包括分布于网络各处的文字、图像、声音和多媒体超文本信息。由于其检索方便、灵活、快捷,因此发展迅速。②FTP 信息。FTP 以发布、传递软件和长文件见长。③Telnet 信息。用户通过 Telnet 可以使用远程计算机上对外开放的信息资源,尤其是图书馆目录系统。④USENET 新闻组信息资源。USENET 利用网络环境,为用户提供电子论坛专题讨论服务。⑤ustserv/mailing list 信息,即电子邮件群和邮件列表。⑥Gopher 信息是 Internet 提供的一种由菜单式驱动的信息查询工具,采用客户机/服务器模式。Gopher 服务器将 Internet 的信息资源组织成单一形式的资料库,称作Gopher 空间。它使用关键字作为索引,用户可以方便地从 Internet 上的某台主机连接到另一台主机,查找到所需的资料。

(3) 按照所对应的非网络信息资源划分,网络信息资源可分为网络指南搜索引擎、联机馆藏目录、网络数据库、电子期刊、电子图书、电子报纸、参考工具书和其他动态信息。

(4) 按照提供信息的机构,可将网络信息资源分为图书馆提供的信息资源、专业信息服务机构提供的信息资源、企业团体甚至个人提供的信息资源。

(5) 按照信息的媒体形式分类,网络信息资源可分为文本信息、超文本信息、多媒体信息。从网上获取的 PDF 文件、Word 文档属于文本信息,上网经常浏览的网页属于超文本信息,下载的电影、音频、动画属于多媒体信息。

(6) 按照信息格式(不同格式有不同的使用方法)分类,网络信息资源可分为 HTML、TXT、DOC、PDF、RM、MP3 等。

(7) 按照信息存取方式,网络信息资源可分为邮件型、电话型、揭示板型(如网络新闻、匿名 FTP 等)、广播型、图书馆型(如 Gopher 和 WWW 等)、书目型。

8.2　搜　索　引　擎

8.2.1　搜索引擎的概念

搜索引擎(search engine)又称检索引擎、查询引擎,是指基于 Internet 的一类站点,保存

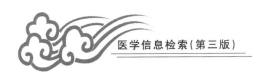
了很多网页的检索信息,且内容是不断更新的。广义上的搜索引擎是指一种基于 Internet 的信息查询系统,包括信息存取、信息组织和信息检索;狭义上的搜索引擎是指一种为搜索 Internet 上的网页而设计的检索软件(系统)。

搜索引擎实际上是专用的 Web 服务器,也是一个可以搜索的数据库(其中包括通向其他站点的链接),是用户用关键词来查找、定位有关 Web 页面的工具。它利用网络自动快速索引技术、动态缓存技术、分布计算技术、内容评价技术等多种技术,能够适应快速增长的用户需求。用户可以访问它们的主页,在输入并提交待查找信息的有关关键字词后,搜索引擎即可快速罗列出相应网页的超链接。

搜索引擎是一种广泛收集网络的海量信息,对采集来的信息进行标引、组织建立索引库,并提供一定的检索方式供用户查询的一种检索工具。据统计,国外约有85%的用户使用搜索引擎查找信息。2004 年中国互联网发展状况第 14 次调查的数据表明,国内 64.4% 的用户经常使用搜索引擎,86.9% 的用户通过搜索引擎认识新网站,71.9% 的用户通过搜索引擎查找相关网站,所以它是 Internet 上查找资源必不可少的工具。WWW 搜索引擎已成为当前 WWW 开发和利用的热点。

搜索引擎的前身是蒙特利尔大学生 Alan Emtage 于 1990 年发明的 Archie。Archie 的工作原理与现在的搜索引擎已经很接近,它依靠脚本程序自动搜索网上的文件,然后对有关信息进行索引,供用户以一定的表达式查询信息。Archie 为用户查找文件提供了便利,深受用户欢迎。1993 年,美国内华达大学开发了另一个与之非常相似的搜索工具——System Computing Services,与 Archie 不同的是,该搜索工具除了索引文件外,还可以搜索网页。

搜索工具的开发过程中,主要使用机器人(robot)程序进行编程。机器人程序专门用于信息检索,它可以像蜘蛛一样不停地在网络中穿梭,因此,搜索引擎的机器人程序称为蜘蛛(spider)程序。现代意义上的搜索引擎出现于 1994 年 7 月,当时 Michael Mauldin 将 John Leavitt 的蜘蛛程序接入其索引程序中,创建了大家熟知的 Lycos。同年 4 月,斯坦福大学的两名博士生和美籍华人杨致远共同创办了超级目录索引 Yahoo,并成功地使搜索引擎的概念深入人心,从此搜索引擎进入了高速发展时期。

8.2.2　搜索引擎的分类

搜索引擎按其工作方式可分为四种:全文搜索引擎(full text search engine)、目录索引类搜索引擎(index/directory search engine)、元搜索引擎(meta search engine)及非主流形式的搜索引擎。

(1) 全文搜索引擎　全文搜索引擎是名副其实的搜索引擎,国外具代表性的全文搜索引擎有 AltaVista、Inktomi、Teoma、WiseNut 等,国内著名的有百度(Baidu)等。它们都是通过从互联网上提取各个网站的信息(以网页文字为主)来建立数据库的,可检索与用户查询条件匹配的相关记录,然后按一定的排列顺序将结果返回给用户,因此它们是真正的搜索引擎。

从搜索结果来源的角度,全文搜索引擎可细分为两种,一种是拥有自己的检索程序(indexer,俗称蜘蛛程序或机器人程序),并自建网页数据库,搜索结果可直接从自身的数据库中调用的搜索引擎;另一种是租用其他搜索引擎的数据库,但按自定的格式排列搜索结果的搜索引擎,如 Lycos 搜索引擎。

（2）目录索引类搜索引擎　目录索引虽然有搜索功能，但从严格意义上讲，它算不上真正的搜索引擎。这类检索工具用人工方式采集网络信息。由专业标引人员对采集到的数据进行筛选、分类等加工，以等级式分类目录的形式加以组织，可通过目录浏览逐层深入。用户完全可以不进行关键词查询，仅靠分类目录就可找到需要的信息。目录索引中较具代表性的有 Yahoo、新浪、网易、Open Directory Project。

（3）元搜索引擎　元搜索引擎（meta search engine）接受用户的查询请求后，同时在多个搜索引擎上进行搜索，并将检索结果以统一的格式显示并返回给用户。著名的元搜索引擎有 InfoSpace、Dogpile、Vivisimo 等，中文元搜索引擎中具代表性的是搜星搜索引擎。在搜索结果排列方面，有的直接按来源排列搜索结果，如 Dogpile；有的则按自定的规则将结果重新排列组合，如 Vivisimo。

（4）非主流形式的搜索引擎。

① 集合式搜索引擎　该搜索引擎类似元搜索引擎，区别在于不是同时调用多个搜索引擎进行搜索，而是由用户从提供的若干搜索引擎当中选择一个，因此称它为"集合式"搜索引擎更确切些。如 HotBot 在 2002 年底推出的新版搜索引擎。

② 门户搜索引擎　如 AOL Search、MSN Search，这类搜索引擎虽然提供搜索服务，但自身既没有分类目录，也没有网页数据库，其搜索结果完全来自其他搜索引擎。

③ 免费链接列表（free for all links，简称 FFA）　这类网站一般只简单地滚动排列链接条目，少数有简单的分类目录，不过规模比 Yahoo 等目录索引要小得多。

④ 垂直搜索引擎　垂直搜索引擎为 2006 年后逐步兴起的一类搜索引擎。不同于通用的网页搜索引擎，垂直搜索引擎专注于特定的搜索领域和搜索需求（如机票搜索、旅游搜索、生活搜索、小说搜索、视频搜索等），在其特定的搜索领域有更好的用户体验。相比通用搜索动辄数千台检索服务器，垂直搜索的硬件成本低、用户需求特定、查询方式多样。

此外，搜索引擎还可以按检索内容范围划分为综合搜索引擎、专题搜索引擎及特殊搜索引擎。

8.3　综合型网络检索工具

8.3.1　Google

Google（谷歌）于 1998 年 9 月诞生于美国硅谷，2000 年正式投入商业运营，几年间迅速发展成为全球规模最大、用户较多的搜索引擎，Google 搜索引擎界面如图 8.1 所示。目前，其索引网站数已超过 80.5 亿个，日平均搜索请求约 2 亿次。Google 在使用搜索引擎技术的同时，借用由 Netscape 2 万多名志愿者编辑维护的 Open Directory Project（简称 ODP）目录查询系统，使 Google 具有完备的目录和搜索引擎双重功能。Google 属于全文搜索引擎，允许用多种语言进行搜索，在操作界面中提供多达 30 余种语言供用户选择，包括英语、主要欧洲国家语言（含 13 种东欧语言）、日语等，同时可以在多达 40 多个国别的专属搜索引擎中进行选择。Google 一般每隔 28 天派出蜘蛛程序检索现有网站一定 IP 地址范围内的新网站，对现有网站的更新频率则根据网站等级的不同有快慢之分。一般来说，网站等级越高，更新的频率就越快。2010 年 3 月，谷歌由于不同意中国政府提出的对不良信息的筛选协议，宣布退出中国内地,并将搜索服务器由中国内地转至中国香港,其网址为 http://www.google.com.hk。

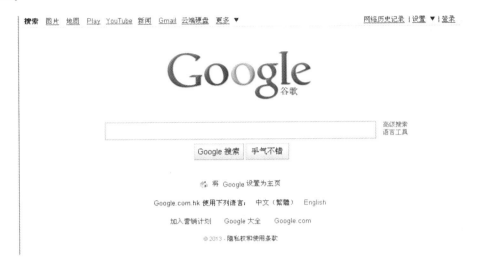

图 8.1　Google 搜索引擎界面

1. Google 的特色

(1) 将中、英文搜索整合于同一界面,是收集亚洲网站最多的搜索引擎。

(2) 可检索可移植文档(PDF)和 PowerPoint 格式(PPT)等多种文件类型。

(3) 独特的"网页快照"将用户浏览过的网页存储在服务器上,并用不同颜色突出显示检索词。此功能既能节约网页浏览时间,又可在原网页链接失效时备用,但目前在我国无法正常使用。

(4) 检索响应速度快,搜索时间通常不超过 0.5 秒。

(5) 特有的网页级别技术(PageRank)。根据其他网页链接被点击次数的多少,计算出该网页的级别(即重要性),结合文本匹配技术,提供相关的搜索结果。

(6) 收集了 4 亿多幅图像,成为目前 Internet 上较好用的图像搜索工具。

(7) "Options"(使用偏好设置选项)可将 Interface Language(界面语言)设置为中文简体。

(8) 自动进行汉字简繁体转换,可将结果中的繁体中文网页转换成简体中文网页。

2. 检索规则

(1) 默认检索:Google 检索可使用"+"和 AND 作为逻辑与的运算符,Google 默认空格也表示逻辑与的关系。因此,检索时不需要在关键词之间加上 AND 或"+",只需要将输入的多个检索词以空格分隔。用户最多可输入 10 个检索词。

(2) 逻辑或检索:用大写的 OR 连接多个检索词。

(3) 逻辑非检索:检索词前加上减号,表示搜索不包含该检索词的网页,如 leukemia-child。

这里的"+"和"-"号,是英文字符,而不是中文字符中的"＋"和"－"。操作符与关键字之间,不能有空格。

（4）支持使用"占位符"搜索，对于任何未知字词或通配符字词，都可在查询内容中使用星号（＊）作为占位符。使用引号可查找该准确词组的变体或记住词组中间的字词，如"省＊就是赚＊"。

（5）短语检索：用半角的双引号括起词组或短语，进行精确短语匹配，如"kidney failure"。同时 Google 也将"－""\""＝"等标点符号识别为短语连接符。

（6）检索词位置限定：检索词前用位置代码加冒号（冒号后不能空格），可限定检索词出现在网页的标题、正文等指定位置。例如，"allinurl：bmj"表示检索网址中包含 bmj 的网页，其中 allinurl 表示 all in URL。用户也可用高级搜索功能实现检索词的位置限定。

（7）文件类型限定：输入"filetype：加文件名后缀名"。例如，filetype：ppt。

（8）禁用词（stop word）：Google 会忽略最常用的词和字符，例如，"的""是""of""http"".com"等一类字符和字词，这类词不仅无助于缩小检索范围，还会大大降低检索速度与命中率，因此 Google 会自动忽略这些禁用词，不做检索。如果希望将这些词强加于搜索项，可以使用英文双引号引起来。例如，检索"最早的生物芯片"，由于"的"是禁用词，因此检索时应当用半角的双引号引起来进行精确短语检索，检索表达式为"最早的生物芯片"。

（9）Google 不区分英文字母大小写，所有字母均视为小写字母进行处理。例如，搜索"Google""GOOGLE"或"GOogle"，得到的结果都一样。

3. 检索途径

首次使用 Google 检索时，可在主页右上方的"设置"选项中，将搜索设置中的语言选项设为 Chinese（simplified），单击"Save Preference"保存设置后，Google 界面将以中文显示。该功能要求浏览器必须支持 Cookie 功能，否则无法实现。

Google 中文简体界面的主页提供搜索（网页）、图片、地图、play、YouTube、新闻、Gmail及更多不同类型信息的检索入口，大多检索入口均有简单与高级两种检索途径。

1）简单检索

Google 各检索入口首先显示的是简单检索页面，用户可直接输入检索词或检索式。其中检索"所有网站"（Web）时，有以下三种检索范围可供选择：搜索所有网站，搜索所有中文网页（中文简、繁体），搜索简体中文网页。"手气不错"按钮用于定位搜索，在首页输入查询词后，单击"手气不错"按钮，系统直接链接到 Google 推荐的相关网站，其他搜索结果用户无法看到，可缩短检索时间。

【例 8-1】　通过 Google 简单检索途径查找Ⅱ型糖尿病病人肾病并发症的国外研究的相关网页。在网页浏览器地址栏中键入网址 http：//www.google.com.hk 后按 Enter 键，打开中文简体主页，输入"diabetesⅡ" OR "type Ⅱ diabetes"kidney disease-China-Chinese，选择"所有网站"单选项，单击"Google 搜索"按钮，显示相关网页的链接。

如果要检索与本课题相关的全文网页，可在原有检索式后空一格，键入"filetype：pdf"表示只要检索 PDF 格式的文件，因为 PDF 文件多数为全文文献。

【例 8-2】　通过 Google 简单检索途径查找 Stanford（斯坦福）大学的主页。

只需在搜索字段中输入"Stanford"，然后单击"手气不错"按钮。Google 直接将用户带到斯坦福大学的主页（见图 8.2）。

2）高级检索

Google 高级检索界面如图 8.3 所示。

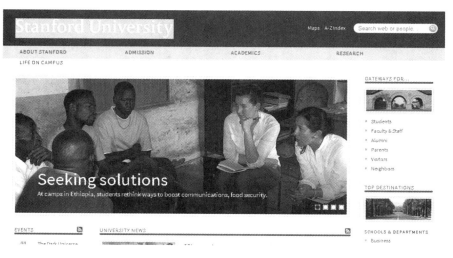

图 8.2　Google 简单检索示例结果

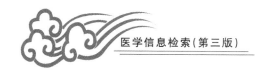

图 8.3　Google 高级检索界面(部分)

(1)"所有网站"的高级检索:包括"查询设置"和"限定设置"两个区域,查询设置区的四种匹配方式为 AND、精确短语检索、OR、NOT。

限定设置区可设置网页语言、更新日期,限定检索词出现的位置、网域、文件格式、每页显示数量、字词位置、使用权限等。其中,网域(domain)设定可要求"仅"在或"不"在某个网站中进行搜索。例如,限定在美国国立医学图书馆网站中检索,选"仅(only)",输入"http://healthweb.org",若要将所有的商业网站排除在外,可选择"不(don't)",输入".com"。

搜索特定网页区域(page-specific search)有"类似网页(similar)"和"链接(links)"两种检索方式,不能与关键词搜索结合使用。当已知某一重要网站的网址,要查找类似的其他重要网站时,用"类似网页"搜索功能即可实现。"链接"即网页内的链接,"链接"用于检索包含某一特定链接的所有网页。

【例 8-3】　已知美国国立医学图书馆网址为"http://healthweb.org",搜索与其类似的其他重要的临床医学资源机构网站。

在网页浏览器的地址栏中键入网址 http://www.google.com 后，按 Enter 键打开 Google 中文简体主页。选择"所有网站"的高级搜索，在"类似网页"输入框中键入 http://healthweb.org，单击"搜索"按钮（不能单击上方的"Google 搜索"），得到相关的医学机构网站。

【例 8-4】　使用网站高级搜索，查找政府网站上最近一年发布的有关"干细胞分布化和克隆研究"的相关网页、图像、网上论坛和人工采集的相关网站。

在网页浏览器的地址栏中键入网址 http://www.google.com 后，按 Enter 键打开 Google 中文简体主页，选择"所有网站"的高级检索，在"包含以下的完整字句"后输入"stem cell"，在"包含以下任何一个字词"后输入"differentation cloning clone"，日期选"过去一年内"，"网域"选"仅"，输入".gov"，单击"Google 搜索"按钮，显示相关的网页，分别点击"图像""网上论坛""网页目录"，得到相应类型的信息。

（2）图像高级检索：图像高级检索的四种检索词匹配方式与"所有网站"高级检索的相同。查询设置区域可限定图像大小、文件类型、颜色及网域。

4. 结果显示

Google 的检索结果（见图 8.4）均默认按相关度排序。网上论坛可设定按日期排序，网页目录则可设定按字顺排序。如检出结果太多，可点击显示页面左侧的常用限定链接进行筛选，也可点击页面下方的"高级检索"进行更详细的检索。

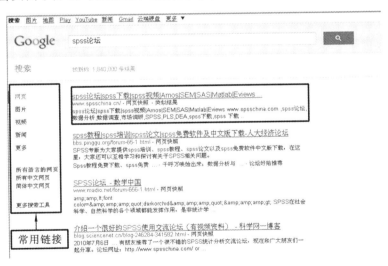

图 8.4　检索结果显示页面

1）常用链接

点击想使用的 Google 服务进行以下搜索：网页搜索、图片搜索或视频搜索等。

2）"Google 搜索"按钮

单击此按钮可以提交另一个搜索请求，也可以按 Enter 键来提交查询请求。

3）高级搜索

点击页面下方的"高级搜索"，直接链接到高级检索网页。

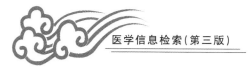
4）搜索词输入查询框

可以在检索查询框中输入关键词。按 Enter 键或单击"Google 搜索"按钮,可以重新开始检索。

5）网页标题

第一行是查询到的网页的标题,有时会显示网址。这表明 Google 还未将此页编入索引,或此页作者还未给它定标题,但这不影响该网页的质量。之所以会查询到该网页,是因为其他网页和它之间具有链接,而 Google 已为那些网页建立了索引。

6）标题下文本

该文本是网页摘要,搜索关键词突出显示。在单击查询结果之前,可以通过这些网页摘要浏览关键词在该网页中的上下文。

7）网址

网页的链接地址。

8）文本大小

这个数字是这一网页文本部分的大小。

9）网页快照

单击"网页快照"可以查看 Google 已编入索引的网页的内容。如果因某种原因,站点链接无法访问当前的网页,那么可以通过检索网页快照来查找需要的信息。搜索词在网页快照中突出显示。

10）类似网页

检索与该网页相关的网页。

5. 更多 Google 产品

Google 逐渐成长壮大,其所提供的产品已不再局限于搜索领域。如图 8.5 和图 8.6 所示,Google 新闻快讯提供实时新闻定制服务,可将新闻直接发至用户邮箱;在 Google 论坛中可进行交流、讨论和分享活动;Google 学术搜索可搜索学术文章;Google 实验室可进行各种创意与想法、产品模型和试验;用户可通过手机使用 Google 产品;Google 翻译可查看、翻译其他语言的网页;Google 工具栏可为您的浏览器配置搜索框,随时 Google 一下;Google 地图可查看地图和路线;Google 手机地图可实现在手机上查看地图、用户的位置,并获取路线指引;Google 图书可搜索图书全文。

8.3.2　Yahoo! Search

Yahoo 是 Internet 上著名的目录型检索工具,2000 年 7 月,Google 替代 Inktomi 成为 Yahoo 的合作伙伴,为 Yahoo 提供搜索引擎技术支持。Yahoo 是较早的目录索引,也是目前最重要的提供搜索服务的网站之一,在搜索引擎应用市场中所占份额高达 36% 左右。Yahoo 在全球共有 24 个站点,除主站外,还设有美国都会城市分站(Yahoo Cities,如芝加哥分站)、国别分站(如雅虎中国)和国际地区分站(如 Yahoo Asia)。Yahoo 有英语、中文、日语、韩语、法语、德语、意大利语、西班牙语、丹麦语等 10 余种语言版本,各版本的内容互不相同。其中雅虎中国网站于 1999 年 9 月正式开通,它是 Yahoo 在全球的第 20 个网站。2003 年 5 月,Yahoo 将网页、新闻、图像、黄页、地图等搜索功能重新整合,特别推出了 Yahoo! Search(网址为 http://www.yahoo.com,如图 8.7 所示)搜索站点,其检索功能更强,使用

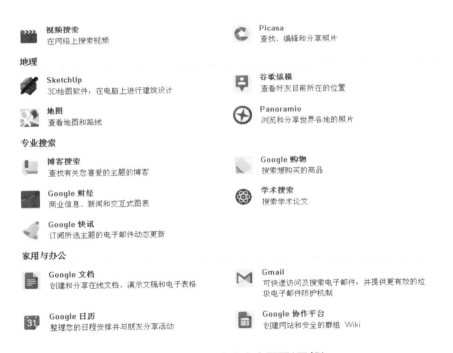

Google 大全

产品

网络

Google 网页搜索
搜索数十亿网页

Google Chrome 浏览器
高速、简约、安全的浏览器

265 导航
实用网址大全，便捷直达常用网站

工具栏
将搜索框添加到浏览器中

移动

移动
通过您的手机使用 Google 产品

谷歌手机地图
可在手机上查看地图、您的位置，并获取路线指引

移动搜索
随时随地在 Google 上搜索

媒体

YouTube
观看、上传和分享视频

Google 图书
搜索图书全文

Google 图片搜索
在网络上搜索图片

新闻
搜索数以千计的新闻报道

图 8.5　Google 产品大全页面（上部）

视频搜索
在网络上搜索视频

Picasa
查找、编辑和分享照片

地理

SketchUp
3D绘图软件，在电脑上进行建筑设计

谷歌纵横
查看好友目前所在的位置

地图
查看地图和路线

Panoramio
浏览和分享世界各地的照片

专业搜索

博客搜索
查找有关您喜爱的主题的博客

Google 购物
搜索想购买的商品

Google 财经
商业信息、新闻和交互式图表

学术搜索
搜索学术论文

Google 快讯
订阅所选主题的电子邮件动态更新

家用与办公

Google 文档
创建和分享在线文档、演示文稿和电子表格

Gmail
可快速访问及搜索电子邮件，并提供更有效的垃圾电子邮件防护机制

Google 日历
整理您的日程安排并与朋友分享活动

Google 协作平台
创建网站和安全的群组 Wiki

图 8.6　Google 产品大全页面（下部）

更为便捷。

由于 Yahoo! Search 采用了 Google 的搜索技术，因此其检索规则与 Google 基本相同。Yahoo! Search 主页提供了以下几种搜索途径：Web（网页）、Images（图像）、News（新闻）、

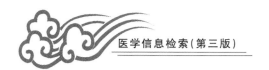

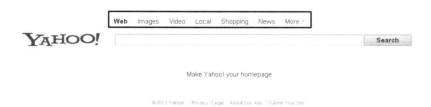

图 8.7　Yahoo! Search 首页

Video（视频）、Local（本地）、Shopping（购物）、Directory（目录）。下面介绍网页与目录两种检索途径。

1．Web

Web 检索可同时搜索 Yahoo 人工采集的网页和 Google 提供的机器人采集的网页。

1）Search the Web

Search the Web（网页简单检索）为 Yahoo! Search 主页默认的检索状态，其检索规则与 Google 简单检索相同。

2）Advanced Web Search

点击 Yahoo! Search 主页提供的"More"链接，选择"Advanced Search"，可打开 Yahoo 的 Advanced Web Search（高级检索）页面（见图 8.8）。"Show results with"为检索词输入区，检索规则与 Google 高级检索大致相同，不同的是每个检索框后有检索字段选项。高级检索页面的网页更新日期、国家、语种、检索限定等与 Google 基本相同，在此不再赘述。

图 8.8　Yahoo 高级检索页面

3）Preferences

点击 Yahoo! Search 主页提供的"More"链接,选择"Preferences",进入 Preferences(参数设置)页面,用户可设置搜索方式、搜索安全、搜索扫描、网页语种等选项。

4）Web 检索结果显示

在检索结果显示页中,蓝色的"Web"链接后呈白色显示,表明当前显示的是相关检索结果。"Inside Yahoo!"服务与产品中,"Categories"列出了含有输入检索词的 Yahoo 目录中的类目名称。"Web Results"列出了相关网页查询结果。在每条相关网页记录后有三种链接。

(1) Caches(缓存):可浏览网页快照。

(2) More results from this site(站内其他相关信息):同 Google。

(3) More sites about(其他相关网站):凡有该标记的属目录为人工采集的网站,标出所属类目,点击该类目链接显示所属类目下的相关网站。

2. Directory

点击 Yahoo! Search 主页上的"More"链接,选择"Directory",进入 Directory(目录查询)页面(见图 8.9),可搜索 Yahoo 人工采集的所有网站。

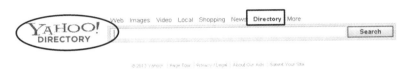

图 8.9 Yahoo 目录查询页面

1）Search the Yahoo! Directory of Web Sites(Yahoo 目录的网站关键词检索)

按检索规则在检索框内输入检索词或检索式,即可检出 Yahoo 目录中人工采集的相关网站。

2）Browse the Yahoo! Directory of Web Sites(Yahoo 目录的浏览检索)

点击目录查询页面上的"Yahoo! Directory"图标链接,进入 Yahoo 目录的浏览检索页面(见图 8.10)。Yahoo 目录列有 14 个大类,每个大类下列出了该大类最常用的几个下级类目,如图 8.11 所示,点击 Yahoo 目录中的任一类目,显示如下信息。

(1) 类目路径:列出当前类目及其所属的上级类目。

(2) Search(关键词检索):在检索框内输入检索词,即可进行网站检索。

(3) Categories(子类目):隶属于当前类目的下级类目列表。

(4) 数字标记:类目后的数字为当前类目下的子类目数与网站数之和。

8.3.3 常用综合型网络检索工具

常用综合型网络检索工具有以下几个。

(1) Excite,网址为 http://www.excite.com。

(2) Lycos,网址为 http://www.lycos.com。

(3) Webcrawler(元搜索引擎),网址为 https://www.webcrawler.com。

(4) Mamma(元搜索引擎),网址为 http://www.mamma.com。

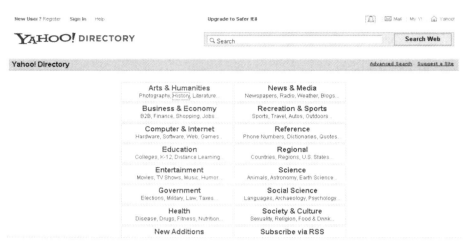

图 8.10 Yahoo 目录浏览检索页面

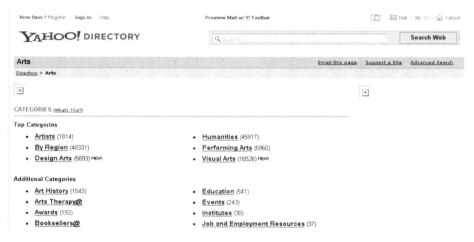

图 8.11 Yahoo 目录网站浏览页面

(5) MetaCrawler(元搜索引擎),网址为 https://www.metacrawler.com。

(6) Dogpile(元搜索引擎),网址为 https://www.dogpile.com。

(7) 搜狐,网址为 http://www.sohu.com。

(8) 百度,网址为 http://www.baidu.com。

(9) 必应(Bing),网址为 https://cn.bing.com。

(10) 搜搜搜索,网址为 http://www.soso.com。

(11) 搜狗搜索,网址为 http://www.sogou.com。

8.4　医学搜索引擎

　　国内医学专业搜索引擎收集的医学信息量还不是很丰富,可以通过常用的 Yahoo、Google、Sina、Sohu、Baidu、中国搜索、搜狗、IASK 等搜索引擎,来搜索目前国内医学专业网站或信息。国外的医学专业搜索引擎的发展较为迅速,数量也比较多,医学资源内容丰富,更新较快。

8.4.1　全球医学索引

全球医学索引(网址为 http://www.globalindexmedicus.net/)提供全球范围内的生物医学和公共卫生文献获取服务,这些文献由中低收入国家出版或在其国内出版,目的是提高此类重要资源的可见性和可用性。世界卫生组织区域办事处图书馆将这些资源整合成一个统一搜索平台,该平台允许取得参考文献和全文信息,支持七种官方语言(阿拉伯文、中文、英文、法文、俄文、西班牙文和葡萄牙文)。

1. 检索方法

全球医学索引检索方法包括关键词检索和主题词检索。

(1) 关键词检索:简单检索和高级检索。

简单检索:进入"全球医学索引"首页(见图 8.12),该页面包含有检索项、数据源和一个检索输入框。检索项包含:Index、Title、Author、Subject;数据源包含:AIM(AFRO)、LILACS(AMRO/PAHO)、IMEMR(EMRO)、IMSEAR(SEARO)和 WPRIM(WPRO)。

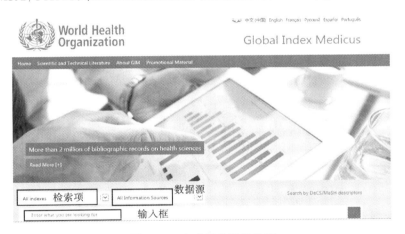

图 8.12　全球医学索引首页

高级检索:在检索结果界面点击"Advanced Search",进入高级检索页面(见图 8.13),高级检索的检索项包括:Title,Abstract,subject(标题,摘要,主题词)、Title(标题)、Author(作者)、Subject descriptor(主题词)、Main Subject(主要主题词)、Subject qualifier(副主题词)、Abstract(摘要)、Journal(期刊)、Publication date(出版时间)、Publication country(出版国家)、Subject limits(主题限定)、Affiliation country(所属国家)、Unique identifier(唯一识别符)。

行与行逻辑关系,表明两个检索项之间的关系,包括 AND(与)、OR(或)和 AND NOT(非)。

(2) 主题词检索:在全球医学索引首页中点击右侧的"Search by DeCS/MeSH descriptors",进入主题词检索界面(见图 8.14),可以通过检索主题词查找到需要的主题词概念,也可以通过浏览的方式查找到主题词。

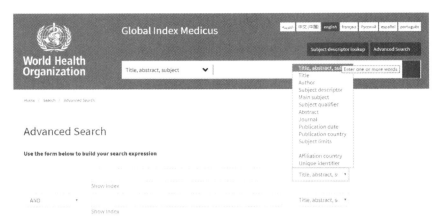

图 8.13　全球医学索引高级检索界面

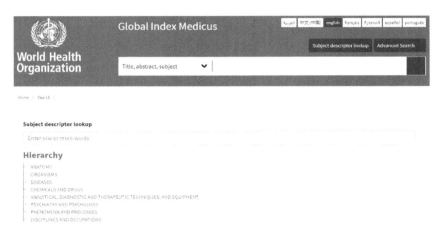

图 8.14　全球医学索引主题词检索界面

2. 检索结果

无论采用何种检索方法，检索结果界面（见图 8.15）均包括 Filter、显示方式、排序方式、每页文档数量、RSS、XML、结果保存等功能。左侧的 Filter 可以从不同维度（数据来源、主题、类型、语言等）对检索结果进行优化。

8.4.2　其他医学专业搜索引擎

1. Medscape

Medscape（网址为 http://www.medscape.com）是美国著名的专业医学搜索引擎网站（首页如图 8.16 所示），成立于 1994 年。主要为医学工作者提供高质量的、及时的专业医学信息。Medscape 导航栏目主要设置了 News ＆ Perspective（新闻与观点）、Drugs ＆ Diseases（药物与疾病）、CME ＆ Education（继续医学教育）、Academy（网上学院）、Video（视频）等栏目，另外还包含 MEDLINE 数据库。Medscape 注册后可免费使用。Medscape 可以根据用户注册时填写的不同专业和身份提供不同的个性化主页。

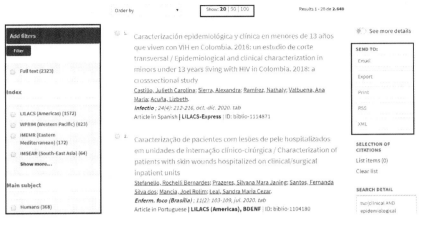

图 8.15　全球医学索引检索结果界面

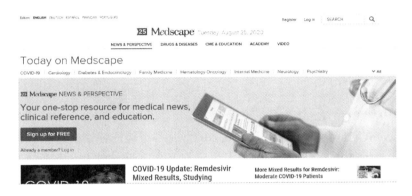

图 8.16　Mescape 搜索引擎首页

1）检索方法

（1）分类检索：点击导航栏目链接可以进入相应栏目，浏览有关栏目的信息。还可以通过点击每个栏目下的子栏目的链接，浏览需要查询的专业领域的信息。

（2）关键词检索：点击 Medscape 首页右上角的 🔍 图标，弹出检索词输入框。输入检索词，按回车键执行检索，默认检索是在 NEWS & PERSPECTIVE、DRUGS & DISEASES、CME & EDUCATION 以及 NLM 的 MEDLINE 几个数据库中执行，在检索结果显示区上方点击其中任何一个数据库的链接，可将检索结果限定在特定数据库中。其检索方法支持布尔逻辑运算符，并可以根据年代等进行限定检索，Drug & Diseases 数据库支持模糊检索。

2）检索结果

关键词检索结果默认显示所有资源类型，用户可以依据个人需求，选择不同栏目进行分类浏览。另外，可利用 Refine 提供的项目对检索结果进行排序。

2. HON

HON（The Health on the Net Foundation，网址为 http://www.hon.ch）是 1995 年创建于瑞士的一个非营利性国际组织，主要是为职业医师和普通用户提供实用、可靠的网上医

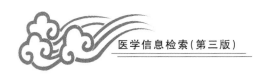

药卫生信息资源，并制定了医药卫生网站开发者的道德规范。HON 网站有英文版、法文版、德文版、西班牙文版、中文版等，提供了丰富的资源和特色服务，包括 MedHunt 和 HONselect（医学专业的搜索引擎）、HONmedia（多媒体资源）、Conferences & Events（国际医学会议消息）、Daily News（医学新闻）、HONproject（HON 项目）及 HONdossier（HON 档案）等。一般说来，若检索相应的医学站点、医院等信息可选择 MedHunt，若检索相应的医学主题、医学期刊、医学多媒体等信息，可选择 HONselect。

3. Scirus

Scirus 也称科学搜索引擎，网址为 http://www.scirus.com/srsapp/，是查找科学信息（包括医学信息）的专业搜索引擎，由著名的科学信息出版商 Elsevier Science 创建，2001 年被 Search Engine Watch 评为"最佳专业搜索引擎"，是目前互联网上最全面、综合性最强的科技文献门户网站之一。Scirus 引擎的信息源主要是网页和期刊，它对搜索到的信息进行过滤，只列出包含有科学信息的成分。Scirus 覆盖的学科范围包括农业与生物学、天文学、生物科学、化学与化工、计算机科学、地球与行星科学、经济、金融与管理科学、工程、能源与技术、环境科学、语言学、法学、生命科学、材料科学、数学、医学、神经系统科学、药理学、物理学、心理学、社会与行为科学、社会学等。Scirus 的用户可以免费浏览所有检索到的互联网主页的信息，可以免费查看 Scirus 提供的期刊资源的题录和文摘，但获取全文需要预先注册并支付费用。

4. OpenMD. com

OpenMD. com（网址为 http://openmd.com/）是一个医疗搜索引擎和目录，对数百家知名医疗出版商、政府机构、医学期刊、全球卫生组织和参考网站的数十亿份文件信息建立索引，为用户提供对权威医疗内容的便捷访问。

5. HealthLine

HealthLine（网址为 http://www.healthline.com）是一个医学信息搜索引擎，其医疗垂直搜索平台使用组合语义查寻技术和全面消费健康分类学，分类数据由超 850 000 项医疗相关元数据和 50 000 条相互关联的医疗概念组成。这些独特的资源使 HealthLine 能翻译用户使用的语言，以便精确地匹配医疗术语，使得用户能迅速从结果中选取自己的目标信息。

6. Oncolink

Oncolink（网址为 http://www.oncolink.com）由美国宾夕法尼亚大学癌症中心（University of Pennsylvania Cancer Center）的肿瘤专家于 1994 年创办，免费为专业医生、癌症患者、家庭、保健专业人员及大众提供肿瘤相关信息。例如，肿瘤类型的综合信息、肿瘤治疗及相关新闻、最新研究进展等，每日更新。

Oncolink 最大的特色是，提供了大量的肿瘤学相关文献综述，且可免费浏览全文；在肿瘤类型栏目中将肿瘤按器官部位分类，便于临床专业人员检索；此外，提供了方便的信息检索方式，即分类检索和主题检索方式。

思考题

1. 用中英文网络检索工具，查找自己专业的重要网站，添加到 Web 浏览器的收藏夹中。

2. 用 Yahoo! Search 查找哈佛（Harvard）大学的主页。

3. 用 Google 图像搜索查找有关 aspirin 化学结构的彩色图像。

4. 用 Google 查找有关我国白血病的自然发病率。

5. 用 Medical Matrix 查找有关冠心病（coronary heart disease）研究的全文网站。

第9章　网络免费医学资源

近年来,随着 Internet 的日益普及和网络技术的发展,Internet 成为全球最大的通信网络,并且随着传统纸质文献的不断数字化及各出版社纷纷发行网络版电子期刊、电子图书等,它还是内容丰富、操作便捷、信息量庞大的收集了各种学术文献资源的资源库。网络免费资源检索方便、快捷,网络成为科研工作者的重要信息源。

9.1　开放存取资源

开放存取(open access,简称 OA)运动于 20 世纪 90 年代末在国际学术界、出版界、信息传播界和图书情报界大规模兴起。其初衷是解决当前的"学术期刊出版危机",推动科研成果利用 Internet 自由传播,促进学术信息的交流与出版,提升科学研究的公共利用程度,保障科学信息的长期保存。经过多年的实践,开放存取已成为一种全新的学术出版模式,为扩大图书馆虚拟馆藏,实现资源共享提供了新的思路。

9.1.1　开放存取的概况

2001 年 12 月,开放协会研究所在匈牙利布达佩斯召开了有关开放访问的国际研讨会,并起草和发表了"布达佩斯开放存取倡议"(BOAI)。BOAI 对开放存取的定义:开放存取文献是指 Internet 上公开出版的,允许任何用户对其全文进行阅读、下载、复制、传播、打印、检索或连接,允许爬行器对其编制索引,将其用作软件数据或用于其他任何合法目的,除网络自身的访问限制外不存在任何经济、法律或技术方面的障碍的全文文献。国际标准化组织(ISO)对开放存取的定义:任何经由同行评议的电子期刊,以免费的方式提供给读者或机构取用、下载、复制、打印、发行或检索文章。

目前,开放存取资源主要有两种具体形式。一种是开放存取期刊(open access journals),指依托网络技术,采用发表付费、阅读免费的形式,即出版的费用由作者支付,任何人可以免费获取开放出版期刊上的论文全文,包括新创办的开放存取期刊和由原有期刊改造转变而来的开放存取期刊。另一种是开放存取仓库(open access repository),开放存取仓库不仅存放学术论文,还存放其他各种学术研究资料,包括实验数据和技术报告等。开放存取仓库包括基于学科的开放存取仓库和基于机构的开放存取仓库。

随着开放存取运动的深入发展,医学开放存取资源的数量稳步增加,医学开放存取期刊的影响因子也逐年提高,得到了网络搜索引擎及传统文献索引服务商(如 PubMed 数据库)的认可并成为其收录的对象。医学开放存取学术资源将成为图书馆馆藏的有益补充。

9.1.2　国内外重要开放存取期刊网站

1. Free Medical Journals

Free Medical Journals(网址为 http://www.freemedicaljournals.com)是由 Manuel Montenegro 和 Bernd Sebastian Kamps 两人组建而成的免费医学期刊信息网站,其宗旨是促进医学期刊的免费访问。Free Medical Journals 网站的首页(见图 9.1)按期刊文种和刊名字母顺序、专业类别及免费访问时间列出了其收录的包括英文、法文、西班牙文、葡萄牙文四个语种的 5 088 多种医学杂志和涉及 5 个语种的 370 多册电子图书,其中包括 *New England Journal of Medicine*、*Circulation* 等著名期刊。

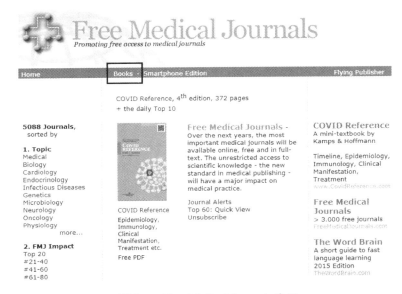

图 9.1　Free Medical Journals 主页

1) 免费期刊

如图 9.1 所示,该网站提供了四种浏览期刊的方法:Topic(主题)、FMJ Impact(影响因子前 60 位)、Free Access(免费类型)、Title(刊名)。

2) 免费教科书

点击主页上方的"Books",进入"FreeBooks4Doctors!"界面(见图 9.2)。截至 2020 年 8 月,该网站提供 370 多册医学教科书,涉及英语、西班牙语、德语、法语、葡萄牙语这 5 种语言,可按 Topic(主题)、FB4D Impact(影响因子排名前 60 位)、Language(语种)、Year(出版年)、Stars(推荐等级)这五种方式进行浏览。著名的教科书包括《默克诊疗手册》(第 18 版)、《血液学》(2009 版)等。

2. Highwire Press

Highwire Press(网址为 http://highwire.stanford.edu)是全球最大的、能够联机提供免费学术论文全文的出版商之一,由美国斯坦福大学图书馆于 1995 年创立。截至 2020 年 8 月,该网站收录近 1 800 种电子期刊、电子图书、参考工具书和相关学术出版物,内容覆盖生命科学、医学、物理、社会科学,目前收录论文 765 万多篇,可提供免费期刊论文 243 万多篇,

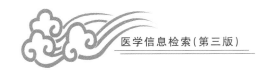

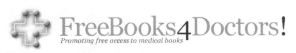

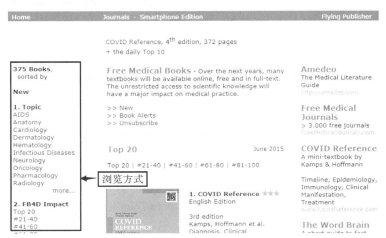

图 9.2　Free Books4Doctors！主页

其中以生物医学方面的开放获取期刊论文居多。Highwire Press 首页提供分类检索,点击 Highwire Press 首页(见图 9.3)的导航链接进入相应栏目,例如点击"Resources"下的"Case studies""Date sheets""Whitepapers""Videos",进入相应栏目,浏览有关栏目的详细信息。如果需要使用更多功能,需要注册(免费)账号,Highwire Press 可以根据用户注册的不同专业和身份提供不同的个性化主页。

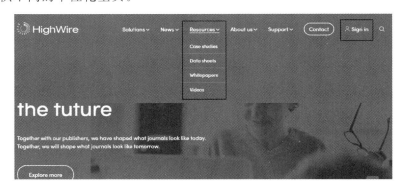

图 9.3　Highwire Press 主页

3. PMC

PMC(PubMed Central,网址为 http://www.ncbi.nlm.nih.gov/pmc/)是 2000 年 1 月由美国国立卫生研究院(NIH)和美国国立医学图书馆(NLM)创建的免费生物医学与生命科学期刊全文数据库,旨在保存生命科学期刊中的原始研究论文的全文,并在全球范围内提供免费服务。截至 2020 年 8 月,PMC 已收录 7 000 余种重要的生物医学期刊,部分是全文免费的,部分期刊则在出版后分 1 个月、6 个月、12 个月、36 个月开放。PMC 提供快速检索、高级检索和浏览检索功能(见图 9.4),PMC 收录的期刊在 PubMed 数据库中能直接查到全文。

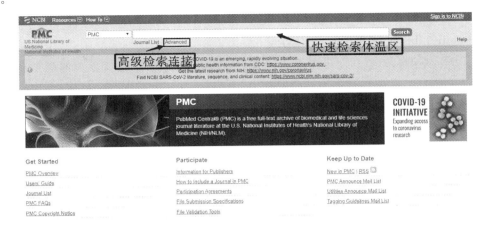

图 9.4　PubMed Central 主页

4. DOAJ

DOAJ(Directory of Open Access Journals,网址为 http://www.doaj.org)是瑞典隆德大学图书馆(Lund University Library)建立的开放获取期刊的指南性信息网站。DOAJ 旨在覆盖所有学科、所有语种的经同行评议的高质量的开放获取期刊。截至 2020 年 8 月,该网站已经收录卫生科学、生物和生命科学、化学、历史和考古学、法律和政治学等 20 个学科主题领域的开放获取期刊 15 064 种,开放获取论文 521 万多篇,其中生物医学期刊 1 000 多种。用户既可以检索特定的刊名,也可以按刊名字母顺序浏览期刊,或者按专业主题浏览特定类别的期刊(见图 9.5)。

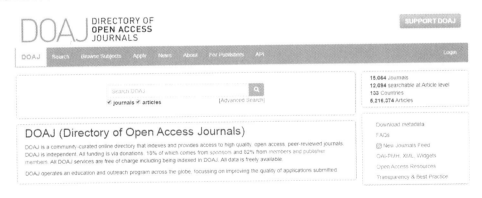

图 9.5　DOAJ 主页

5. BMC

BMC(网址为 http://www.Biomedcentral.com)由英国生物医学领域的一家独立的出版社——伦敦生物医学中心 BioMed Central 建立,目前共出版经同行评议的 280 多种开放存取学术期刊,涉及生物医学类所有的主要领域。BMC 大多数期刊被 PubMed、Scirus、Google、Citebase 等数据库收录,其中有 180 种期刊被 SCI 索引,具有较高学术价值。该网站提供快速检索、高级检索、刊名字顺浏览、主题类别浏览等检索方式。网站下设有 BioMed Central 中国站,网址为 http://www.biomedcentral.com/gateways/china/,致力于提供由

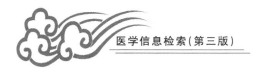

中国科研人员撰写或共同撰写的最新优秀论文,介绍来自中国的重要作者和编委,并发布BioMed Central 在中国的最新动态和活动。

6. Public Library of Science(PLoS)

PloS 是一个由科学家和医生组成的美国非营利组织,致力于把世界上的科学和医学文献免费向公众开放,其所创建的网站的网址为 http://www.plos.org。目前,已出版 7 种经过同行评审的生命科学和医学领域的高质量期刊,分别是 *PLoS Biology*、*PLoS Medicine*、*PLoS Computational Biology*、*PLoS Genetics*、*PLoS Pathogens*、*PLoS One*、*PLoS Neglected Tropical Diseases*,它们均被 SCI 和 MEDLINE 收录。

7. Open J-Gate

Open J-Gate(网址为 https://www.openj-gate.com/)是由 Informatics(India)公司于2006 年创建的全球开放存取期刊电子门户网站,其主页如图 9.6 所示。目前收录超过 1 万种免费学术期刊,其中一半以上是经同行评审的学术期刊,内容覆盖自然科学和社会科学的各个专业。它提供快速检索、高级检索、按刊名字顺浏览、主题类别浏览、出版者浏览等多种检索方式。

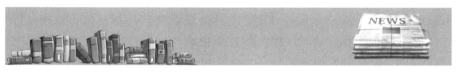

图 9.6　Open J-Gate 主页

9.1.3　国内重要开放存取预印本网站

预印本(preprint)是指科研工作者的研究成果还未在正式出版物上发表,而出于和同行交流的目的,自愿先在学术会议上或通过互联网发布的科研论文、科技报告等。与刊物发表的文章及网页发布的文章相比,预印本具有交流速度快、利于学术争鸣、可靠性高的特点,因而国内外科研人员一般都很关心代表最新学术进展的预印本。

1．中国预印本服务系统

中国预印本服务系统（网址为 http://prep.istic.ac.cn/main.html?action＝index）是由中国科学技术信息研究所与国家科技图书文献中心联合建设的，是科学技术部科技条件基础平台项目的研究成果。它于 2004 年 3 月开通使用，是一个以提供预印本文献资源服务为主要目的的实时学术交流系统。系统的收录范围按学科分为五大类：自然科学、农业科学、医药科学、工程与技术学科、图书馆、情报与文献学。它由国内预印本服务子系统和国外预印本门户（SINDAP）子系统两大部分构成。

1）国内预印本服务子系统

国内预印本服务子系统主要收藏的是国内科技工作者自由提交的预印本文章，一般只限于学术性文章，收录范围按学科分为自然科学、农业科学、医药科学、工程与技术学科、人文与社会科学这五大学科门类，尤以自然科学的文章居多。系统具有用户自由提交、检索、浏览预印本文章全文、发表评论等功能（见图 9.7），提供全文检索（见图 9.8）和按学科分类浏览检索的功能。

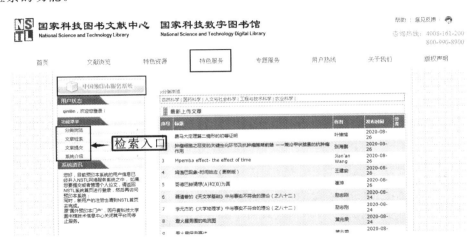

图 9.7　中国预印本服务系统主页

2）国外预印本门户子系统

国外预印本门户（SINDAP）子系统（网址为 http://sindap.cvt.dk）由中国科学技术信息研究所与丹麦技术知识中心合作开发完成，实现了全球预印本文献资源的一站式检索。输入网址，或者点击中国预印本服务系统首页下方"国际合作—国外预印本门户"链接进入 SINDAP 子系统。用户只需输入检索式，一次即可对全球知名的 16 个预印本系统进行检索，并可获得相应系统提供的预印本全文（见图 9.9）。该系统提供题名、作者、文摘、全文等多个字段供检索。目前，因丹麦科技大学图书馆技术信息中心关闭 SINDAP 子系统而暂停服务。

2．中国科技论文在线

中国科技论文在线（网址为 http://www.paper.edu.cn）经教育部批准，由教育部科技发展中心主办，旨在打破传统出版物的概念，免去传统的评审、修改、编辑、印刷等程序，利用现代信息技术手段，给科研人员提供一个方便、快捷的交流平台。根据文责自负的原则，有

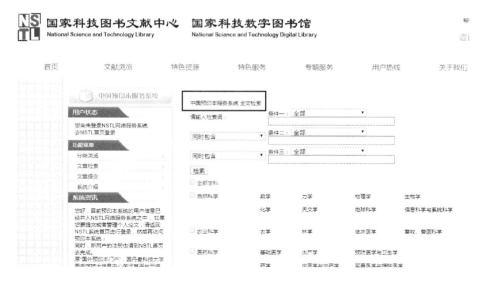

图 9.8　中国预印本服务系统文章检索界面

一定学术水平，且符合中国科技论文在线的基本投稿要求的论文，可在一周内发表，网站可为作者提供该论文发表时间的证明，并允许作者同时向其他专业学术刊物投稿。中国科技论文在线按自然科学国家标准学科分类与代码，将收录的论文分为 40 类，目前共收录文献150 多万篇供用户下载。在中国科技论文在线发表的论文已得到 42 所高校的认可，认为其符合研究生毕业、职称评定要求，并逐步得到广大科研人员的认同。该网站提供快速检索（见图 9.9）、高级检索（见图 9.10）、按学科浏览等检索方式。

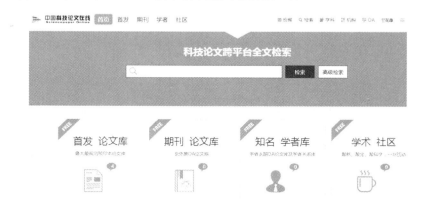

图 9.9　中国科技论文在线快速检索界面

9.1.4　开放存取资源统一检索平台

随着网络技术的发展，开放存取资源得到了空前的发展，也为研究人员获取学术资源提供了一条崭新的途径。但是，由于许多开放存取资源分散存放在世界各地不同的服务器和网站上，因而用户要全面地检索这些资源比较麻烦。目前国内做得较好的开放存取资源统一检索平台有 Socolar 系统和开放存取图书馆。

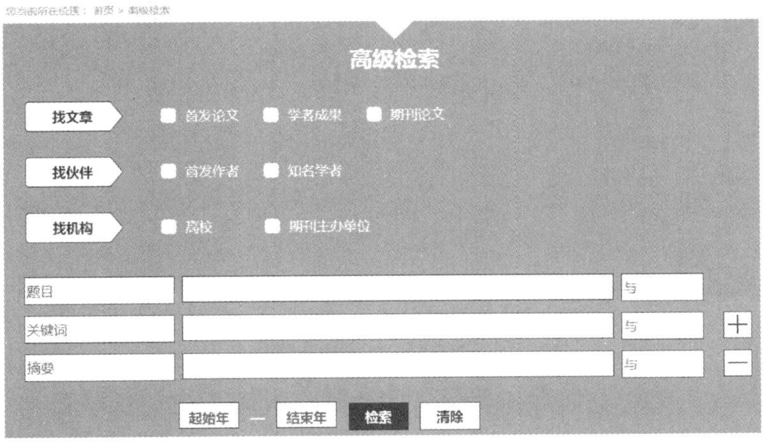

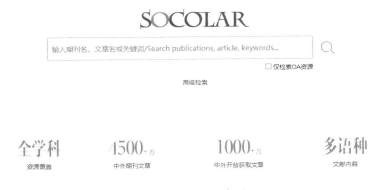

图 9.10　中国科技论文在线高级检索界面

1. Socolar 系统

Socolar 系统(网址为 http://www.socolar.com)由中国教育图书进出口公司创建,旨在为用户提供重要的开放存取资源检索和全文链接一站式服务的公共服务平台。该平台全面收录来自世界各地的各种语种的重要开放存取资源,并优先收录经过学术质量控制的期刊(比如同行评审期刊)。用户只要可以访问互联网,就可以不受任何限制地访问该平台。Socolar 系统支持各种检索方式,包括普通检索、浏览式检索、高级检索,并支持通配符(＊)检索,如图 9.11 和图 9.12 所示。

图 9.11　Socolar 主页

2. 开放存取图书馆

开放存取图书馆(Open Access Library ,OALib)的网址为 http://www.oalib.com/,是基于一个开放存取的元数据库的搜索引擎,包含 OALib 期刊、OA 期刊论文检索、OALib Preprints 以及外来预印本和后印本的存储。OALib 提供的开源论文超过 4 371 396 篇,涵盖所有学科,所有文章均可免费下载。而 OALib Journal 提供同行评审的学术期刊,覆盖科学、科技、医学以及人文社科的所有领域。所有发表在 OALib Journal 上的文章都存放在 OALib 上。OALib 致力于开放存取的文章搜索,网络上一切可以抓取的 OA 文章均可搜索,但只对可全文查看的论文提供元数据。OALib 提供关键词搜索和高级搜索两种搜索方

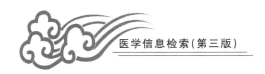

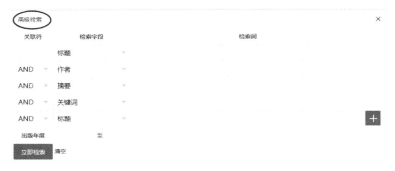

图 9.12　Socolar 系统高级检索界面

式,此外,可以点击首页出版社、期刊、排名栏目链接进入相应栏目,浏览有关栏目的信息(见图 9.13)。

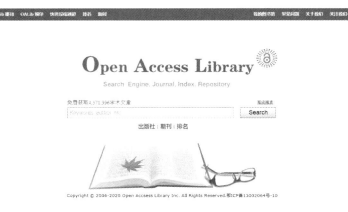

图 9.13　开放存取图书馆主页

9.2　常用医药卫生网站

　　Internet 上的医学网站提供的信息具有覆盖面广、内容丰富、更新较快、交互性强的特点,不仅是获取最新科技信息的手段,还可以作为进行广泛的国内、国际学术交流的平台。

9.2.1　国外常用医药卫生网站

1. 美国国立医学图书馆

　　美国国立医学图书馆(National Library of Medicine,简称 NLM,网址为 http://www.nlm.nih.gov)是世界上最大的医学图书馆,位于美国马里兰州的国立卫生研究院内。NLM 收集了生物医学和健康等领域,包括书籍、期刊、技术报告、手稿、缩微胶片、声像资料等方面的丰富资料,同时提供 PubMed、MedlinePlus 等几十种数据库供用户免费使用(见图 9.14)。其重要的数据库介绍如下。

1）PubMed /MEDLINE

　　点击主页 Databases 栏的"PubMed/MEDLINE"链接,即可进入 PubMed 主页,其具体

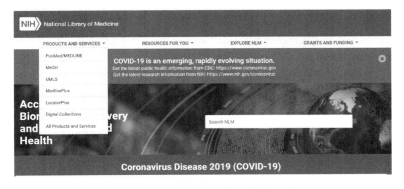

图 9.14　美国国立医学图书馆主页

检索方法见第 6 章。

2）MedlinePlus

MedlinePlus 是为病人及其家属制作的健康服务网站，旨在用通俗易懂的语言为病人提供有关疾病的治疗、药物等相关信息，免费为大众提供可靠的最新医疗信息（见图 9.15）。网站提供关键词检索和主题索引两种检索方式。

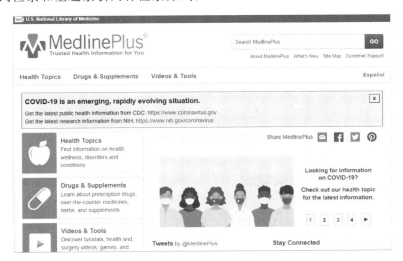

图 9.15　MedlinePlus 数据库首页

3）ClinicalTrials. gov

它包含全世界由 NIH 资助的正在进行的临床研究项目与成果，目前汇集了 216 个国家正在进行或已完成的 349 916 个临床实验研究项目（见图 9.16），是 NIH 非常有特色的信息资源之一。它能提供实验目的、参与者、地址、电话号码等信息，提供快速检索、高级检索、主题浏览等检索方式（见图 9.17）。

4）Images from the History of Medicine（IHM）

它提供美国国立医学图书馆收藏的超过 7 万幅医学史图片，包括从 15 世纪到 21 世纪的人物肖像、照片、漫画、海报等，展示有关医学的、社会和历史的方方面面，如图 9.18 所示。

2. 美国国立卫生研究院

美国国立卫生研究院（National Institutes of Health，简称 NIH，其网址为 http://

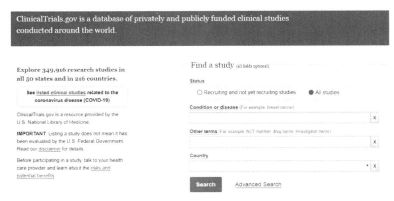

图 9.16　ClinicalTrials. gov 数据库主页

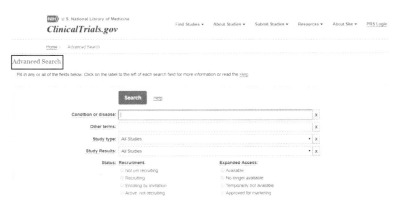

图 9.17　ClinicalTrials. gov 高级检索界面

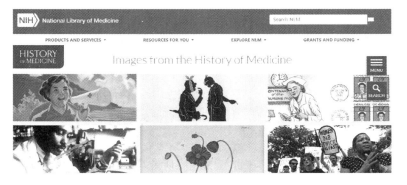

图 9.18　美国国立医学图书馆收藏的医学史图片

www. nih. gov)创建于 1887 年,隶属于美国卫生与人类服务部,是国际著名的生物医学科研机构,由 27 个研究所和研究中心组成,同时是公共卫生服务机构。其网站主页提供的内容(见图 9.19)包括以下几方面。

1)Health Information

该处按字顺提供 NIH 健康资源、有关临床试验的详细注释及进行临床试验的参考资料、健康手册等内容。

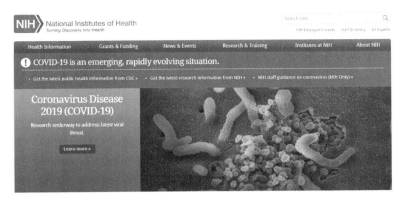

图 9.19 美国国立卫生研究院主页

2）Grants & Funding

该处提供有关 NIH 科研基金申请的详细情况，如基金消息、美国卫生与人类服务部资助的科研项目、NIH 及其 27 个下属研究院院内及院外培训项目、基金申请有关规定等。

3）News & Events

该处提供最新基础及临床科研成果、卫生保健知识、科研新闻、会议及重要事件消息。

4）Institutes at NIH

该处提供 NIH 的科研信息、培训、科学兴趣组、图书馆资源、实验室扶持等科研相关信息。

3. 美国国立生物技术信息中心

美国国立生物技术信息中心（National Center for Biotechnology Information，简称 NCBI，网址为 http://www.ncbi.nlm.nih.gov）隶属于美国国立医学图书馆，是生物遗传学信息的著名网站，能提供近 40 个数据库供大众免费使用。该网站于 1991 年开发的 Entrez 系统能为用户提供序列、图谱、分类及结构数据的统一检索入口（见图 9.20）。其重要的数据库包括 GenBank（基因序列数据库）、Nucleotide（核苷酸序列数据库）、Protein（蛋白质序列数据库）、Genome（基因组数据库）、Structure（结构数据库）、BLAST（同源性分析数据库）、OMIM（孟德尔遗传学数据库）等。

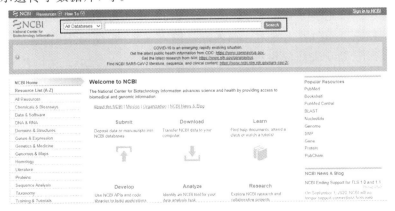

图 9.20 美国国立生物技术信息中心主页

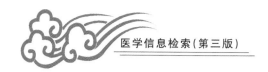
4. 世界卫生组织

世界卫生组织（World Health Organization，简称 WHO，网址为 http://www.who.int/en）是联合国负责卫生的专门机构，该网站提供了世界卫生组织的各组织机构、相关出版物、全球各地医疗卫生新闻、重大传染病疫情防控信息等新资讯和 194 个会员国的基本状况，以及卫生资源、卫生经济、卫生管理状况。它同时提供各种健康主题的链接，以及图书馆数据库、世界卫生组织统计信息指南、世界卫生组织国际分类标准、公共卫生地理信息及世界卫生组织合作中心数据库。该网站设有中文、英文、法文等多个语言版本。

5. Medscape

Medscape（医景，网址为 http://www.medscape.com）由美国 Medscape LLC 公司于 1994 年研制，1995 年 6 月投入使用。由功能强大的通用搜索引擎 Alta Vista 支持，可检索图像、声频、视频资料，至今共收藏了近 20 个临床学科的约 3 万篇全文文献，拥有会员 50 多万人，临床医生 12 万人，是 Internet 上较大的免费提供临床医学全文文献和继续医学教育资源（CME）的网站。它能提供 Medscape、CME、eMedcine、Drugs、MEDLINE 五个数据库的检索，收录资源包括医学新闻、会议新闻、期刊、医学词典、医院名录等。

6. Virtual Library Pharmacy

Virtual Library Pharmacy（网址为 http://www.pharmacy.org）即药学虚拟图书馆，是提供药学信息分类服务的网站，该网站收录了 Internet 上几乎所有与药学相关的网站的网址，包括医药公司、药学会议、医院名录、期刊和图书、政府网站、数据库、虚拟图书馆、新闻等，提供主题分类浏览和快速检索。

7. FDA

FDA（网址为 http://www.fda.gov）是美国食品药品监督管理局（U.S. Food and Drug Administration）的英文缩写，负责全国药品、食品、生物制品、化妆品、兽药、医疗器械及诊断用品等的管理，是国际医疗审核权威机构，是美国专门从事食品与药品管理的最高执法机关。在美国等近百个国家，只有通过了 FDA 认可的药品（应用于人和动物）、化妆品、医疗器械和技术，才能进行商业化临床应用。FDA 主页右上方的 Menu 链接里提供了 FDA 管理的产品的链接和 FDA 的管理规章，包括食品、药物、药学设备、生物制剂、动物食物与药物、化妆品、放射性产品及尼古丁产品，点击后可进入相应的浏览和检索界面。点击主页右上方的搜索图标链接"Search"，弹出检索词输入框。输入检索词，按回车键执行检索。该网站还提供医药最新资讯、公众关注的焦点信息等（见图 9.21）。

9.2.2 国内常用医药卫生网站

1. 中华医学会

中华医学会（Chinese Medical Association，简称 CMA，其网址为 http://www.cma.org.cn/）是中国医学科技工作者自愿组成并依法登记成立的学术性、公益性、非营利性社会组织。中华医学会成立于 1915 年，现有 88 个专科分会，67 万名会员。该网站的主要栏目有学会动态、继续教育通知、学术活动、科普信息、组织管理、科技评审以及由该学会编辑出版的 183 种医学系列杂志信息。

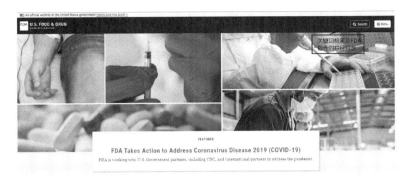

图 9.21　美国食品药品管理局主页

2．中国医药信息网

中国医药信息网（网址为 http://www.cpi.ac.cn）是由国家药品监督管理局信息中心主办的医药行业信息服务网站，始建于 1996 年，专注于医药信息的搜集、加工、研究和分析，为医药监管部门、医药行业及会员单位提供国内外医药信息及咨询、调研服务。它共建有 20 余个医药专业数据库，主要内容包括政策法规、产品动态、市场分析、企事业动态、国外信息、药市行情等，现已成为国内外医药卫生领域不可缺少的重要信息来源。

3．好医生网站

好医生网站（网址为 http://www.haoyisheng.com）由北京健康在线技术开发有限公司创建，是国家卫生健康委员会（原卫生部）、国家药品监督管理局和教育部批准的非学历医学教育机构，隶属"好医生集团"，是目前中文领域最大的医学专业信息服务网站，拥有 600 多万名注册会员。它的主要栏目有"医学资讯""医学公开课""学术前沿""医械世界"等，特色栏目有"继续教育""医生培训""医院课堂""考试培训"。

4．生物谷

生物谷（网址为 http://www.bioon.com）创建于 2001 年，是目前国内最大的生物医药类门户网站。生物谷注重信息内容的丰富性、科学性、专业性和权威性，能及时、全面、快速地把生物医药最新资讯与动态整理并发布于网站上。生物谷的内容包括基础生物学、生物技术产业、生物医药产业、趋势、人物与企业等，它们又根据当前热点领域进行细分，有多级分类。该网站的图库收藏了大量图片。

5．丁香园

丁香园（网址为 http://www.dxy.cn）成立于 2000 年 7 月 23 日，一直致力于医药及生命科学领域的互联网实践。丁香园用户超过 300 万，是目前行业规模最大，且极具影响力的社会化媒体平台。其中影响力最大的丁香园论坛，含 100 多个医药生物专业栏目，采取互动式交流，提供实验技术讨论、专业知识交流、文献检索服务、科研课题申报、考硕考博信息等服务。目前其主要栏目还有论坛导读、丁香客、丁香学院、药学关注、生物关注、职场关注等。丁香园正尝试将服务范围扩展到大健康领域，利用网站的优质医疗资源，结合移动互联网的技术为大众健康服务。丁香园旗下的网站还包括丁香人才、丁香通、丁香客、丁香博客、丁香会议，旨在为用户提供多种形式的交流平台和工具。

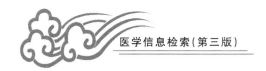

6. 39 健康网

39 健康网（网址为 http://www.39.net）是中国第一个健康门户网站,自 2000 年 3 月 9 日成立以来,致力于为网民提供专业、权威、贴近生活的健康资讯及各种健康服务。39 健康问答是 39 健康网运营的全国较大的网络健康咨询平台,拥有注册医生人数超过 10 万名,所有健康问题均会在 10 分钟内得到解答。39 健康数据库更是包罗万象,收录了国内众多医院、医生、疾病、药品、药企、化妆品、育儿产品等方面的信息资料,并保持实时更新,是国内功能较强大的免费查询健康数据库,号称健康行业百科全书。

思考题

1. 简述开放存取运动概况。国内外重要的开放存取网站有哪些?
2. 简述预印本的定义。国内外重要的开放存取预印本网站有哪些?
3. 国内可用的开放存取资源统一检索平台有哪些?
4. 简述美国国立医学图书馆提供哪些数据库供读者免费使用。
5. 简述美国国立生物技术信息中心提供哪些数据库供读者免费使用。

第 10 章　课题主题分析与文献鉴别、评价

10.1　课题主题分析

　　无论用何种检索工具进行检索,都是从事先存储在系统中的文献里找寻出合适的资料信息,而这些系统中的信息并非是随意堆砌或排列的,它们都是按照一定的规则在系统中得到整理、组织的,因而对于获取者而言就需要了解相关的规则。所谓资料整理就是指对资料进行标引,即对文献进行分析,并选用确切的检索标志(类号、标题词、叙词、关键词、人名、地名等)对文献进行标引,用于反映该文献的内容的过程。标引是指选用检索语言或自然语言反映文献的主题内容,并以之作为检索标志的过程。标引的实质,是按文献的内容特征对其进行主题类属的划分与区分。标引是文献加工中的重要环节,先指明文献内容特征的主题类属,而后配合书目信息编制出各种目录和索引,或存储于计算机内,以便实现文献的检索。

　　F. W. 兰开斯特认为,主题标引包括两个很不相同的智力工作步骤,即主题分析与用词的“转换”。所谓用词的“转换”,是指选用相应的检索语言规范词标明文献的主题类属。因此,标引是主题分析与用词表达两个步骤的结合。标引的质量,对文献的检索效果有直接的决定性影响。衡量标引的质量,一般采用两个客观上可比的指标,即穷举度与一致性。标引穷举度,指标引时是否将文献所讨论的全部主题反映出来;标引一致性,是指不同标引人员或同一标引人员在不同时期,对同一主题文献进行标引时,其主题归属的一致程度。从文献检索的角度看,标引穷举度高,有利于提高查全率,一致性强,则有利于提高查准率。自动标引是指利用计算机对文献自动进行标引,以代替人的脑力劳动的方法。自动标引有两种形式:抽词标引与赋词标引。无论是抽词标引还是赋词标引,首先都需要将文献转化为机读形式。抽词标引以词在文献内的出现频率作为是否取为标引词(用作检索标志的检索词,亦称索引词)的判据。设立频率阈值时,一般以相对频率代替绝对频率,这样效果较好。赋词标引则需要将词表存入计算机内,作为计算机对比选用标引词的依据。为了解决汉语文献的自动标引,须解决汉语中词的自动“切分”问题。既然检索系统是由标引建立起来的,那么对于检索者而言,了解标引方法,就能更好地使用检索系统。从检索的原理可知,越了解检索系统,越容易选择检索提问词,匹配效果越好。即所谓的知其然,还应知其所以然。用户的信息需求类型是多种多样的,获得信息的途径也是多方面的,正确的主题分析能有效降低信息检索中的漏检和误检率。分析所查课题的内容就是要从数量有限的字面中提取对获取文献有帮助的主题内容,是抽取具有实质意义的词的过程。

10.1.1　检索步骤

　　信息检索是一个检索的操作过程,无论什么主题内容,无论何种检索系统,其检索流程

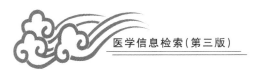

大致相同。在这个程序化的过程中，每一个步骤都是整个检索过程不可或缺的一部分，其中任何一步遗漏或出错，都会对检索结果产生负面影响。因此，在检索的整体流程中，只有把握好检索的共性原则，做好检索的策略调整，才能接近查全、查准的目标。

一个正规的检索课题，应该遵循以下检索步骤：

分析课题需求→提取课题的主题概念→拟定检索词→制定检索式→选择检索工具（数据库/网络检索工具）→选择检索途径→上机操作→浏览检索结果→筛选检索结果并输出。

用户如果对检索结果不满意，可调整检索策略，重新进行检索操作。

10.1.2 文献主题分析

文献主题分析直接关系到所查课题内容的表达是否正确。

1. 主题分析的概念和意义

所谓主题分析，是指根据文献存储和检索系统的要求，对文献内容进行分析，从中提炼主题概念、确立主题类型、剖析主题结构和确定概念间关系的过程。

对课题进行主题分析是检索的初始环节和重要基础。准确的主题分析是正确检索的前提，检索效率的高低，首先取决于课题分析的正确与否。实践证明，检索结果不理想，大部分都与主题分析不正确或不全面有关。由此可见，主题分析是整个检索流程的关键。

主题分析是检索者难以掌握的技巧之一。这是因为每个检索者的专业素养、知识结构和分析能力不尽相同，可能导致对相同的课题提炼出不同的主题概念，或提炼出的主题概念与实际需求之间存在差异。因此，规定主题分析的步骤和方法，其意义在于能使检索者遵循共同的分析步骤，掌握一定的分析方法，避免因主题分析不一致造成检索结果不正确的现象。

2. 主题分析的步骤和方法

文献的主题分析包括五个环节：审读课题需求、提炼主题概念、确定主题类型、剖析主题结构和确定主题概念间的转换关系。这五个环节在主题分析过程中往往交织在一起，很难截然分开。

1）审读课题需求

审读课题需求的关键是，不能只看课题的标题，而要了解课题的相关背景，具备相应的专业知识，即需要了解课题的内涵和外延。同时要区分哪些是主要概念，哪些是次要概念，弄清是否有隐含概念，在课题中是否提及年龄、性别、实验动物等特征概念（词）。考虑课题倾向于什么学科专业，是实验性的还是临床的，是妇产科的、耳鼻喉科的，还是病理学的，等等。

由此可见，审读课题是一个很复杂的过程，只有深度思考，才能保证文献主题分析的质量，从而准确、全面地提炼出主题概念。

2）提炼主题概念

检索者在审读课题的过程中，要根据以上问题的解答，提炼文献的主题概念。对于课题来说，确定的主题概念既不是越多越好，也不是越少越好，而是要恰到好处。

由于检索者知识背景和能力水平的差异，主题概念提炼的结果会有很大差异，尤其是初涉者对课题主题概念的分析把握不好，容易出现各种提炼错误。

（1）主题概念提炼不全：提炼出来的主题概念少于课题涵盖的主题概念。这样会导致漏检，影响查全率。

（2）主题概念提炼过多：提炼出来的主题概念多于课题涵盖的主题概念。由此会造成误检，降低查准率。

（3）主题概念提炼错误：提炼出来的主题概念与课题涵盖的主题概念不相符。在实际检索中，两者完全不符的情况是比较少的，常见的是以大概小或以偏概全。所谓以大概小，就是提炼出来的主题概念的外延大于课题涵盖的主题概念。如"冠心病的药物治疗"这一课题中，如果提炼出"冠心病的治疗"，则以外延大的概念"治疗"代替了外延小的概念"药物治疗"，而且"治疗"的外延包含了"药物治疗"的全部外延，这就是以大概小。反之，如果对于课题"冠心病的治疗"，提炼出"冠心病的药物治疗"，就是以偏概全。在传统逻辑中，外延大的概念称为"属"概念，外延小的概念称为"种"概念。在课题的主题分析中，提炼主题概念时既不能以"属"概念代替"种"概念，也不能以"种"概念代替"属"概念，否则直接影响系统的检索效率。同时，需要注意显、隐性主题的问题。显性主题，即指那些在课题检索中一目了然的主题。一般，课题或文献的题目即可反映出主题内容。有时题名并不能直接揭示全部的主题含义，在字面上是隐性的，或者隐含在某些概念之中的，称为隐性主题。

例如：

"年轻人吸烟"的隐性主题是"吸烟对人体健康的影响"；

"医院支气管肺部感染病原菌对比研究"隐含了"药物耐受性"这样的主题；

"大剂量链脲佐菌素作大鼠皮下注射诱发糖尿病"则隐含了"试验性糖尿病"和"化学诱导性糖尿病"两个主题。

在实际课题检索中，课题主题分析的提炼错误一般是对隐性主题概念的分析错误。此类隐性主题概念往往不容易被发现，常被检索者忽视或弄错。因此，检索者在对课题的主题概念进行分析时一定要认真思索，反复琢磨，透过现象，抓住本质。要想对隐性主题加以提炼就要求检索者具有较高的专业素养，掌握医学专业知识，必要时需要向有关专家请教。

例如："用高脂饮食诱导的小鼠糖尿病"隐含着"实验性糖尿病"和"化学诱导性糖尿病"两个概念；"出血坏死性胰腺炎"隐含着"胰腺炎的病因学"和"胰腺炎的并发症"两个概念。

3）确定主题类型

这里根据课题中讨论的主题数量的多少，将主题划分为以下几种类型。

（1）单主题　单主题是指课题所研究的对象或问题只有一个，即只有一个主题。单主题又分为单元主题和复合主题两种。

① 单元主题：由概念上不能再分解的最小概念单元构成的主题，如"外科学""疾病""肿瘤"等。

② 复合主题：由两个或多个概念单元进行逻辑组配才能表达的主题。例如，"肝肿瘤的治疗""膀胱直肠瘘"等复合主题，应该分析为由"肝肿瘤/治疗""膀胱瘘"和"直肠瘘"多个单元主题概念组配表达。

例如：

抑癌基因　tumor suppressor genes

脑缺血　brain ischemia

高血压　hypertension

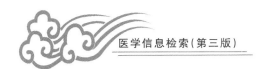

(2) 多主题　多主题又称并列主题,是指课题所研究的对象或问题不止一个,而由几个具有并列关系的对象或问题组成。多主题由两个或两个以上的单主题组成,因此分析时必须将多主题解析为一个个单主题。例如,"儿童营养不良和腹泻的饮食治疗"这一多主题,分析时应该将它分解为"儿童营养不良的饮食治疗"和"儿童腹泻的饮食治疗"两个并列的单主题。

又如:

"食道皮肤瘘"可分解为

　　食管瘘＋皮瘘　esophageal fistula ＋ cutaneous fistula

"心血管对多巴胺的反应"可分解为

　　心血管系统/药物作用　cardiovascular system/drug effects

　　多巴胺/药理学　dopamine/pharmacology

"体外循环的脑保护和肺保护"可分解为

　　"体外循环的脑保护"　extracorporeal circulation ＋brain protect

　　"体外循环的肺保护"　extracorporeal circulation ＋lung protect

4) 剖析主题结构

主题结构是指构成文献主题的各个基本主题因素。剖析主题结构的目的,就是在确定主题类型的基础上,进一步对文献中的各个主题因素进行分析。找出这些主题因素在主题中的作用和关系,即为主题结构剖析。

对课题的主题结构剖析可以概括为六个基本范畴,即主体面、通用面、特征面、位置面、时间面、文献类型面。主题结构的剖析就是分析在每个课题中究竟包含了多少个范畴,以及每个范畴中又包含了多少个主题因素。

(1) 主体面　主体面是指课题主题中的主体部分,即课题所研究和论述的主题中关键性的主题概念。主体面中的主题因素称为主体因素。这种因素涵盖范围很广,各种疾病、药物或化学物质、解剖学、生理学、诊断技术和生物学等概念均属于主体因素。一个课题的主题可能含有几个主体因素,这几个主体因素都可成为该课题的检索入口。

例如:

全身麻醉对胆囊切除术患者心血管系统的影响　　　（画线部分为主体面）

用干扰素治疗丙型肝炎引起超敏反应　　　　　　　（画线部分为主体面）

电针对脑血栓形成患者微循环的影响　　　　　　　（画线部分为主体面）

在提炼的主体因素中也要区分主要因素和次要因素。主要因素,即了解课题的含义,涉及的领域、范围,采用的实验研究方法等。次要因素,即检索范围、时间、文种。

(2) 通用面　通用面是指文献或课题的限定部分,即构成主题的一些通用概念。通用面中的主题因素称为通用因素,主要指《医学主题词表》和《中国中医药学主题词表》中的副主题词所描述和表达的概念。它们一般没有独立检索的意义,仅在主题词中对主体因素起细分、限定和揭示作用。

例如:

脑损伤并发多器官功能不全　　　　　　　　　　　（画线部分为通用面）

伤寒沙门菌引起食物中毒　　　　　　　　　　　　（画线部分为通用面）

超短波对人超氧化物歧化酶的影响　　　　　　　　（画线部分为通用面）

（3）特征面　特征面是指文献研究的对象，即特征词。绝大多数的课题涉及具体的研究对象，如人、动物、性别、年龄、研究类型、出版类型等。

例如：

<u>儿童</u>糖尿病的诊断	（画线部分为特征面）
<u>20 世纪</u>显微外科的杰出成就	（画线部分为特征面）
急性胰腺炎的<u>治疗方法综述</u>	（画线部分为特征面）

特征词是在对文献或检索课题进行主题分析时，经常要选择的一类词，其目的是将检索范围缩小在某一特定的特征词中。如在 PubMed 数据库中经常使用的特征词有动物（animal）、病例报告（cases reported）、对比分析（comparative-study）、女（雌）性（female）、人类（human）、体外研究（vitro）、男（雄）性（male）等，这些词在 PubMed 数据库中作为特征词出现。除此之外，还有许多作为一般检索主题词使用的特征词，用来进一步限定检索内容，常见的有以下一些。

①妊娠（pregnancy）。

②年龄组：新生儿（infants；newborns）、婴儿（infants）、学龄前儿童（child；preschool；2～5 岁）、儿童（child，6～12 岁）、青年人（adolescence，13～18 岁）、成年人（adult，19～44 岁）、中年人（middle aged，45～64 岁）、老年人（aged，65～79 岁；aged，80 岁以上）。

③动物特征词：牛（cattle）、兔（rabbits）、大鼠（rats）、小鼠（mice）、仓鼠（hamsters）、豚鼠（guinea pigs）、鹌鹑（quail）、鸡胚（chicken）等。

④时代特征词：古代（ancient）、中世纪（medieval）、15 世纪（15th century）、16 世纪（16th century）、17 世纪（17th century）、18 世纪（18th century）、19 世纪（19th century）、20 世纪（20th century）等。

（4）位置面　位置面是文献研究和论述的对象所处的空间位置。位置面的主题因素称为位置因素，包括国家、地区、地名及机构方面。从地理方面对主体因素进行限定和修饰。

例如：

<u>中国</u>医疗卫生事业的发展	（画线部分为位置面）
<u>上海</u>×××大流行	（画线部分为位置面）

（5）时间面　时间面是指事物对象所处的时间范围的属性概念，如年代、朝代、时代等。

（6）文献类型面　文献类型面是指文献类型方面的各种属性概念。如综述、英文摘要、临床文献、实验研究、病例报告等。文献类型面只代表文献属于什么类型，而并非文献的主题因素。

5）确定主题概念间的转换关系

如果在对课题的分析中考虑利用主题词检索途径，则需考虑主题概念的转换。所谓转换主题概念，即将所分析出的主题概念，用相应的检索语言进行转换，即对照《医学主题词表》或《知识组织文献分类表》，将主题概念转换成检索系统中认可的检索标志。

主题词常见的转换方法有以下几种。

（1）直接转换　直接转换是指所分析的主题概念在主题词表中有相应的专指主题词，将其直接转换成主题词即可。

例如：

葡萄球菌感染

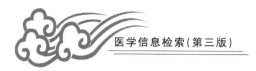

分析概念主题：葡萄球菌感染

转换检索主题：葡萄球菌感染

幽门螺旋菌与胃癌

分析概念主题：幽门螺旋菌；胃癌

转换检索主题：螺旋菌；幽门；胃肿瘤

（2）俗语的转换　俗语的转换有两种情况。

一种是文献或课题检索中常常涉及的一些约定俗成的词，需要转换成规范主题词。例如，"怀孕"应转换成"妊娠"；"红血球"应转换成"红细胞"。

另一种是药名、化学物质名称、疾病名称等的中译名和俗称的转换。例如，"艾滋病"应转换成"获得性免疫缺陷综合征"；"心得安"应转换成"普萘洛尔"；"异搏定"应转换成"维拉帕米"；"冠心病"应转换成"冠状动脉疾病"等。

（3）不准确概念的转换　有时所使用的概念术语不够准确，需要转换成准确的主题语言。例如："子宫纤维瘤"，从肿瘤的组织分型角度理解，应为子宫平滑肌瘤，所以应转换成"子宫平滑肌瘤"；"胃溃疡"要转换成"消化性溃疡"；"假性嗜铬细胞瘤"应转换成"嗜铬细胞瘤"；"类肉芽肿"应转换成"肉芽肿"等。

（4）一词多义的转换　如一些英文词，一词多义，要根据课题内容进行转换。例如："lesion"意为伤口、病变、病损、损伤，可根据文义转换为疾病、病理状态或器官、组织损伤；"disorder"意为紊乱、障碍，在一些文中可以转换为疾病或器官功能不全。

（5）概念的分解转换　对于复合主题，必须有两个或两个以上的主题概念才能表达，但在日常描述过程中，往往将概念进行综合描述，这时需要对主题概念进行分解转换。例如："胃肠瘘"应转换为"胃瘘"＋"肠瘘"；"肝挫伤"应转换为"肝/损伤＋挫伤"。

（6）副主题词的转换　有些自然语言可以转换为副主题词。例如，化学物质的活性、结合、降解、释放、吸收等可以转换为"/代谢"；器官、组织、细胞等的功能可转换为"/生理"；面临、展望、未来可以转换为"/发展趋势"；暴发、流行、发病率等可以转换为"/流行病学"；突变、重组、变异、基因表达等可以转换为"/遗传学"等。

6）合理组配

主题分析的实质有两点：一是选择主题；二是组配主题。所以组配是文献检索或文献标引工作的重要环节。

所谓组配，就是根据主题词之间合理的逻辑联系及确切的语义概念，将主题词与主题词、主题词与副主题词、主题词与特征词等进行有限条件的组合，其最终目的是限定检索内容，提高检准率或检全率。

常见的组配类型如下。

（1）主题词与主题词的组配，也称概念组配。这是由两个或两个以上的主题词组合而成的复合概念，这种组配有三种类型：两个以上主题概念的组配；主题词和地理名称的组配；主题词和特征词的组配。例如

出血性溃疡：胃溃疡；消化性溃疡

九江市首例戊型肝炎报告：肝炎，戊型；人类；病例报告；江西

新生儿肺出血：肺出血；婴儿，新生儿；病例报告

阿司匹林对小白鼠乳腺癌细胞株的抑制：阿司匹林；乳房肿瘤；试验性；动物；小鼠

（2）主题词与副主题词的组配（方面组配）。例如

白细胞介素-4 对破骨细胞的分化作用：白细胞介素-4/药理学；破骨细胞/药物作用

妊娠期合并多器官功能不全的诊治：妊娠/并发症；多器官功能不全/诊断；多器官功能不全/治疗

（3）主题词和关键词的选择。

关键词属于自然语言，能代表文章论述的主要内容，不需要进行处理和规范。要注意选择能恰如其分地、直接地反映文献内容的关键词。例如，"主动脉瓣狭窄"，应直接选择"主动脉瓣狭窄"，而不应该选择"主动脉瓣，狭窄""主动脉瓣疾病""心瓣膜疾病""先天性心脏病和心脏病"。同时，对某些词也应该适当地加以限定，如"糖尿病的遗传"，应该选择"糖尿病""遗传学"。同样，"慢性阻塞性肺病的 CT 检查"，应选择"慢性阻塞性肺病""X 线计算机断层摄影术"，不应选"慢性阻塞性肺病""X 线诊断或慢性阻塞性肺病""诊断"。

主题词属于一种规范化检索语言，有严格的标引词表进行规范化控制。主题词除了要根据课题内容恰当地选择外，还应查阅主题词表，将自然语言转化成规范化检索语言。

我国在生物医学领域常使用的主题词表有：美国国立医学图书馆编制的《医学主题词表》，我国的《汉语主题词表》《中国中医药学主题词表》等。

例如，查找有关高丽参的化学成分、特性和药物副作用方面的文献，如果以主题词 ginseng（人参）进行检索，检出文献包括各类人参；如果仅以关键词 Korean ginseng（高丽参）进行检索，则不能进一步限定至化学成分、特性和药物副作用，因为只有主题词才能配副主题词。

在实际检索中，要保证文献的查准率和查全率，就要将主题词和关键词加以综合利用，要有丰富的专业知识，确定相关的同义词和近义词。一次成功的检索要经历多次检索策略的调整才能完成。

10.2　文献的鉴别和评价

搜集到的原始文献通常是杂乱无章的，要想很好地利用文献，就需要进行必要的整理、鉴别和分析。整理是将文献进行有组织的整理，使其由无序变为有序，成为可以利用的形式的过程；鉴别是剔除低质、内容不可靠、偏离主题或者重复的文献，区别重要文献和次要文献，做到选用有据的过程；分析是通过定性或定量的方法，提出观点，得出结论的过程。

10.2.1　文献的整理

1. 形式上

凭借文献某一外在依据，对其进行分门别类的整理，即对文献的粗加工。例如，可按照文献的载体，也可按照热门程度等依据进行整理。

2. 内容上

针对文献的内容进行以下形式的整理。

1）分类整理

根据文献中课题包含的对象、内容范畴、领域、主题及时间、空间等进行整理。

2）数据整理

数据整理即在对文献进行对比、鉴别后，将相关数据制成统计图、表，便于观察和分析的整理工作。

3）观点整理

观点整理要注意各种观点和事实的对比，包括矛盾的观点或事实的剖析、不同观点或事实的列举、相近观点或事实的归并、相同观点或事实的去重等。

10.2.2 文献的鉴别

搜集的文献质量到底如何，关系着文献本身是否有价值，同时关系到最终研究成果的价值。文献的鉴别通常从可靠性、先进性、适用性等方面入手。

1. 可靠性

可靠性主要是指文献能够客观、真实地反映科学研究与医疗实践活动的程度。原始信息的可靠性一般包括四个方面，即真实性、完整性、科学性和典型性。

2. 先进性

在时间上，文献的先进性表现为内容的新颖性；在空间上，可按照地域分级别来鉴别，例如国际水平、国家水平、地区水平、行业水平等。

3. 适用性

适用性主要是指对于用户而言，文献可利用的程度。判断适用性是以可靠性和先进性为基础的，要将文献的提供源和使用源在各方面的情况加以对比，找出异同。它是决定文献价值的重要因素。

10.2.3 文献的分析、评价

文献的分析、评价是一项综合性很强的思维活动，需要运用各种方法、手段对获取的文献进行定性或定量分析，得出结论。它侧重于相关分析、理论构架的形成、研究方法的选择和比较、模型的建立和评估以及优势分析、预测分析等。国内相关统计数据显示，85%以上的科研成果是以期刊论文的形式出版发行的。期刊的影响力决定了其在国内外研究同行中的影响程度，影响力的评价指标主要有核心期刊、期刊被国际著名检索系统收录的情况、影响因子、被引频次等。常用的英文学术类核心期刊评价工具有美国的 *Journal Citation Reports*（期刊引用报告，JCR）。中文学术类核心期刊的评价工具有三种，即《中文核心期刊要目总览》《中国科技期刊引证报告》《中国科学计量指标：论文与引文统计》。

1. 核心期刊

核心期刊是指刊载某学科文献量大，文摘率、引文率和使用率均高的那部分高质量期刊。

1）统计方法

（1）载文法　这是将某一领域的期刊按照相关载文量的多少递减排列，然后累计排在前面的 n 种期刊的载文量的方法。当此载文量与所统计的全部期刊总载文量的百分比达到了选定的要求，即可确定前 n 种期刊为核心期刊。

（2）文摘法　这是根据被书目文献数据库摘录情况将期刊依次排序的方法，凡期刊中被摘录或索引的论文数量较多者,可选为核心期刊。

（3）流通率法　这是对馆藏期刊在一定时间内的外借次数、馆内阅览次数、复制次数进行统计分析,流通率高的即为核心期刊。

（4）引文法　这是根据期刊上文献被引用情况的统计,如按照文献被引量、影响因子、即时被引指数等将期刊排序的方法,靠前的、被引用率高的期刊被认为是某一学科的核心期刊。

（5）专家评审法　这是由各学科领域的专家、学者等对各学科的学术期刊打分、评选的方法。

（6）综合法　因以上各种测评方法都存在局限性,于是将引文法、文摘法和流通率法等多种方法结合起来进行测定,就是所谓的综合法。

2）评价工具

由北京大学出版社出版的《中文核心期刊要目总览》对每种期刊的基本情况（如主办单位、联系地址、专业范围等）都有介绍,此书的编制具有很强的现实意义。科研人员查询核心期刊目录及作者投稿都是有选择性的。科研人员撰写论文,其目的不仅仅在于发表论文,更重要的是论文能被他人阅读,成果能被社会认可、引用,并对社会发展和科技进步起到积极的推动作用。这就要求作者要根据自己论文的内容和适应范围等,有目的地向适当的期刊投稿。如果一篇研究水平较高的论文被不对口的期刊录用,则会因读者群和发行范围等方面的因素,使得阅读的人很少,无法发挥其作用。因此,科研人员应在保证学术水平的前提下,选择合适的核心期刊来投稿。

2.《中国科技期刊引证报告》

科技部自 1987 年起,委托中国科学技术信息研究所编制"中国科学引文索引"（Chinese Science Citation Index,简称 CSCI）,并参照 JCR 的模式,编制了《中国科技期刊引证报告》（CJCR）。它所用的期刊引用计量指标主要用于显示该期刊被科研人员使用和重视的程度,可以帮助科研人员确定相关领域的国内核心期刊并有针对性地发表论文,提高论文的知名度,使更多的同行专家能对其进行评价。与 JCR 一样,它只是从某些角度评价期刊的影响力,而不是用来评价某篇论文的质量水平的。

3. 中国科学引文数据库

中国科学引文数据库（Chinese Science Citation Database,简称 CSCD）是由中国科学院文献情报中心研制的引文数据库,主要统计数据有:被引频次最多的中国科技期刊 500 名排行表、中国科学引文数据库来源期刊影响因子表和中国科技期刊被引频次及影响因子排行表等。

4. Journal Citation Reports

Journal Citation Reports,简称 JCR,即期刊引用报告。位于美国费城的科学信息研究所（ISI）于 1961 年编制出版了世界著名的引文检索刊物 *Science Citation Index*（简称 SCI）。之后美国科学信息研究所根据 SCI 提供的数据每年出版一份期刊引用报告。期刊引用报告是依据文献引用情况来对期刊影响力进行评价的工具,它从不同的角度揭示了期刊间的引用和被引用情况,列出了每一学科按各引文指标排名的期刊表,从而定量地反映每一种期刊在本学科领域中的排名,是反映期刊质量的定量指标。其主要的统计分析指标有以下几个。

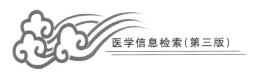

1）期刊总被引频次

期刊总被引频次（total cites）指该期刊自创刊以来所登载的全部论文在统计当年被引用的总次数。

2）期刊载文量

期刊载文量（articles）指来源期刊在统计当年发表的全部论文数，它们是统计期刊引用数据的来源。

3）影响因子

影响因子（impact factor，简称 IF）是指某期刊前两年发表的论文在统计当年被引用总次数与该期刊前两年发表论文总数的比值。即

$$影响因子 = \frac{该期刊前两年发表论文在统计当年被引用的总次数}{该期刊前两年发表论文总数}$$

它是一个相对的统计数值，能避免因期刊发文量不同所带来的偏差。一般来说，期刊的影响因子越大，其影响力和学术价值也越大。它是国际上通用的评价期刊质量的指标。

4）即时指数

即时指数（immediacy index）即 II 值，指某期刊某年发表的论文当年被引用次数与该年发表论文总数的比值。它是表示期刊即时反应速率的指标，又称当年指数。

5）期刊引文半衰期

期刊引文半衰期（journal citing half-life）指某期刊某年发表的全部论文中引用的参考文献，按照发表年排序，取其近期的 50% 的文献的发表年限。根据该指标评价期刊论文跟踪新成果和利用新文献的快慢速度。

6）期刊被引半衰期

期刊被引半衰期（journal cited half-life）指某期刊当年全部被引文献按照发表年排序，取其近期的 50% 被引次数的发表年限，是评价期刊老化速度的指标。

期刊引用报告主要用于分析期刊之间的引用与被引用关系，是评价各类期刊相对重要性的权威工具。科研人员通过期刊引用报告可查找所需期刊的影响因子、引用情况和被引用情况等。同时可了解某一时期某学科领域中影响力最大的期刊，弄清哪些是综述性期刊，哪些是经常利用和引用的期刊，哪些是热门期刊，从而指导科研人员有选择地浏览期刊，并且结合自身的科研实际有针对性地投稿。

5. SCI

1）SCI 概述

SCI（Science Citation Index，科学引文索引）是由美国科学信息研究所（ISI）1961 年创立出版的引文数据库，是世界著名的三大检索系统之一，另外两个是 EI（工程索引）和 ISTP（科技会议录索引）。所谓引文索引是指根据被引论文查找引用论文的一种文献检索方法。一篇科技论文在写作过程中需要参考其他有关论文，或将其作为理论依据，或将其作为比较对象，或借其说明自己的创新之处，一些评论性论文更是以评论其他论文作为自己的任务。这种参考他人研究成果的引用工作也是论文创作的重要部分，发表科技论文时应该以引用书目或参考文献的方式列在文后。这样就形成了论文间相互引用与被引用的"关系网"，由此就建立了引文索引。

SCI 的所有论文都是从 ISI 庞大的自然科学资料库中选取的，该资料库中的主要文献是

期刊,也有少量的会议文献、报告、专著、丛书等出版物。科研人员可以运用引文数据、期刊标准和专家评判的方法选择某一种期刊。其中,引文数据是定量的硬指标,它客观、公正,具体指标包括引文量、影响因子、当年指标三项。SCI 索引不仅可以从引文角度评价文献的学术价值,还可以快速地组建研究课题的参考文献网络。如果某期刊被 SCI 收录,则该刊物上发表的所有论文都被 SCI 收录,这只能说明该论文所在期刊的各项指标已经达到 SCI 的收录要求,并不是说被 SCI 收录的论文全是高质量的。

2）引文索引的作用

（1）追踪。

通过引文索引,可检索出一篇文献的参考文献及后来引用它的文献,从科学的角度查明文献与其他文献的引证关系,反映各项研究之间的联系,从而了解其所论述问题的产生原因和目前的研究进展,以追踪课题的相关情况。同时综合性引文索引通过揭示文献之间的联系,可以使读者追踪学科之间的交叉渗透,了解其间的联系。

（2）评价。

① 评价学术论文的价值和影响力。通常情况下,高质量的文献被引用的次数多,有生命力的论点被引用的年限长。了解文献被引用的情况将有助于评价文献的科学价值和影响力,有助于用户选择合适的文献。

② 评价学者的科研水平和影响力。在某一学科领域卓有成就的人,其论文往往被经常引用。因此,作者发表文献的被引用情况有助于评价作者的科研水平和影响力。

③ 评价学术期刊的整体质量。学术期刊所刊载论文的被引用情况可以用来对期刊进行评价。评价指标有影响因子、被引半衰期、被引频次等。

④ 评估机构、城市、国家和地区的宏观科研水平。从其科技论文的发表数量和被引用情况,可以判断它的整体科研实力。

（3）分析。

通过引文索引可以获得各项评价指标,根据查出的相关数据进行计算和分析。同时,可以利用引文数据库,检索出各个国家、地区、学科领域的多频次被引用文献,利用引文分析法了解学科的研究热点。这些数据还可被科研人员用来确定研究方向或领域,被科研管理部门用来分析和追踪国际研究热点,判断科学发展的趋势,确定可以资助的重点。

10.3　文献聚合管理

RSS 是"rich site summary"或"really simple syndication"的缩写,中文称为"简易信息聚合"。RSS 是一种基于 XML 标准,在互联网上被广泛采用的内容包装和投递协议,是一种描述互联网内容的格式。RSS 是 Internet 上连锁内容和元数据的一种格式,用于共享标题和链接到新闻文章。对于新闻文章,真正的文章不一定是共享的,但是关于文章的元数据通常是共享的,这种元数据可以包含标题、URL 或者摘要。对于出版商而言,RSS 是一种重要的工具,把第三方的内容集成到用户的站点中。

RSS 是一种 XML 语言。所有的 RSS 文件必须符合万维网联盟（World Wide Web Consortium,简称 W3C）Web 站点上发布的 XML 1.0 规范。

越来越多的信息难以找到合适的渠道传递给用户,在 RSS 推出之前,用户获取信息的

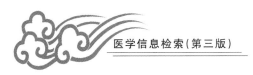

方式为直接访问站点、电子邮件提示。然而,传统的 E-mail 发布形式由于"垃圾"邮件和病毒的盛行,已为大多数用户所摒弃。RSS 可弥补以上不足,向用户终端的阅读器定期发送各类信息,用户获取的信息具有针对性和时效性。

1. RSS 的特点

RSS 通过 XML 标准定义内容的包装和发布格式,使内容提供者和接收者都能从中获益。对于内容提供者来说,RSS 是一个实时、高效、安全、低成本的信息发布渠道;对于内容接收者来说,RSS 提供了一个崭新的阅读体验。

1)来源多样的个性化"聚合"特性

因为 RSS 是一种被广泛采用的内容包装定义格式,所以任何内容源都可以采用这种方式来发布信息。用户端的 RSS 阅读器软件就是按照用户的喜好,有选择性地将用户感兴趣的内容来源"聚合"到软件的界面中,为用户提供多来源信息的"一站式"服务软件。

2)信息发布的时效性、低成本性

新内容在服务器数据库中出现的第一时间就被 RSS"推送"到用户端的 RSS 阅读器中,极大地提高了信息的时效性和价值。包装技术极为简单,而且是一次性工作,使长期的信息发布成本降低。

3)无"垃圾"信息,方便管理

RSS 阅读器的信息订阅完全是用户根据个人的喜好以"频道"的形式自行订购的,它可以屏蔽其他用户没有订阅的内容及广告、垃圾邮件等噪声内容。此外,对于下载到本地阅读器的订阅内容,用户可以采用离线的方式进行阅读、存档、搜索、排序、分类等管理操作,在阅读的同时达到对信息的管理。

2. RSS 的应用

用户通过 RSS 订阅,可从网络上获取最新的文章标题、内容提要及全文链接等信息,并可根据喜好有选择地进行阅读。信息被主动推送到用户桌面,用户不必直接访问网站就能得到最新的信息。用户定制 RSS 后,只要通过 RSS 阅读器,就可看到即时更新的内容。通常在时效性比较强的内容上使用 RSS 订阅,能更快速地获取信息。

RSS 是给 Web 上不同端点提供一种内容交换的机制,RSS 技术标准本身就是为这种内容交换而定义的一套规范。在这里,Web 端点要交换的内容首先要满足 XML 标准的输出格式。

在一个 RSS 信息分发的过程中,内容发布商首先将要发布的内容按照 RSS 定义的方式输出为一个标准的 XML 文件,该文件在 Web 上要由一个唯一确定的地址来标志。用户端在得知该 XML 文件的地址后,将其导入相应的 RSS 阅读器作为监测地址。然后,RSS 阅读器按照事先设定的频率,每隔一段时间对监测的 RSS 地址进行扫描,查看目标 XML 文件是否有变动,一旦发现该文件被改动过,就将此 XML 文件自动下载到本地。

被监测的 XML 文件中保存着标准 RSS 格式的信息,这些信息用不同的标签来标注。有频道名称、标题、链接地址、内容提要、语言、发布时间、作者、分类等十多种预先定义的标记。用户接收到信息后,就能在 RSS 阅读器中看到这一频道下所有最新文章的标题和每篇文章的内容摘要。

为了保证 RSS 订阅内容的即时性,在内容的发布端,信息的提供者还需要建立一种内容同步机制，每当 Web 站点的内容更新时，都要根据最新添加的内容向原有的信息文件（XML 文件）加入新的信息。这样，当 RSS 阅读器在事先设定好的时间间隔内启动对目标文件的监测时，就能发觉该文件已经有所变动，并能重新下载此文件到本地客户端。

　　目前，有两种方式可以提供有关医学资源的 RSS 服务，一类是商业数据库的 RSS 服务，另一类是网络上免费的医学资源提供的 RSS 服务。在能提供此项服务的网站上可以看到 ▧XML 、▧ 、XML RSS 2.0 、RSS 、XML 图标，通过本地安装 RSS 阅读器和网络在线浏览最新资讯两种方式得以实现。商业数据库有中国知识基础设施工程（CNKI）旗下的中国学术文献网络出版总库（见图 10.1）、SpringerLink 全文数据库（见图 10.2）、ProQuest Medical Library 全文数据库、OVID LWW 期刊全集数据库、Elsevier MD CONSULT 数据库。免费提供医学资源 RSS 服务的数据库主要有 PubMed、Medscape、医药时讯等。

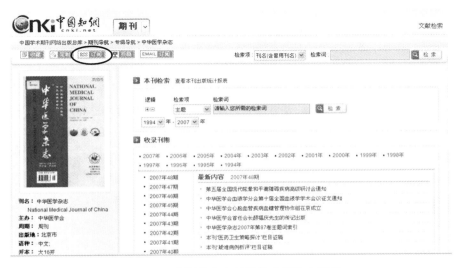

图 10.1　中国学术文献网络出版总库页面

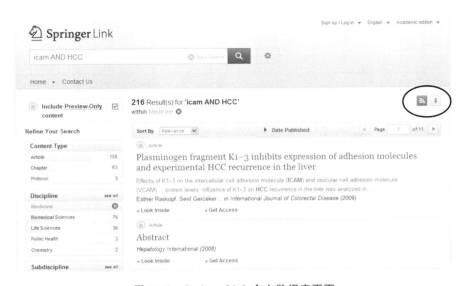

图 10.2　SpringerLink 全文数据库页面

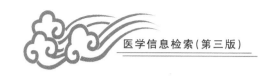

10.4　文献的管理

目前科研人员在从事科学研究前都需要搜集大量的文献进行研读。面对大量的文献，如果没有好的文献管理工具，仅仅依靠个人的能力进行文献分类管理是相当麻烦的，因此，亟待出现文献管理的软件。文献管理软件是集检索、管理、分析及论文写作为一体的，能帮助用户高效地进行文献管理的软件。比较有名的文献管理软件有 Endnote、NoteExpress、医学文献王、Reference Manager 等。

10.4.1　Endnote

Endnote 是 ISI 的产品，是 ISI Web of Knowledge 平台的一部分，为用户提供检索和分析文献等方面的功能。Endnote 分单机版和网络版两种，其单机版的使用方法和 NoteExpress 使用方法类似，在此仅介绍网络版的使用方法。

Endnote Web 为购买了 ISI Web of Knowledge 平台的用户提供可免费使用的软件，在 IP 允许范围内的用户都可注册使用。首次使用时需要注册一个账户，注册并登录成功后可在网页上找到我的参考文献、收集、组织、格式化和选项五个工具栏。利用以上工具栏可实现以下四个功能。

1. 收集文献

1）在线检索

Endnote Web 可以直接对 Web of Science、PubMed 和其他许多文献数据库进行在线检索，用户通过"定制列表"收藏个人常用的数据库链接地址，选择一个数据库，输入检索条件检索后，选择要保存的检索结果，添加到组，即"My Groups"，即可保存并默认为未归档文献。

2）新建文献

新建文献即通过手工录入的方式逐条输入的文献，用于没有题录信息的输入。

3）导入文献

利用 Endnote Web 提供的各种导入过滤器，以及标准的 RefMan(RIS) 和制表符分隔格式，可以成批导入文献。在主界面上单击"收集"，进入后单击"导入参考文献"，在文件处单击"浏览"，找到并选择包含参考文献数据的文件和过滤器字段，选择与参考文献数据格式匹配的过滤器格式，选择保存位置后，单击"导入"即可。

2. 管理文献

管理文献是在"我的参考文献"界面对收录的参考文献进行编辑、检索、分组等操作。

3. 组织文献

Endnote Web 对专题文献进行网络协作管理。"管理我的组"可以对个人的文献分组进行管理和共享，设置要共享的文献分组及允许访问的 E-mail 账户；"其他人的组"可以阅读其他人的共享文献；"查找重复项"可以检索个人收集的文献里是否有重复的文献。该功能对同一课题组的研究者之间共享文献是很重要的。

4. 格式化参考文献

Endnote Web 的格式化工具栏中主要设置了"书目""Cite While You Write""格式化论文"和"导出参考文献"子菜单。"书目"可把收集的文献按照指定的书目输出格式及指定的文件格式保存为文本、打印或发送到电子邮件中；"Cite While You Write"用于使用 Word 撰写论文时自动插入参考文献并设置引文和书目的格式；"格式化论文"可对论文的参考文献按照指定期刊格式进行格式化；"导出参考文献"可把指定的参考文献以 BibTex 或 Endnote 格式导出。

10.4.2　NoteExpress

NoteExpress(简称 NE)是北京爱琴海软件公司设计的一款文献管理软件，它实现了对文献的导入和有序化管理等功能。它所管理的文献对象主要是各种题录信息。题录是指描述文献外部特征的条目，通常包含文献的题名、著者、出处等信息。该软件主要功能如下。

1. 建立题录数据库

用户安装好软件后，根据个人的需要建立相关文献的题录数据库，选择"文件"菜单下的"新建数据库"项，命名后单击"确定"按钮进行保存。在新建数据库中可以通过三种方式建立新的题录信息：手工建立、检索结果的批量导入和从在线数据库检索后直接导入。

1）手工建立

数量不多且零散的文献，可以选择手工建立题录。选中所需建立题录信息的文件夹，点击右边的题录列表，选择"新建题录"，确定题录类型，输入作者、题名、出处等信息后保存。

2）检索结果的批量导入

对于已有的文献题录信息或者在数据库中提供了自动生成题录数据的文献，可以用 NoteExpress 的批量导入功能。在提供自动生成题录数据的数据库(如 CNKI 或 PubMed)中进行检索，将检索结果中切题的题录信息选中，输出到剪贴板或特定文件夹下保存，而后在 NoteExpress 中选择相应的数据库，选择"文件"菜单下的"导入题录"项，选择文件来源及过滤器，将题录信息导入到当前数据库中。

3）从在线数据库检索后直接导入

NoteExpress 集成了一些在线数据库或信息源，用户可以通过 NoteExpress 工具栏的"检索"命令选择"在线检索"项，在弹出的检索框中输入检索条件，直接检索并保存题录，这样可以把相应文献自动添加到题录数据库(在 NoteExpress 中建立的)中。

2. 管理数据库

在 NoteExpress 建立了题录数据库后，可对其中的文献进行管理，包括排序、查重、检索和全文管理等。

1）排序

单击题录区某个字段(如题名、作者等)项的标题栏，即可按照此字段进行排序。

2）查重

对重复的数据进行处理即为查重。打开"查找重复题录"窗口，选择需要管理的文件夹，设置查重的条件即可开始查重，之后可将重复的数据删除。

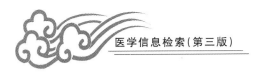

3）检索

要阅读 NoteExpress 的题录,可以利用检索功能实现。确认要检索的文件夹,在工具栏的检索框中输入检索词,然后按回车键即可。如果有多项条件的设置,可单击"检索"下的"在个人数据库中检索"项进入高级检索界面,输入检索词,限制检索的其他条件,单击"检索"按钮即可。如果要追踪某一专题的趋势,则可将检索后的检索词所在文件夹进行保存操作,即选好专题文件夹并单击"保存检索",这样可以保存检索结果,并且该文件夹的内容会自动更新,一旦新加入的题录信息满足该检索条件,则会自动出现在该专题文件夹中。

4）全文管理

在科研过程中,常会收集大量的论文原文,如何对庞杂的论文进行有效管理呢? NoteExpress 就能解决这个问题。该软件可以将文献全文或任何格式的文件以添加附件的方式与题录形成关联,组成个人的资源库。在需要添加附件的题录上右击,在快捷菜单中选择"添加附件",确定附件的类型(文件、文件夹、网络链接或笔记等),选择要添加的文件即可完成添加操作。当要阅读时,双击附件就能打开该文件。

5）笔记

收集的文献要经过个人阅读才可转变为自己的知识,因此在阅读的过程中常需要及时记录心得,NoteExpress 便提供了这样的笔记功能。用户可以通过两种方式创建笔记,一种是在选中笔记的文件夹后,在笔记列表上右击直接创建笔记;另外,可以在选中的题录上右击,在弹出的快捷菜单中选择"为题录新增笔记"来增加笔记。要想在以后阅读相关文献时查阅笔记,就要把笔记和题录进行关联,在需要时点击题录下方的"笔记"即可打开笔记。

6）统计、分析

研究人员常需要对研究课题的文献进行定量分析,如统计文献的年度分布、作者分布、期刊分布等情况,以掌握该课题的研究状况和发展趋势。利用 NoteExpress 就可实现以上目标。用户只需在 NoteExpress 中建立一个文件夹,把要统计的课题数据导入后,在文件夹上右击,在弹出的快捷菜单中选择"文件夹信息统计",就能得到按照年份、期刊、作者等字段的统计资料。

3. 撰写论文

科研工作者不仅可以运用 NoteExpress 管理文献资料,提高文献的利用效率,也可以利用 NoteExpress 在论文中插入格式化的参考文献。

1）插件功能

安装了 NoteExpress 的计算机每次打开 Word 文档时,都会在左上方显示工具栏。功能从左往右依次为:转到 NoteExpress、在数据库中检索、插入引文、编辑引文、格式化参考文献、去格式化、定位引文、查找引文、查找上一条、查找下一条、插入笔记、清除域代码、导出到数据库等。如果没有该插件,请单击 NoteExpress 菜单工具"选项"下的"扩展"子菜单,重新安装 NoteExpress Word 插件。

2）插入参考文献题录

在 Word 里插入参考文献题录的步骤如下。

选择 Word 插件上的"转到 NoteExpress"项,启动 NoteExpress 软件。

在 NoteExpress 主界面上选中"题录"文件夹,单击,选择右侧题录列表中的目标题录。

切换到 Word 文档界面,将鼠标指针移至要插入的注释处,单击,选择插件列表中的"插入引文"项。

　　单击 Word 插件的"格式化"项,选择"浏览",选择要使用的输出样式,单击"确定"按钮,即可自动完成引文格式化。用户还可在文中插入引文处,单击"编辑引文"按钮来编辑引文格式,单击"样式"按钮设置引文的输出样式等。

　　参考文献设置完成后,如不再修改,可单击插件上的"去除格式化"按钮;单击"清除域代码",断开与 NoteExpress 的关联。注意执行此步骤时要先关闭 NoteExpress 软件。

4. 参考文献的导出和交换

　　NoteExpress 的题录可以导出,便于用户之间的交流,具体操作如下。

　　(1) 在题录列表中选中需要导出的题录。

　　(2) 选择菜单"文件"下的"导出题录"项,确定导出题录的数据样式。

　　(3) 选中要输出的题录,通过"文件"下的"导出题录"项进行操作。

思考题

　　1. 何谓主题分析? 试述主题分析的步骤和方法。

　　2. 何谓主题结构? 主题结构包含哪几个基本范畴?

　　3. 试述常见的文献主题组配类型有几种。

　　4. 常用的期刊评价工具主要有哪些? 评价指标有哪些?

　　5. 试述影响因子的概念及其作用。

　　6. 试述引文索引的概念及其作用。常用的引文数据库举例。

第 11 章　医学文献写作

11.1　医学科技写作概述

科技论文是医学信息传播的工具,科技写作是交流科研成果的手段,是科研工作的一个重要阶段,也是一名科技工作者必须具备的素质。它对促进科技发展、推动社会进步起着重要的作用。

11.1.1　医学科技写作的特点

在人类的科学技术活动中,将取得的成果以书面形式记录下来,用于实现科技信息的生产、存储、交流、传播和普及,这种社会活动的过程就叫作科技写作。

科技写作运用在医学领域就是医学科技写作。医学是研究人类的生命过程,保护和增进人类健康,预防和治疗疾病的一门科学。现代医学的发展已经从"生物医学模式"向"生物-心理-社会医学模式"转变,所以,医学科技写作的内容就涉及医药科学研究、临床医学、社会卫生、医学教育等领域。它有如下特点。

1. 医学科技写作的科学性

科学性是医学科技写作的基本要求,是医学论文的精髓,主要体现在以下几方面。

（1）科技论文内容的科学性　科技论文研究内容必须是真实的,因为医学研究的对象是人,无论用实验研究、现场调查还是用临床观察的方法来研究人类生命的活动过程,目的都是找出人类疾病的发生、发展规律和防治方法,促进人类健康长寿。因此,医学科技论文的内容不仅要求能够客观地反映医学科研的实践与经验,而且应该能接受实践的检验。

（2）科技写作表述的科学性　科技论文的表述必须准确、明白,也就是语言的使用要十分贴切,不得含糊;概念的表述要选择科学术语;数值的表述要严谨、准确,并经统计学处理。

（3）科技写作论文结构的科学性　其结构要具有高度严密的逻辑性,要用相关分析、综合归纳等方法从错综复杂的事物事理中找到内在规律性。

2. 医学科技写作的创新性

创新性是医学科技写作的生命,没有创新就没有医学科学的发展。所谓创新性,就是要有所发现,有所发明,有所创造,有所前进,要以科学的、实事求是的、严肃的态度提出自己新的见解,创造出前人没有的新理论或新知识,而决不能人云亦云,简单重复、模仿,甚至抄袭前人的成果。在医学科技论文写作中,创新性是指创新点的有无,并不是指创新点的大小和多少,也就是说,只要有创新,哪怕是微小的,也能把医学学术水平再提高一点。

3. 医学科技写作的学术性

学术性是医学科技论文写作的本质要求。所谓学术,是指比较专门、系统的学问。医学论文一般由论点、论据、论证构成,因而要站在一定的理论高度,要分析带有学术价值的现实问题,要遵循逻辑思维规律,将粗浅、零散的感性材料,经过抽象加工、归纳推理及分析得出理论认识。

4. 医学科技写作的规范性

论文写作必须有较为固定的格式。学术论文是一种反映科学研究成果的特殊文献,它能使读者以最高的效率读懂论文的实质内容,如基本的观点、方法、结论等。它不是一般的文学作品,要求格式规范、叙述严谨、逻辑清晰、文理通顺、描述简洁准确。

11.1.2　医学科技写作的基本要求

一般而言,医学科技写作要求主题鲜明、观点正确、结构严谨、文理通顺,当然,根据科技写作的特点,还要达到如下要求。

1. 标题一定要准确

标题是文章的重要组成部分,也是主题的一种表现形式,它能起到标示、概括、加强主题的作用。

1）标题要揭示所讨论问题的本质

一篇医学科技论文的题目应该能够准确地表述文章的中心内容,恰当地反映研究的范围和达到的程度,使人看到文章的题目就可以抓住文章的主题。

2）标题要简洁、切题

简洁是指用尽可能少的文字表达文章的主题。因为医学科技论文不同于文学艺术作品,题目不需要艺术加工,不需要含蓄,而是要用高度概括的词语和句式。

医学科技论文的标题字数一般不超过 20 字。

3）题目中的语言要符合逻辑关系

在医学科技写作中,一定要注意语言的逻辑性,不要文不对题、词不达意。

4）题目中不能使用泛指性很强的词汇

要准确使用词汇,以增强题目的透明度,确切地反映作者的研究成果。反之,用词过于笼统会造成文不达意。例如,"肿瘤的研究""艾滋病的研究"等题目就太过空泛、笼统,反映不出文章的内容。有时为了照顾笼统的题目,而使文章的面铺得太宽,以至于论述不集中,重点不突出,虽用很长的话语却不能透彻地说明一个具体的问题。

2. 内容一定要有创造性

创造性是医学科技写作的生命,是衡量一篇医学论文价值的尺度,创造性强,论文的价值就高,当然,要发表一篇有价值、有意义、有新的学术见解的论文并非易事。所以,医学科技写作要从实际出发,可以论述某个具有创造性的研究的过程或结果;也可以对某一时期、某一学科、某一专题的研究成果进行系统、全面的综述或评论;或者针对某一方面的问题做科学的动态分析;也可以采用新的研究方法,从一个新角度对已有的理论观点加以阐述。

3. 语言要正确

医学科技写作中,语言表达是非常重要的一个方面,正确使用语言对提高科技写作质量

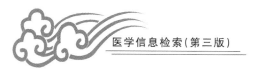

至关重要。

1）语言要准确

语言要准确,首先思路要清晰,必须对所研究的对象有全面深入的了解,这样才能准确运用语言。其次要认真推敲,要用最恰当的词语来描述所研究的内容,准确地表达自己的观点。造句要符合语法规则,推理要符合逻辑,术语使用要恰当。医学科研写作中的数量表达要精确,比喻尽量少用。

2）语言要简明

医学科技写作中,要做到语言简明,就必须在不损害原意的条件下,尽量压缩文字,适当增加语言的容量,删去许多可有可无的口语。

3）语言要规范

医学科技写作中表示计量的单位,应是法定计量单位;外文的翻译要合乎汉语习惯,书写要规范整洁,等等。

4. 文献资料要合理使用

进行医学科技写作,离不开说明科研论点的科技文献、典型病例、实验数据等资料。资料运用得好,文章的论点才更有说服力。另外,引用文献资料要有合理的比例,要注明出处。

11.2　科　研　选　题

人类需要解决在社会实践中发现的特殊问题(矛盾),这就为科研工作者提出了任务和课题。科研课题即问题的提出和选定,也就是科研选题。衡量一个专业人员的科研能力和创新水平,首先看他能否选择一个能够在预定期限内完成的、有学术价值的课题。

11.2.1　选题的重要性

科研的基本程序大体可分为选题、设计、收集资料、得出结论、撰写论文五个步骤。而选题是科研的起点,制约着科研的进程和方向。它集中体现了科研工作者的科学思维、学术水平、实验能力及预期达到的目的。选好、选准了研究课题,等于科研成功了一半。选题如果不合适,那么科研就会事倍功半,甚至可能失败。

选题是贯穿科研全过程的主线,是决定论文是否具有创新性的关键因素,而科研设计的合理性决定了论文的科学性。所以,科研选题和设计是影响论文质量的先决条件,是医学论文写作的关键一步。

11.2.2　科研选题的原则

1. 方向性和独创性统一的原则

所谓方向性,就是既要从我国的实际出发,又要瞄准世界科技的先进水平和目标。所谓独创性,就是所选课题必须与众不同,具有新颖性,也就是所选课题是国内外确实没有研究过的。

这两方面是互相制约、缺一不可的。缺乏方向性的科研,只会是低水平地重复别人的研究,缺乏独创性的科研,则完全是浪费,不可能在科学发展中起任何作用,也不可能获得公认的科研成果。

要解决科研选题的方向性和独创性,必须做好情报调研的"查新"工作。要做好"查新"工作,科研人员必须与情报人员和图书馆工作人员密切合作。

2. 需要性原则

注意考虑国家卫生事业、社会及医学科学发展自身的需要,尽量选择对医药卫生保健事业有重要意义或医药卫生保健事业迫切需要解决的问题。如肿瘤防治的研究、艾滋病的研究。这方面的选题,一般说来比较容易确定课题,因为多为上级有关部门指派的研究项目或招标的攻关课题。

3. 实用性原则

要选本单位、本科室在医疗工作中的难点作为研究课题。这些难点对国家全局来讲可能不是重点课题,但它对局部来说,若不解决,该单位的医疗质量就无法提高。对于这类课题,一定要进行全面深入的文献查找和分析,了解国内外同行目前的研究状况和进展。如果别人已经研究解决了,就在其基础上再进行创新研究。

4. 可行性原则

要根据个人原有的专长和特点研究选题,要具备实施科研选题的客观条件。

11.2.3　选题的基本要求

1. 假说的形成

1）假说的概念

科学假说(scientific hypothesis)又称假说,它是科学实践加上理论思维的产物,也是关于事物现象的原因、性质或规律的推测。就是人们根据前人科学实践所写的文献资料和本人过去的科研实践这两者所获得的经验和知识,对研究问题提出的可能答案或解释。

2）假说的意义

任何科研必须先有假说,实验只是验证假说的根本途径。只有提出一定的假说,人们才有可能进行有意识的实验和观察,才有可能解决问题,才有可能经过反复实践来揭示研究对象的客观规律。建立假说是科研选题的核心环节,可对科学实践起指导作用,同时假说又可以在实践中得到修正和补充,达到构建科学理论的目的。

3）假说的形成

假说来源于科学文献的启示,又发展为超越文献的创造性思维。

首先,运用类比建立假说。这是因为客观事物之间既有矛盾,又有共同点。因此,可以根据共同点,利用已知的事物设想未知的事物。

其次,运用归纳推理来建立假说。因为很多假说的根据是各种特殊的事实,这些零碎孤立的事实只有经过预先的综合和系统化,它们的共同点和主要点才可能被找到。例如,在建立"电离辐射败血症是由于免疫机制受到破坏"这个假说前,首先必须搜集有关败血症产生机制的各种具体事实材料和理论依据,再根据这些材料归纳出"很多败血症是由于免疫机制破坏"的一般结论。这就是归纳推理。

最后,运用演绎推理形成假说。例如,归纳出"很多败血症是由于免疫系统破坏"的一般结论,我们就可以将它试用于特殊的事物——电离辐射引起的败血症,并演绎出"这种败血

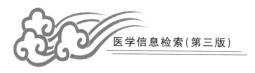

症也可能是免疫机制受破坏所致"的结论。

2. 研究要有创造性

创新是科研的生命，是科研选题得以成立的根本条件和价值所在。创新体现了选题者的创造性。要从下面几个方面考虑创新。

（1）选题研究的内容和提出的问题是前人未涉足的领域，即填补某项空白。

（2）前人虽有研究，但本人提出的新的观点，对以往的理论认识有所发展和补充。

（3）国内外对此虽有过一些研究，但还要结合我国实际情况进行研究，从而填补国内空白，引进新的医学技术。

（4）古医籍或前人已有记载，但不完善、不成体系，要通过逻辑思维加以归纳提高，形成对医学有指导意义的新理论。

3. 选题要具体明确

选题要注意课题的大小、难易，特别是要具体明确。课题的范围与内容选定越具体明确，说明研究者的思路越清晰，回答的问题也就会越深刻。课题的假说越集中，实验对象、实验方法与手段、实验处理因素及实验所选用的观察指标之间的联系和因果关系就越明确，预期结果就越可信。

为使选题的范围与技术路线具体明确，选题应考虑自己的兴趣爱好、知识结构、专业方向、业务特长、对课题的理解和熟悉程度及有无相关的研究成果。选题还应从本专业出发，不选与所学专业、研究方向不相干的课题。通常，选择符合专业方向的课题，研究才能得心应手，容易出成果，达到事半功倍的效果；反之，则无从下手，事倍功半，甚至陷入困境而一事无成。

4. 选题要有可行性

选题要有可行性是指选题实施条件要有保证。主观条件主要是人才的状况，包括研究者的知识结构、研究能力、技术水平、研究经历和相关研究成果；课题组的年龄结构、知识结构和技能组合；梯队的团结与学风状况、原来的研究基础等。客观条件包括信息的获取手段、图书资料、经费、实验设备、协作条件、相关学科的发展程度等。不论课题研究如何需要、如何先进，如果没有人才、信息、经费以及实验条件与手段等保证，都无法实现。

11.2.4　选题的来源

1. 上级下达课题（纵向课题）

上级下达课题，也就是上级有关单位和部门提出来的课题。这类课题多数是为有关部门、地区、行业或单位的全局性或关键性问题的决策而要解决的课题，它包括国家自然科学基金、政府管理部门科学基金、单位科研基金等项目，通常采取招标方式落实计划。

2. 委托课题（横向课题）

委托课题可来自各级主管部门，通常来自厂矿企业与其他机构。其目的是借助受托单位的技术优势，研发某些新产品、新技术、新方法，或者测试分析某些成分。

3. 自选课题

自选课题是医药人员在临床工作或科研活动中自发形成的研究课题。自选课题主要有如下几方面:在招标范围内自选,从遇到的问题中选题,从文献的空白点选题,从已有课题延伸中选题,从改变研究内容组合中选题,从其他学科移植中选题。

11.2.5　科研课题的种类

按照研究过程中获取直接资料途径的不同,科研课题可分为下面几种类型。

1. 调查研究型课题

调查研究型课题是根据特定的需要,有目的地收集、整理有关科技文献,进行必要的实地调查,运用科学的方法对所了解的事物进行分析、研究,以便把握事物内在的变化规律及其与周围有关的事物的联系,弄清历史和现状,并预测其未来发展的可能趋势,在此基础上选择的课题。

2. 实验观察型课题

实验观察型课题是人们根据研究的目的,利用科学仪器、设备,人为地控制或模拟自然现象,排除干扰,突出主要因素,通过器官进行感知、考察和描述,有计划地研究自然规律的活动。这类课题的选定要有一定的实验条件和观察手段,需要人工干预和选择实验效应。

3. 资料分析型课题

这类课题需要的基本条件是全面的学科文献资料。它一般借助数学、统计学的原理和方法对资料进行处理,然后进行分析、描述。它既不需要特殊的现场,也不需要更多的实验条件,但要求资料全面完整。临床医学科研常常采用这种方法。

4. 经验综合型课题

这类课题既综合了既往资料,又有部分自己的实验观察与调查研究结果。一般是在自己研究、观察结果的基础上,着重对某一问题进行探讨,或对某一既有的方法、技术应用情况进行总结。经验综合的方法有简单综合、提炼综合、系统综合等。经验越丰富,联系越广泛,分析越透彻,就越能抓住事物发展的本质,所得出的结论概括性就越强。

11.2.6　选题的基本程序

1. 提出问题

在日常工作、学习和生活中会遇到许多问题,但是要提出一个具有科学意义和能够进行研究的问题是有一定困难的。创新来源于细致的观察,科研工作者必须对研究的对象进行分析,包括对其历史、现状及他人的成果进行分析,力求了解存在的问题及解决问题的可能途径。只有发现问题才会产生解决问题的愿望。

2. 建立假说

提出问题后,下一步要做的事情就是调查研究。搜集信息的方法主要有两种:一种是去现场或有关部门调查;另一种是查阅相关的文献资料。根据科研的需要,将社会上产生的处于分散状态的各种信息有效地加以集中和整理,弄清信息之间的相互关系,找出存在的问题。文献检索的主要目的是了解所提出的选题是否有创新意义,并为建立假说提供理论基础。如果将文献研究的结果写成综述,这将使研究者进一步加深对所获信息的理解,发现未知的问题,而且可以使调查的结果更加系统化和条理化。在此基础上,根据所检索的信息,

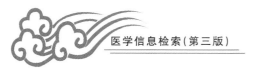

建立假说。

3. 撰写开题报告

围绕假说，从课题的意义、立题依据、国内外有关进展，完成课题的技术路线与方法，完成研究的进度、存在问题与解决办法，可行性分析等方面撰写开题报告，主要是使课题变得具体化，具有可行性和新颖性。一方面，要注意丰富立题的论据，提出较具体的研究方案，且必须证明方案的先进性、合理性；另一方面，要指出研究的技术关键及解决办法，可能存在的问题及解决途径等。要和同行一起展开讨论，以集思广益，进一步完善开题报告。

11.3　科 技 查 新

科技查新工作是我国对科学研究和科技成果实施科学化管理，由科研管理部门提出并委托科技情报机构进行的一项有意义的情报服务工作，是文献信息服务的一项重要内容，也是图书馆信息部门的一项重要职责。

由于科技查新在推进科学进步与发展、促进国民经济增长、研究与开发新技术和新产品中，发挥了不可忽视的作用，因此受到国家政府部门的高度重视。多项与科技查新工作有关的法律、法规和政策陆续出台。2000年科技部制定的《科技查新规范》是查新工作应该遵循的准则。

11.3.1　科技查新的概述

科技查新的概念经历了一个不断发展、逐步完善的过程。1994年《科技查新咨询工作管理办法（讨论稿）》第二条，对查新工作定义如下："本办法所称的查新工作，系指通过手工检索和计算机检索等手段，运用综合分析和对比方法，为评价科研立项、成果、专利、发明等的新颖性、先进性提供事实依据的一种信息咨询服务形式。"此定义突出了查新以事实为依据的原则，并指出查新服务范围的广泛性，明确科技查新是一种公众服务。2000年12月，科技部发布的《科技查新规范》中对"查新"做了原则性的规定："查新是科技查新的简称，是指查新机构根据查新委托人提供的需要查证其新颖性的科学技术内容，按照本规范操作，并作出结论。"本定义突出了查新双方即查新机构与查新委托人，突出了人在查新工作中的主要地位。2003年，《科技查新规范》修订稿中，定义如下："查新，就是科技查新的简称，是指查新机构根据查新委托人的要求，按照本规范，围绕项目科学技术要点，针对查新点，查新其新颖性的信息咨询服务工作。"这一定义更加突出了查新的针对性，使查新的定义得到了进一步完善和规范。

11.3.2　科技查新的意义

科技查新是为科研立项、成果鉴定、专利申请等提供参考服务的工作，是科研管理、经济管理工作中的决策科学化的一个支持系统，其意义表现如下。

1. 为科研立项提供客观依据

有媒体报道，目前我国的研究项目有40%与国外同行重复，剩下的60%中，又有20%以上与国内同行重复，科研中的重复研究是我国科技发展滞后的因素之一，同时造成了人力、物力、财力的大量浪费和损失。科研立项查新,可以了解国内外有关科学技术的发展水平、研究开发方向、是否已研究开发或正在研究开发、研究开发的深度和广度等,这样才能避免重复立项和低水平立项研究。

2．为科技成果的鉴定、评估、验收、转化、奖励等提供客观依据

查新可以为科技成果的鉴定、评估、验收、转化和奖励等提供客观的文献依据,证明其技术价值,保证其科学性和可靠性,以避免成果评定失真、失准现象的发生。科技查新,应坚持独立、客观、公正原则,而且所有查新人员所从事的查新活动应确保不受任何行政部门控制,也不受其他机关、企业、个人、查新委托人等的非法干预。同时,查新是以公开发表的文献为基础,运用计算机检索和手工检索等手段,查出委托项目相关文献的过程,查新报告中的分析、技术特点描述及每一个结论,都要以客观存在的文献为依据,查新工作人员不做任何主观推断和述评,并将密切相关文献的原文作为报告的附件,这样评审专家对立项成果鉴定、评奖等就有了一个客观可靠的依据,以便保证评审的公正性。

查新既调动了科技人员的积极性,又有利于成果的推广应用,也促进了科研管理工作的科学化、民主化和规范化。

3．为科研人员进行项目研发提供可靠的文献信息

科技查新可节约科研人员阅读资料的时间,提高科研人员的工作效率。

据了解,未进行查新前,相当一部分科研人员对本项目的技术信息情况了解不够全面。而查新机构具有丰富的文献信息资源、完善的计算机检索系统、检索技巧非常熟练的查新人员,可以提供全面完善的资料,并能提供文献查找、原文索取等服务。这样就大大节省了科研人员的时间。

11.3.3　科技查新与文献检索的区别

科技查新主要对查新内容的新颖性做出评价,它不是简单的文献收集与检索,而是查新工作者在深入进行文献检索的基础上,进行筛选、鉴别,确定密切相关文献,运用多种方法进行国内外文献的对比分析,为科研立题、成果评审等科技活动的新颖性评价提供科学依据的工作。而文献检索是以提供相关文献目录为目的的活动。

11.3.4　科技查新的类型

科技查新的类型有:科研项目开题立项;成果鉴定、评估、验收、转化、奖励等;专利申请;新产品开发、引进技术项目论证;国家及各地方政府要求查新的项目等。

1．科研项目开题查新

科研项目开题查新在课题立项之前进行,为拟开展的某项研究的必要性、可行性、新颖性提供比较客观的评价依据。开题查新要对研究课题的过去和现状进行调查,弄清楚国内和国外、前人和他人已做了哪些研究,取得了哪些成果,所研究领域的最新发展动态,以及存在的问题等,对申请查新课题的新颖性、创新性及可行性进行综合分析和比较,为确定申请课题是否具有立项价值提供科学依据。同时,查新可以帮助科研人员认准研究方向,摸清该领域的现有水平,正确制定科研目标和规划,提高选题的针对性,增加成功的概率,避免学术研究的低水平重复,减少人力、物力、财力的浪费。

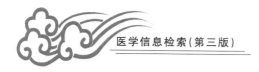

2. 科研成果鉴定查新

如果想对科研成果实施奖励或者推广应用,那么首先要对它实行鉴定查新。通过查新,可以知道该成果在国内外是否已有文献报道,相似的研究进展如何,为评审专家评价这一科研成果的新颖性、先进性、实用性提供依据。

科研成果鉴定查新对于帮助专家公正地、客观地评价研究成果,减少失误,保证成果的质量,增强科学的严肃性,实事求是地反映科研水平起着重要的作用。

3. 专利申请查新

专利申请查新主要是对专利的新颖性进行查新。其目的是检索某项专利申请的新颖性,即对有没有与该项专利申请完全相同的发明创造做出审查。这类查新对新颖性的内涵及查新的时间、空间范围均有明确的规定,这种专利查新工作通常由专利代理人和国家发明奖励评审委员会认定的国家发明奖项目查新机构来完成。而科技信息部门所进行的专利查新可为专利申请人申请专利提供参考依据。

4. 新产品开发、引进技术项目论证

新产品开发、引进技术项目论证主要对新产品开发、引进技术项目的新颖性、实用性、先进性进行评审,以保证新产品投放市场的前景。对于引进技术项目,通过查新,不仅可以就其可靠性提供参考依据,而且可以对今后事业的开发程度提供有价值的参考依据。

11.3.5 科技查新的程序

科技查新工作的程序有查新委托、查新受理、检索准备、选择检索工具、确定检索方法和途径、查找文献、对文献进行分析对比、撰写查新报告、审核查新结果、提交查新报告、查新资料归档等步骤。

1. 查新委托与查新受理

接受委托申请是查新工作的第一步,也是确保查新工作质量的基础。

1）查新委托申请

委托人在申请科技查新前,可根据《科技查新机构管理办法》和《科技查新规范》判断自己要申请的项目是否属于查新范围,再选择查新机构,并做好科技查新前的准备工作。

委托人在委托查新时,应明确提出项目的创新点和技术要点。因为查新人员要在几天内对委托人几年内的科研成果进行消化理解,再在查出的国内外文献基础上进行大量的分析研究,才能做出客观而准确的评价。

（1）委托人应当据实、完整、准确地向查新机构提供如下查新所必需的资料。

① 查新项目的科学技术资料及其技术性能指标数据（附有关部门出具的相应的检测报告）,其中:

科研立项查新须提交立项申请书、立项研究报告、项目申报表、可行性研究报告等;

成果鉴定查新须提交项目研制报告、技术报告、总结报告、实验报告、测试报告、产品样本、用户报告等;

申报奖励查新须提交奖项申报书及有关报奖材料等。

② 课题组成员发表的论文或(和)申请的专利。

③ 检索词,委托人必须提供检索词。检索词包括中英文对照的查新关键词（含规范词、

同义词、缩写词、相关词)、分类号、分子式、化学物质登记号。

④ 与查新项目密切相关的国内外参考文献。

(2) 填写查新合同时,委托人应该特别注意以下三点。

① 查新目的　查新目的通常包括立项查新、成果查新等。立项查新包括申报各级、各类科技计划,科研课题开始前的资料收集等;成果查新包括为开展成果鉴定、申报奖励等进行的查新。

② 查新点与查新要求　查新点是指要查证的内容要点,即查新委托人自我判断的创新点。查新要求是指查新委托人对查新提出的具体愿望,包括有无相同或类似的研究,指出项目的创新之处,对查新项目的新颖性做出说明等。

③ 查新项目的科学技术要点　查新项目的科学技术要点着重说明查新项目的主要科学技术特点、技术参数或指标、应用范围等。

2) 受理查新委托

查新机构接收委托申请时,须根据《科技查新机构管理办法》和《科技查新规范》判断查新项目是否属于查新范围。接收查新委托后,要根据《中华人民共和国合同法》与查新委托人订立查新合同,即完成查新受理。在受理查新业务过程中,查新机构要做好下面几点。

(1) 指导查新委托人认真、准确地填写查新合同,以确保查新工作顺利进行。

(2) 认真阅读查新委托人提供的相关资料。分析课题,利用提供的资料和原有的知识对课题做深入细致的分析,初步了解国内外的研究现状、发展水平及所要求查新课题的创新点,归纳出查新要求。

(3) 与查新委托人进行充分沟通与交流后,明确检索目的,初步判别查新项目的新颖性。查新人员对专业知识的了解有限,因此,在分析课题和阅读材料时,会出现一些疑问。这时候查新人员应该与委托人进行面谈,就有关问题达成共识,并解决心中疑惑。

(4) 判断查新委托人提出的查新要求能否实现,确认能否满足查新委托人的时间要求。

(5) 指导查新委托人正确填写科技查新合同,对委托人不是很明白的合同条款逐一进行解释。

2. 文献检索

在进行文献检索之前,查新人员应该做好检索准备,确定检索方法和途径。

1) 确定检索年限

科技查新年限限定一般在 10～15 年。医药文献的"半衰期"较其他自然科学文献更短,因此,医学专业科技查新检索的最低回溯可以为 10 年。但因为医学各科发展速度不同,文献失效期相差很大,因而在具体查新工作中,可以针对不同学科、不同课题和委托课题的特殊需求等,在最低 10 年的检索回溯年限基础上做相应调整。

2) 确定检索范围

查新员根据委托课题,选择具有针对性、权威性的质量高、覆盖面广的刊物和数据库及 Internet 的相关站点作为检索范围。

3) 制定检索策略

在选定相应的检索工具后,要进一步考虑检索途径、检索词及检索策略。

检索策略是在检索过程中所采用的措施和方法,包括分析检索课题需求、选择合适的数据库、确定检索途径和检索标志、建立检索提问表达式以及准备多种检索方案和步骤等。检

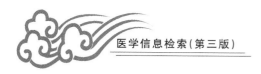

索策略是为了实现检索目标而制订的全盘计划和方案，直接关系到查新课题相关文献的查全率和查准率，最终影响查新课题的新颖性评价，因此必须制定周密的、科学的、有良好操作性的检索策略。

3. 文献对比分析

对检索到的相关文献进行浏览，对照查新要点，进行文献内容范围、分布状况和相关程度分析，初步确定密切相关文献，查阅初步确定的密切相关文献的全文后，最终确定密切相关文献，然后将密切相关文献与查新要点进行对比分析。

通过相关文献的对比分析，查新结论就比较明确了。

4. 撰写科技查新报告

科技查新报告是查新工作的最终体现。查新员对检索出的文献进行分析并得出结论，撰写出查新报告。撰写查新报告必须在全面掌握第一手资料的基础上进行。报告须如实反映检索结果，以文献为依据，尽量做到客观、公正、全面。科技查新报告由以下几部分组成。

1）封面

封面内容有：项目名称、委托单位、委托人、委托日期、查新机构和完成查新报告的日期。

2）项目主要内容说明及查新要求

项目主要内容是根据委托单位填写的查新委托合同中提供的项目简介和查新的科学技术要点，分析、归纳并进行具体描述的内容。描述时应该尽量使用委托书中的原用语。

查新要求是根据查新委托人在查新委托合同中所填写的查新点与查新要求，说明国内外有无相同或类似研究，分别或综合进行国内外对比分析，根据分析，对项目提出新颖性情报评价。

3）检索范围、工具、手段、策略及说明

（1）检索范围　检索范围应具体标明国内、国外或国内外。

（2）检索工具　检索工具要列出所查数据库、检索刊物名称及检索年限。

（3）检索手段　检索手段应具体标明手检、机检、网上检索等。

（4）检索策略　检索策略应该依次列出检索用词、检索式及其逻辑组配。

（5）检索结果说明　检索结果应该标明检出相关文献的数量。按相关程度列出 10 篇左右文献目录，按标准著录格式著录。

检索结果应包括下列内容：

① 对所检数据库和工具书中的相关文献情况进行简单描述；

② 依据检出文献的相关程度，按国内文献、国外文献依次列出；

③ 对所列主要相关文献逐篇进行简要描述，对于密切相关文献，可节录部分原文并提供原文的复印件作为附件。

4）查新结论

查新结论是查新工作的核心，必须体现出查新的内涵。查新是以课题的创新点为论点，以对有关文献的分析比较为论据，来论证该课题是否具有新颖性的工作。查新结论一定要详细具体、实事求是，不能掺杂个人的观点和意见。要做到句句有依据、条条有出处。

查新结论必须包含如下具体说明。

① 所用检索刊物名称、数据库检索系统、检索中使用的现刊、检索年限及检出的文

献量。

② 有无相关文献。

③ 相关文献与查新项目技术内容、技术路线、技术水平及其他技术指标的对比分析。

④ 对查新项目的新颖性做出评价,包括查新要点中哪些国内外已有,或正在进行相同或类似研究,研究的深度和广度如何;哪些尚无研究,或者虽有类似研究,但本项目有独到之处。

5. 查新结果审核

查新结果审核是保证查新质量必不可少的环节。查新员完成查新工作后,须将新材料交给审核员做最终审查。审核的内容一般包括检索工具的选择,检索词和检索策略是否恰当,查新结论是否正确等。经审核员审查通过后,才可以在查新报告上签字、盖章,并正式交付委托人。经审核不合格的查新报告,审核人有权要求重查。

6. 查新资料归档

查新资料包括所有原始资料,即委托人提供的课题或成果申报书及相应的技术资料、委托书、合同书及其他有关资料、提交用户的查新咨询报告副本或复印件、反馈意见等,均须按要求建立查新报告数据库。

11.3.6　科技查新的委托注意事项

图 11.1 所示为某省医学查新检索咨询委托单,根据这个委托单,我们可以了解查新委托中需要注意的事项。

1. 项目名称

"项目名称"是指申报项目或产品的名称。委托查新的项目名称必须能让查新受理方的查新员在最短的时间里对查新项目的主题有所了解。由于命名的准确性直接关系到查新员对查新项目的正确认知度,因此,项目名称一定要简洁地表明项目核心内容。项目名称应尽可能避免用偏离主题或隐藏主题的语言来表述。

2. 查新项目内容与关键技术指标

"查新项目内容"与"关键技术指标"是查新检索的基础。查新委托方必须准确地阐述委托查新项目的"查新项目内容"与"关键技术指标",因为"查新项目内容"与"关键技术指标"基本囊括了查新项目的概貌、技术背景、要解决的技术难点、采用的技术方案、确定的技术参数或指标以及应用范围等。值得注意的是,这部分内容中的具体数据能真实反映委托查新项目的新颖性,它是文献检索与文献分析对比的重要依据,绝对不能遗漏或隐匿。作为查新受理方,必须仔细地阅读委托查新项目的"查新项目内容"与"关键技术指标",并进行详尽的分析与透彻的理解。同时要注意规范、修订或删除其中比较空泛的叙述内容以及带有广告性质的修饰性词语,注意引导查新委托方使用标准的计量单位。

3. 检索词的筛选

在委托查新时,一般都需要查新委托方提供 3～5 个与项目研究相关的检索关键词。然而,查新委托方提供的检索词应仅作为检索时的参考依据,查新受理方还应通过对委托项目的主要技术特征、主要研究内容以及查新点的分析,依据检索范围和标准,重新筛选或补充

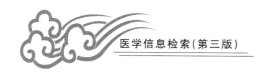

查新检索咨询委托单

委托单号：☐　　状态：☐　　项目编号：☐

项目名称中文：☐

项目名称英文：☐

委托人：☐　　英文名：☐　　委托日期：☐

委托单位：☐　　电话：☐　　邮编：☐　　地址：☐

项目类别：科研立项▾　　学科分类：310 基础医学　▾

项目级别：国家发明▾　　保密及期限：☐

数据库选择：中文库　▾

查新范围：国内外▾

检索限制(1.人类)：

☐ 所有年龄组　☐ 0~1月　☐ 2~23月　☐ 2~5岁　☐ 6~12岁　☐ 13~18岁　☐ 19~44岁　☐ 45~64岁　☐ 65岁以上

检索限制(2.动物类)专指动物：☐

检索年度：☐　　至☐

查新要求：请提供300~500字反映查新项目内容、关键技术指标的内容简介。

☐

检索词：请提供5~10个中英文对照查新关键词(含规范词、同义词、缩写词、相关词)、化学物质登记号、分类号等。

☐

参考文献：请列出3~5篇与本查新项目密切相关的国内外文献(含标题、著者、刊名、年、卷、期、页)

☐

图 11.1　查新检索咨询委托单

检索词。选定的检索词要符合查新点主题，应属于规范用词，包括中外文同义词、缩写词，以及与核心检索词相关的上位类词或下位类词。同义词在文献检索中始终是一道难题，查新员对此一定要全方位考虑，避免发生漏检。

4. 参考文献

查新委托方必须提供准确的参考文献,这样会让查新人员迅速对查新内容有深入的了解,但参考文献只是给查新人员的查新参考资料之一。如果查新委托方为了提高项目的新颖性而忽略一些参考文献,则会影响查新的质量。

11.3.7　科技查新争议

当查新合同当事人因合同发生争议时,如何去解决? 有哪些法律可遵循呢? 作为查新合同的当事人双方,都应该了解并掌握解决争议的原则与方法。《科技查新规范》制定了以下解决争议的原则和方法。

1. 解决争议的原则

1）以事实为依据,以法律为准绳的原则

目前与科技查新有关的主要法律有《中华人民共和国科学技术进步法》《中华人民共和国促进科技成果转化法》《中华人民共和国合同法》《中华人民共和国民法通则》《中华人民共和国民事诉讼法》《中华人民共和国行政诉讼法》《中华人民共和国仲裁法》《中华人民共和国保守国家秘密法》《中华人民共和国行政处罚法》。

2）以政策为指南的原则

目前与科技查新有关的主要政策有《中共中央、国务院关于加强技术创新,发展高科技,实现产业化的决定》《国家科学技术奖励条例》《科学技术保密规定》《关于促进科技成果转化的若干规定》《科学技术成果鉴定办法》《关于正确处理科技纠纷案件的若干问题的意见》《科技查新机构管理办法》《科技查新规范》。

2. 解决争议的方法

解决查新争议时,可以采用的方法有和解、调解、仲裁和诉讼四种。当查新合同当事人因合同发生争议时,应尽可能采用和解的方法来解决争议。

11.4　医学学术论文写作

科研成果的主要表述形式之一就是学术论文。论文写作是研究工作的重要组成部分。撰写高质量的学术论文对推动科学事业的发展与进步有着很重要的意义。

11.4.1　学术论文与医学论文

学术论文是某一学术课题在实验性、理论性或预测性上具有的新的科学研究成果或创新见解和知识的科学记录;或是某种已知原理应用于实际中取得新进展的科学总结,用于在学术会议上宣读、交流、讨论或在学术刊物上发表;或作为其他用途的书面文件。

医学论文是对医学领域的问题(现象)进行探讨,表述研究成果的文章。

医学论文的分类方法有很多,主要按论文资料来源、写作目的、医学学科及课题的性质、论述体裁等进行分类。

1. 按论文资料来源分类

据医学论文所使用资料的来源,通常将论文分为原著和编著两大类。

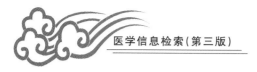

1)原著论文

原著论文又称原始论文,即著作的原本,是作者经过具体选题所进行的调查研究、临床研究的结果和临床工作经验的总结,是作者的第一手资料。其内容比较广泛,可以是实验研究、临床观察、调查报告、病例报告、病理讨论;也可以是医学理论上的创新见解和新的科研成果;还可以是某种新理论、新技术应用于实际所取得新进展的科学总结。原著论文既是具体单位和个人科研水平的重要标志,也是医学科研人员提出的某些假说和观点的主要载体。它的主要形式有论著、短篇报道(如病例报告、技术革新成果、经验介绍)等。医学杂志主要由原著论文组成。原著论文应有作者自己的见解及新观点、新理论和新方法,以推动医学科学向前发展。

2)编著论文

编著论文以间接资料为主,其主要内容来源是已发表的资料,属于第三次文献。作者在已有研究经验的基础上,把来自多种渠道的、分散的、不系统的、重复的,甚至矛盾的资料,按照个人的观点和体系编排起来,使读者能够在较短时间内了解某一学科或某一专题的发展水平及进展情况。医学期刊中的综述、讲座、专题笔谈、专题讨论等多属于编著论文。

编著论文的内容虽不完全是作者的亲身研究,但它充满着新观点、新见解、新设想、新资料。它为原著论文提供了大量最新信息,使医学某一领域或某一专题更加系统化、条理化、完整化和理论化,是医学论文的重要组成部分之一。

2. 按论文写作目的分类

根据医学论文的写作目的,通常将论文分为学位论文和学术论文两类。

1)学位论文

学位论文是作者从事医学科学研究取得创造性的成果或有了新的见解后,以此为内容撰写而成的,作为申请授予相应学位时评审用的学术论文。学位分为三级,学位论文相应地分为学士论文、硕士论文、博士论文三种。

(1)学士论文 学士论文应能表明作者确已较好地掌握了本门学科的基础理论、专业知识和基本技能,具有从事科学研究工作或承担专门技术工作的初步能力,并能解决不太复杂的问题。学士论文由大学本科毕业生在教师的指导下撰写,字数为8 000字左右。

(2)硕士论文 硕士论文应能表明作者确已掌握了本学科的坚实的基础理论和系统的专业知识,并对所研究的课题有新的见解,有从事科学研究工作或独立承担专门技术工作的能力,能够解决科学研究及技术工作中比较复杂的问题。硕士论文由硕士研究生在导师的指导下撰写。

(3)博士论文 博士论文应能表明作者确已掌握了本学科的坚实宽广的基础理论和系统深入的专门知识,并且具有独立从事科学研究工作的能力,在科学研究和专门技术上取得了创造性的成果,反映作者在某一领域有渊博的知识和很强的科研能力。博士论文由研究生在导师的指导下独立撰写,字数为100 000字左右。

2)学术论文

学术论文主要阐述新成就、新技术、新观点、新发现,目的是与本专业的读者进行学术交流,如期刊上发表的论文和学术会议上交流的论文。学术论文篇幅不宜过长,一般以5 000字左右为宜。

(1)观察研究型学术论文 它的研究成果是通过有计划、有目的地对研究对象反复进行细致的观察、记录,以揭示研究对象的本质,从而寻找规律,并上升到理论;或在临床上不加人工干预的因素,对一定对象(正常人、患者)进行观察、分析和比较而撰写出来的论文。如疗效观察、病例分析、新诊疗技术的应用等。

(2)调查研究型学术论文　调查研究型学术论文指在一定的人群中,以恰当的调查方法对某种疾病的发病情况、病因病理、防治效果进行流行病学调查,经过分析、整理、统计学处理后撰写出来的学术论文,如有关疾病防治方案的评价、流行病学调查报告、生理数据的测定等。

(3)基础理论型学术论文　基础理论型学术论文指运用基础理论所阐述的方法进行研究而写成的学术论文。在医学领域里,特别是基础医学,也有些论文不以实验和观察作为论文的核心部分,只是取其结果作为理论推导的根据和假说的出发点,或者作为结论的证明材料,从而得出有实践价值或理论价值的科学结论,如疾病病理机制的研究等。

(4)实验研究型学术论文　实验研究型学术论文是以实验本身为研究对象,或者以实验为主要研究手段而得到科研成果后写出的学术论文。前者围绕实验装置或新药品、实验条件、实验方法进行讨论,从而得出实验装置、条件、方法和新药在临床各科应用的可能性与推广价值。后者以新的制剂、实验仪器和设备为研究手段,通过实验验证某种设想和发现新的现象,从而找出新的规律,得出有实践价值的结论。如在临床试验和动物实验中,对受试的人或动物进行人工处理后再观察其反应,并进行分析和总结,得出相应的结论。

(5)总结经验型学术论文　总结经验型学术论文是根据以往积累的丰富资料,包括个人平时观察的记录等,进行回顾性总结而撰写的学术论文。如临床经验体会、专题研究总结等。

3. 按医学学科及课题的性质分类

1)基础医学论文

基础医学论文主要有两种类型,即研究报告性质的论文和技术交流方面的论文。研究报告包括实验室资料汇总及现场调查资料汇总;技术交流主要是介绍实验技术,介绍有关仪器的设计、制造和使用方法。

2)临床医学论文

常见的临床医学论文有七种类型。

(1)临床经验体会　临床经验体会是对临床工作的某一方面或某种疾病的诊疗方案及治疗措施所做的回顾性总结。通过总结,对临床工作进行分析、评价、鉴定,找出其中规律性的内容,使实践经验上升为理论,从而进一步指导临床实践。

(2)临床总结报告　临床总结报告也称疗效观察。它是通过临床医务工作者在一定阶段内,所积累的相当数量的一组相同病例,以某一特定治疗方案的疗效观察总结为主要依据而写成的医学学术论文。

(3)专题研究总结　专题研究总结是针对临床选题、科研成果或某一阶段结果的总结性的科研论文。此类论文首先要有课题研究计划和预期目的,在研究中按照预先设计的项目仔细记录,而后对研究观察所得的结果进行整理、归纳、总结。

(4)新技术、新方法报道　新技术、新方法报道是介绍新技术的应用方法,并对基本原理及有关知识进行阐述的文章。这类论文既可写新诊疗方法,新的化验(诊疗)技术及其他辅助检查技术,新发展的手术方法,新型医疗器材和新的电子、激光医疗仪器的临床应用,又

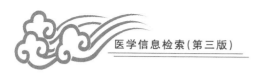

可以写在原有技术基础上进行革新或改进的经验。撰写重点在于使用方法或操作步骤、技术原理、临床应用及效果。

（5）病例分析　病例分析是对一组相同疾病的有关资料进行分析、讨论的文章。作者根据自己的临床积累与写作目的，将某一时间内相同疾病的病例资料汇集在一起，取其全部或一定数量的病例，按照设计要求，分几个具体项目进行统计和整理，对所得数据进行统计学处理，经过分析后撰写而成。

（6）病例报告　病例报告又称个案报道，是指对个别少见或特殊病例的病情及诊断治疗方案所做的书面报告形式的文章。论文的重点是病情介绍和讨论（体会）两个部分。

（7）病案讨论　病案讨论也称病理讨论，是对疑难病例或病情复杂病例的诊断、治疗、发病机理进行讨论，并将讨论记录整理成文的一种医学论文。

3）流行病学调查报告

这类论文的目的在于阐明疾病在时间、空间和人群中的分布特征，并研究影响这种分布的决定因素，揭示和探求疾病的流行规律、病因，或对各种治疗、预防效果做出科学的评价。

4. 按论文的论述体裁分类

根据医学论文的论述体裁，可将论文分为论著、经验交流、技术方法和技术革新、文献综述等类型。

1）论著

论著多为科研论文。基础医学多为通过科学实验直接观察、发现和收集新的材料及结果，并有新的创见。科学上许多突破性成果就是通过这类研究所取得的。

2）经验交流

其内容包括科研方法、科研经验、临床病例分析、病例报告（个案报告）及临床病例讨论等。经验交流可为深入研究某些问题提供资料。例如，疾病的首次发现、首次报道，虽例数不多，只要资料翔实，便可进行交流。至于对某些疾病的诊疗所做的回顾性总结，经过分析找出其规律，并从理论上加以阐述，就可进一步指导临床实践。因此，无论经验或教训均可交流。

3）技术方法、技术革新

技术方法、技术革新是指在技术方法上有创造性或重大改进，关于新技术的应用及操作的文章。

4）文献综述

文献综述是指作者从一个学术侧面围绕某个问题收集一定的文献资料，以自己的实践经验为基础，进行消化整理、综合归纳、分析提炼而形成的概述性、评述性的专题学术论文。

5. 按论文的研究内容分类

论文根据其研究内容可分为实验研究论文、调查研究论文、资料分析论文、经验体会论文等类别。

11.4.2　医学论文的写作要求

医学论文写作的格式和方法越来越趋向于程式化和国际化。目前世界上大部分生物医学期刊论文都遵循国际医学期刊编辑委员会（International Committee of Medical Journal

Editors,简称 ICMJE)的《生物医学期刊对原稿的统一要求》(*Uniform Requirements for Manuscripts Submitted to Biomedical Journals*)的通用格式。因为该格式首次是在温哥华制定的,所以也称为温哥华格式。我国在国际通用格式的基础上也制定了国家标准,对生物医学期刊的投稿也有一定的格式规范和要求。但不同的期刊在某些细节上可能会略有区别,因此在写作时还要参考所投稿期刊对论文的格式要求,多数期刊会在每年的第 1 期刊出该刊论文及参考文献的格式要求。

1. 医学论文的一般格式

基础医学研究、临床医学理论研究和实验研究等各类学术研究论文,一般由前置部分、主体部分和附录部分构成。前置部分包括题名、责任者署名、摘要、关键词、《中图法》分类号、文献标志码等;主体部分包括引言、材料和方法、结果、讨论、结论、参考文献等;附录部分常常是一些插图和表格等。以下是各部分的写作要点。

1)题名

题名是对论文内容的高度概括,是以最恰当、最简明的词语反映论文中最重要的特定内容的逻辑组合。题名应当符合准确、简明、醒目、规范的要求,力求题文相扣、突出主题,充分表现论文的中心内容,易激发读者的兴趣。中文题名一般在 20 字左右,必要时可列一个副标题;外文题名一般不宜超过 10 个实词。通常最终的题名是在论文写作、修改过程中选定的,或者在全文完成后提炼出来的。

2)责任者署名

责任者署名包括责任者姓名、单位、邮政编码及 E-mail 地址。所谓责任者,是对论文的科学性、创新性、学术性等负有直接责任的著者。责任者署名要坚持按所承担责任和贡献大小的顺序进行排列。根据温哥华格式的要求,署名责任者应具备的条件是:参与论文主题内容的构思与设计,资料与数据的采集、分析和解析;起草论文或对其中重要理论内容做重大修正;参与论文撰写,了解论文全部内容,且有答辩能力并同意发表。

3)摘要

摘要又称内容提要,是对文献内容准确扼要而不附加注释或评论的简略陈述。目前生物医学学术期刊多采用结构式摘要。

国内医学期刊的结构式摘要,一般分为目的(objective)、方法(methods)、结果(results)、结论(conclusion)四部分。目的部分往往用一句话概括研究课题要解决的问题,即论文的主题内容;方法部分简要说明研究所采用的方法、途径、对象、仪器、设备、试剂和药品剂量等;结果部分主要介绍研究所发现的事实,获得的数据、资料,取得的新成果等;结论部分介绍研究者在对研究结果进行分析的基础上所得到的观点或看法,提出尚未解决的问题或有争议的问题等。写作摘要力求语言精练、表达清晰,尽可能采用专业术语,并用第三人称语气表述,不分段。

4)关键词

关键词是能表达论文主题内容特征的、具有实质意义的单词或词组,一般从题名、摘要、正文中提取,并尽可能选用符合 MeSH 的词。一篇论文列出 3～8 个关键词,最多不超过 10 个。

5)《中图法》分类号

可查阅我国医学院校图书馆使用的《中图法》(第四版)分类体系中的 R 类,并依次逐级

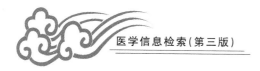

找到与论文主题相对应的类号。

6）文献标志码

为了便于文献的统计和期刊评价，确定文献的检索范围，提高检索结果的适用性，每篇论文或资料都应用一个文献标志码标志。"中国学术期刊（光盘版）检索与评价数据范围"共设置了 A、B、C、D、E 五种文献标志码。

A：理论与应用研究学术论文（包括综述报告）。

B：实用性技术成果报告（科技）、理论学习与社会实践总结（社科）。

C：业务指导与技术管理性文章（包括领导讲话、特约评论等）。

D：一般动态信息（通讯、报道、会议活动、专访等）。

E：文件、资料（包括历史资料、统计资料、机构、人物、书刊、知识介绍等）。

7）引言

引言又称前言、导言，是正文的开端。其内容主要包括论文研究的目的、范围及所要解决的问题；前人在本课题相关领域所做的工作、尚存的知识空白及当前研究进展；拟用什么方法去解决所提出的问题；预期研究结果及其意义等。引言应简明扼要、开门见山，字数一般在 300 字左右。

8）材料与方法

该部分主要说明研究的对象、使用的材料、研究的方法及研究的基本过程。它为研究结果提供科学依据，也便于别人重复、验证。在实验研究论文中，其内容包括仪器设备的型号、生产厂家；药品试剂的来源、制备、选择标准、批号、纯度；观察或受试对象的选择标准与特征；实验方法、观察与记录指标的确定；实验程序、操作要点；统计学处理方法的描述等。在临床研究论文中，这一部分被称为"临床资料"，其内容包括病例选择标准（诊断与分型）、病例的一般资料（病情和病史）、随机分组情况（实验组与对照组）、治疗用药（剂量、剂型与给药途径）、疗效观察项目（症状、体征、实验室检查等）、疗效判断标准（痊愈、缓解、无效或死亡）。

材料和方法在涉及新的内容时应详细说明，以便同行重复、借鉴。常规方法则可略或注明文献出处即可。

9）结果

研究结果是通过实验所获得的数据与观察到的现象，必须是研究的第一手资料，因而是论文的关键部分。应按研究的逻辑思维顺序依次列出，并用统计指标、统计图表或文字描述结果，选择代表性的数据，进行必要的统计学方法处理。凡能用文字说明的问题，尽量不用图表，对同一数据不要同时用表、图、文字重复叙述，表格要规范化。

10）讨论

讨论部分是论文的核心，也是最难写的部分，论文的水平高低、作用大小，在很大程度上取决于这部分内容。讨论的内容是否深入，很大程度上取决于作者的理论水平、学术素养、分析判断能力、文字表达能力及信息素养等综合素质的高低。应当根据研究结果，结合基础理论和前人研究成果，应用国际国内最新的学说、理论、见解，对该课题进行分析，做出解释，强调本结果发现的意义及对将来研究的启示。其内容主要包括：对不论是阳性或阴性的结果做补充说明和解释；对结果进行分析、探讨，对可能的原因、机理提出见解，阐明观点；将结果与当前国内外有关研究进行比较，并对其理论或实践意义进行评价；提出作者在研究过程中的经验、体会；指出该结果的可能误差，研究过程中存在的缺陷与教训；提出进一步研究的方向、展望、建议或设想等。

11）结论

结论部分是根据研究结果和讨论所做的具有高度概括性的论断。结论部分应概括研究的主要内容和研究结果，指出通过研究解决了什么问题，总结发现的规律，对前人的研究做了哪些修正、补充、发展、证实或否定。结论部分的写作应注意突出重点，观点鲜明恰当，文字力求精练，需高度概括说明本文解决的问题、发现的规律，有何创新，有何不足，指出尚待进一步研究的问题，提出建议。结论不要简单重复前面的内容，而是要从理论的高度给以明确、简要的总结。

12）致谢

致谢是向对论文写作确实有帮助或实际贡献的合作者或指导者表示尊重或谢意，是对他人劳动予以肯定的一种方式，也是著者应有的礼貌。学位论文的致谢也可置于文末。致谢要恰如其分、实事求是。不以名人来抬高自己，也不能抹杀他人的劳动成果。以下个人或组织可列为致谢对象。

（1）著者的指导教师及在研究工作中提出建议和提供帮助的人。

（2）协助完成研究工作和提供便利条件的组织或个人。

（3）给予转载和引用权的资料、图片、文献、研究思想和设想的所有者。

（4）提供研究基金或给予资助的企业、组织或个人。

（5）其他应感谢的组织或个人。

13）参考文献

论文中凡是引用他人的论点、材料、数据和结果等，均应按出现的先后顺序标明号码，依次列出他人论文的出处。其目的在于：佐证著者的论点，说明论文中某些认识、观点、论据的来源；对原著者的尊重；便于读者进一步检索原文。参考文献应是著者亲自阅读过的、与论文关系紧密的、有代表性的作品，少而精，而且是公开发表的。参考文献的著录格式应符合投稿期刊的规定和要求。参考文献应按国家标准《信息与文献　参考文献著录规则》进行编排。

（1）期刊论文：责任者. 题名［文献类型标识］. 期刊名称，年，卷（期）：起止页码.

著作方式相同的责任者不超过 3 个时，全部列出，3 名以上者仅列前 3 名，后加"等"或"et al"。

（2）专著：主要责任者. 书名［文献类型标识］. 其他责任者. 版本（第 1 版可省略）. 出版地：出版者，出版年：起止页码.

文献类型对应的标识代码：普通图书为 M，会议录为 C，汇编为 G，报纸为 N，期刊为 J，学位论文为 D，报告为 R，标准为 S，专利为 P，数据库为 DB，计算机程序为 CP，电子公告为 EB。

2．临床医学论文的写法

临床医学论文中除了论著用上述格式书写外，还有相当数量的论文格式有所变化，主要有病例分析、病例报告、病例讨论等。

1）病例分析

病例分析是对一组相同疾病的有关资料进行分析、讨论的论文，是临床医学论文中较普遍的论文形式。选择病例数一般为五例至几百例，甚至上千例不等，这主要由病例是少见病

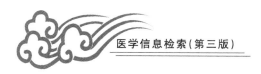

还是多发病，以及所采用诊疗方法的具体情况来决定。选择过去某一段时期内相同疾病的病例资料，分项目统计处理，然后进行分析。

病例分析的写作格式：正文包括引言、资料分析、讨论或结论。其中资料分析与讨论是文章的重点。详细的资料应包括以下内容。

（1）病例来源及选择标准，包含病例是住院或门诊病人，病例选择标准、诊断标准，疾病分型、分组标准。

（2）一般资料，包含病人例数、性别、年龄、职业、病程、症状体征、实验室检查的主要项目结果、新患或旧患等。

（3）治疗方法，包含药物名称、剂量、剂型、使用方法及疗程、手术名称、术式、麻醉方法。

（4）疗效观察项目及疗效标准。

（5）治疗结果、随访结果等各项数据资料及典型病例等。

病例讨论最重要的是有选择、重点突出地阐述研究的新发现，从而进一步阐明自己的观点。也可适当选用图表和照片作为资料。

2）病例报告

病例报告是医学领域中最古老、最基本的交流形式，也称个案报告，是对首次发现的病例、罕见病例、少数有曲折病程的病例、治疗或诊断有创新的病例的病情及诊断和治疗方法所做的书面报告形式的论文。病例数为一例至几例，有人称之为"医学里程碑性论文"，是珍贵的临床经验性资料积累。

病例报告多以短篇报道的形式发表。病例报告是完整而精练的病例摘要，诊断必须明确，让人了解到病例的发生、发展过程及诊断治疗措施。要有精辟独到的讨论，结语可以省略。编写格式可为 IMRAD 程式。文字越精练越好，一般 1 000 字即可，少则 200～300 字。

期刊上刊登的病例报告大致有以下几种。

（1）罕见的、未曾记载过的疾病或综合征，对是否"首次发现"的提法应十分慎重。

（2）能证明某种意外的因果联系的病例。

（3）外科手术中不常见的并发症或药物不良反应。

3）病例（病理）讨论

病例（病理）讨论是对某一疑难病例或病情复杂的病例的病因、病理、诊断、治疗等进行讨论，经过归纳、分析并记录整理成文的医学论文。素材来自作者自己的病例，应选择较完整的、少见的、经过病理证实有明确诊断且对临床有普遍指导意义的病例。

常用的书写格式一般包括文题、病例摘要、临床讨论、病理报告及病理讨论五部分。

文题应简明扼要，可从病人的症状、体征中精选最典型、最有代表性的症状和体征作为文题。病例摘要是文章的基础，应突出重点，为讨论提供素材，对文题中提到的主要症状体征做详细记录，交代清楚。临床讨论是主体部分，包括临床病理和临床治疗过程。必须对提供的材料充分发表意见，选用讨论式和综述式两种方式。要实事求是，防止以执笔者的观点代替发言者的观点。病理报告是对整个临床讨论答案的揭晓，取材于活检或尸检，最后做出病理诊断，附有关标本照片作为佐证。而病理讨论是将临床与病理紧密结合起来进行讨论。病理讨论常与病理报告放在一起，也可单列为"小结"，往往由权威的医师来完成，意在补充或纠正临床治疗的得失。

病例（病理）讨论的重点是写好"临床讨论"。要如实反映各家之说，重点叙述争议的焦点,文字不失真,变口语为论述性语言。篇幅一般为 3 000 字左右,不要超过 5 000 字。

4）临床经验体会

它是对某一方面的临床工作、疾病治疗方案、措施所做的回顾性总结。这类文章数量颇多,可以谈成功的经验,也可以谈失败的教训,还可以写多年工作的经验体会。其特点是经验具体,夹叙夹议,形式灵活,可长可短,没有固定格式,一般按"三段式"写。临床经验体会从严格意义上讲不能称为论文,但是要写好也非易事。

5）专题研究总结

专题研究总结又称为临床实验研究,是针对临床科研成果或某一阶段结果所写的总结性论文,如"疗效观察"是对某种药物或疗法治疗某种疾病的临床科研选题和科研设计进行的总结。正文部分包括引言、材料与方法、结果、讨论、结论。重点应突出材料与方法、结果及讨论部分。讨论的重点是对比分析、疗效评价,进而解释推理,找出客观规律。

6）新技术论述

为了介绍新技术的应用原理,推动科学技术与临床结合,常应用新技术论述这类文体。新技术论述类似于科技实验报告的写法,正文部分包括使用方法与步骤、技术原理、临床应用效果、讨论。要详细地介绍新器械的使用方法和新技术的操作步骤,并对其原理进行阐述或探讨。

3．一般医学论文的写作步骤

一般医学论文的写作大多包括选题、构思与选材、拟定写作提纲、写成初稿、修改定稿等几个步骤。

1）选题

医学论文的选题来源与医学科研的选题来源是一致的,通常有上级主管部门下达科研项目或招标的攻关课题、科研或临床单位需要解决的课题、医学工作者根据个人所从事专业选定的课题等。选题的基本程序一般包括提出初步设想、形成假说、检索并阅读文献和课题设计等基本步骤。选题的基本要求应遵循科研选题的总体原则。

2）构思与选材

构思是指围绕论文的主题,合理地组织论文的内容与结构的思维过程。首先以论点为中心,论据和材料为内容,形成论文的框架结构;再根据所要论述的主题,将有关内容材料按主次关系及相互之间的联系组织起来,做出逻辑严密、层次清晰的论证;最后在结论中表明问题的解决办法,结尾和开头相互呼应。

3）拟定写作提纲

从构思出发,根据论文的格式要求拟定中心论点和分论点,决定大标题及需要分出的小标题,然后紧扣各级标题,列出拟安排的要点和相应资料及位置,包括自己的观点、观察结果、参考文献、图表等,形成合理的写作脉络和文章布局。

4）写成初稿

根据要求按写作格式及提纲完成初稿。在初稿中力求将作者的构思全部写进去,层次结构清晰,逻辑合理。

5）修改定稿

初稿完成后,仔细阅读全文,从整体着手反复推敲,检查写作的目的、意义是否明确,斟酌立论是否正确、严谨,论据是否充分、客观,思维是否清晰、周密,结构是否合理且富有逻辑

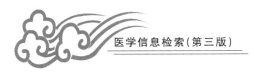

性,重点是否突出、分明,语句是否准确、精练,有无明显的错误等。另外,还要注意医学术语及专用词的正确使用。

11.4.3 医学综述的写作

1. 医学综述的含义

医学综述是通过对医学某一专题在一段时期内的大量文献资料的阅读,经过分析研究,选取有关信息内容,进行归纳整理,做出综合性描述的文章。

2. 医学综述的作用和特点

医学综述的作用在于它能够全面系统地回顾医学科研或临床的研究过程,并反映医学科研现状及发展趋势。综述在篇幅结构、参考文献等方面都有特别要求。国内的医学综述多为 3 000~6 000 字。最近,期刊上出现了一些短小的"微型综述"(mini-review),高度概括目前研究、预测未来,很受读者欢迎。

3. 医学综述的结构

医学综述的前置部分与其他医学论文基本相同,其主体部分主要由前言、正文、总结、参考文献四部分构成。

1）前言

综述的前言简要说明写作本文的理由、目的、意义,涉及范围,学术背景,发展现状及争论焦点。前言一般为 200 字左右。

2）正文

这是综述的核心部分。其内容结构灵活多样,通常围绕中心论题,综合归纳前人文献提出的理论和事实,比较各种学术观点,阐明所提问题的历史与依据、研究现状与动向、发展趋势与展望等。正文一般可按题目的等级、内容的多少及相互之间的逻辑关系,安排不同层次的大小标题,按论点和论据组织材料,从不同角度叙述主题的中心内容。

3）总结

该部分概括正文的主要内容,得出一个简单明确的结论,并指出存在的分歧或有待解决的问题,以及进一步研究的方向。一般以 300 字左右为宜。

4）参考文献

综述在某种程度上就是文献的综合描述。因此,参考文献是综述的重要组成部分。参考文献的选取十分重要,应注意按引用的顺序进行著录。

4. 医学综述的写作步骤

文献综述与"读书报告""研究进展"等有相似的地方,它们都是从某一方面的专题研究论文或报告中归纳出来的。但是,文献综述既不像"读书报告"那样,单纯把一级文献客观地归纳报告,也不像"研究进展"那样只讲科学进程。"综"是要求对文献资料进行综合分析、归纳整理,使材料更精练明确;"述"就是要求对综合整理后的文献进行比较专门的、全面的、深入的、系统的论述。总之,文献综述是作者对某一方面问题的历史背景、前人工作、争论焦点、研究现状和发展前景等内容进行评论的科学性论文。

写医学综述一般经过以下几个阶段,即选题、搜集与阅读文献资料、拟定提纲、写成初稿、修改定稿。

1）选题

医学综述的选题要从客观需要、自我优势出发,选择新的、有不同见解的、有足够的文献资料作佐证、能够充分体现医学综述价值的课题。注意选题不要太宽泛,要有一定的深度。

一般可从以下几方面选题:医学基础理论研究的新进展、新观点;新发现的疾病或对疾病的新认识;诊断、治疗疾病的新技术、新方法的临床应用情况;某一疾病的诊断、治疗现状与发展;新药物、新仪器设备的临床应用前景;各学科之间的相互渗透和新产生的边缘学科的研究概况等。

2）搜集与阅读文献资料

丰富的文献资料是撰写医学综述的基础,因此,系统地搜集有关课题的文献,仔细阅读、分析相关医学文献,消化吸收其中的精华要点,并用医学信息研究方法加以归类整理等,是撰写医学综述的至关重要的步骤。

3）拟定提纲

按照医学综述的选题宗旨,对搜集到的医学文献进行分析研究、归类整理,拟定既简洁又充分反映综述主题内容要点的标题式提纲,文献资料如何排列、编号,细节如何编排,在什么部分讨论什么问题等应明确而具体,并注明文献资料的出处。

4）写成初稿

根据拟定的提纲和相应的材料,宜一次性完成初稿的写作。

5）修改定稿

初稿完成后,除了做常规修改外,有时要反复阅读有关文献资料,认真校对引用材料或请有关专家审校,最后定稿。

5. 文献综述的写作要求

文献综述的特点使得它的写作既不同于"读书笔记""读书报告",也不同于一般的科研论文。因此,在撰写文献综述时应注意以下几个问题。

1）搜集文献应尽量全

掌握全面、大量的文献资料是写好综述的前提,随便搜集一点资料就下笔是不可能写出好的综述的,甚至写出的文章根本不是综述。

2）注意引用文献的代表性、可靠性和科学性

在搜集到的文献中可能有观点雷同的,但这些论文在可靠性及科学性方面存在着差异,因此在引用文献时应注意选用具有代表性、可靠性、科学性的文献。

3）要忠实文献内容

由于文献综述有作者自己的评论分析,因此在撰写综述时作者的观点要忠实反映文献的内容,不能篡改文献的内容。

4）参考文献很重要

有的科研论文可以将参考文献省略,但文献综述绝对不能省略,而且必须列出全部引用过的、能反映主题全貌的,并且是作者直接阅读过的文献资料。

总之,综述应有较完整的文献资料,有评论分析,能准确地反映主题,而且尽量争取发表在高水平的刊物上。作者最好把自己的研究工作包含在综述中,而且应把不同作者的资料和观点加以融会贯通,发现其内在联系并加以说明,将不同资料绘成简表,让读者一目了然,结尾部分表达对发展现状的简单评论与未来展望。

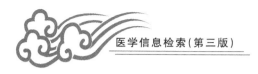
在介绍别人的研究时，一般不应过多发表评论。文字宜精练，用词力求准确。写完后应该自己反复修改，并请专家审阅。

11.4.4　学位论文的含义与分级

1. 学位论文的格式

学士论文、硕士论文和博士论文三类学位论文对写作水平的要求不完全一样，但写作规律基本相同，而且格式与医学论文的一般格式有很多相同之处。以下是博士、硕士学位论文的格式及其要求。

（1）封面　封面由学位授予单位统一印制，通常包括论文题名、所在单位、学生姓名、学科专业名称、指导教师姓名与职称、导师小组成员姓名与职称、论文完成日期等。

（2）题名页　题名页与封面规定的内容基本一致。

（3）目次页　目次页由论文的篇、章、节、附录等的序号、标题和页码编排而成。

（4）中英文摘要　中文摘要用第三人称写，力求语言精练准确，字数在1 500字左右，应概括地反映出本论文的主要内容，主要说明本论文的研究目的、内容、方法、成果和结论。摘要要突出本论文的创造性成果或新见解，不要与引言相混淆，用规范术语，尽量不重复题名中已有信息。一般不出现插图、表格、数学公式及参考文献序号等。

背景性信息和研究意义少写，论文内容摘要最好每章一段。

英文摘要内容要与中文摘要内容一致，但要避免按中文字面意义，逐词逐句一一对应硬性翻译；而应在准确翻译的前提下，尽量遵循英文语法、修辞规则和习惯表达。

中英文摘要都必须在摘要页的最下方另起一行，注明本文的关键词（3～5个）。

（5）关键词　学位论文一般选择3～5个关键词。

（6）引言　其引言与学术论文引言相类似，主要包括选题背景与意义、国内外相关研究现状，以及论文主要研究内容与方法、本论文的创新之处。

（7）正文　正文包括材料和方法、结果、讨论、结论。在正文中应充分描述自身工作所涉及的思想框架模型、基本数据与资料、所用的研究方法及其结论的新颖性、独特性，以及自身成果与相关或相近的现有同类成果的比较。为了能反映学生在实验设计、基本操作、数据处理、理论分析等方面的能力和水平，在论文中对实验材料与设备、研究过程、取得的结果、计算程序、推理论证等可以写得较为详尽些。

（8）致谢　致谢是对给予本论文以帮助的教师、同学，以及家人、同事表示感谢。

（9）参考文献　参考文献应该按照规定格式，全面准确地录入。正文引用文献要注上角码，以便了解该内容的出处。参考文献应该包括中英文，而且要超过50篇。

（10）附录　附录内容为论文中没有直接引用而又与论文内容有关的原始文献、数据、图表、照片、作者攻读学位期间曾发表过的论文等。

2. 学位论文的质量要求

目前我国各学位授予单位对学位论文的评价方式不尽相同。多数采用综合评价的方式，只要求评审专家对论文写出综合评语及判断是否达到了相应的学位水平；有的学校采用分项目评价的方式；还有的学校制定了评价指标体系和评价方案。但是，无论硕士学位论文或博士学位论文，创新要求都是首要和最根本的要求。

1）学位论文的评价标准

论文写作的全过程及论文报告与答辩等,可以对作者的创新意识和创新能力进行多层次、多侧面的激励和促进,对作者提高和发挥这些意识和能力有重要而持久的影响。由于种种原因,在高学位获得者中,学位论文写得好的人,未必后来都能在学术上做出较大的成就,但是后来在学术上能做出较大成就的人,其当年的学位论文都相当优秀。

决定一篇学位论文学术价值的首要因素,不是论文的规范格式,而是论文内容本身所具有的创新性,但是规范化的表述又是促进和考核论文创新意识和创新能力的手段。因此,研究生学位论文一般从以下几方面进行评价:选题的理论意义和实用价值;作者对本课题国内外发展动向及重要文献资料的了解与评述;论文成果的创新性;在论文中反映出的基础理论水平和科研能力;论文的难度与工作量;论文的写作水平。其中创新性是衡量论文水平的关键指标。

2）硕士学位论文

（1）论文的创新要求。

硕士学位论文应反映硕士研究生的学习与研究状况,在分析和解决本学科问题方面的水平和能力。医学硕士学位论文的创新性主要体现在以下几方面。

① 选题新颖,指该课题尚未被人研究过,或者尚未被人充分研究过,或者尚未以新的角度被人研究过。

② 利用已有的理论和方法,进行了理论分析和实验研究,得出了新的结果,解决了本专业领域内具有理论意义或实际意义的问题。如对某种疾病的病因学或发病机制的研究有了突破,或改进了某种疾病的诊断方法。

③ 将其他学科的理论和方法引入医学领域,解决了医学中有意义的问题,如将生物遗传学理论或计算机分析方法运用于医学研究并取得成果。

④ 采用了新的实验方法、测试手段、操作程序,获得了有意义的实验结果,如制造出国内没有的实验设备或研制出新的测试仪器等。

⑤ 经过实验研究或调查分析,发现了新现象和新问题,如经过流行病学调查找到某种传染病暴发的原因。

⑥ 采用了一般的方法却解决了前人未曾解决的实际问题。

⑦ 对于有些国外虽已解决而国内尚未解决的方法和技术问题,经过独立研究,填补了国内空白。

（2）论文的常见缺陷。

硕士研究生论文存在一些亟待解决的问题,如有些论文简单重复前人的劳动,或由于实验数据不足,或未上升到理论分析,或缺乏新的见解,极个别的甚至采取拼凑文章的错误做法。

① 选题不当　如题目不新,有的论文题目与别人的几乎相同;题目不具重要性,学术价值不高;选题仅根据手头已有的文章决定,缺乏理论研究和实践基础,因而得出的结论无创新性。

② 实验或研究不深入　如采用的标本不符合要求或标本数不足;实验次数少,草率提出见解和推论;虽然实验工作量较大,也做了实验总结,但未得出肯定的、有意义的结论;只讨论一些实际问题,没有理论分析和理论意义;纯粹的资料性综述,中心内容不突出。

③ 论文表述不当　逻辑结构混乱，统计图表运用不当；层次不明，滥用"章"，却没有"节"等；不会正确使用标点符号；多处发现错别字。

3）博士学位论文

博士学位论文的创新性是根据学位条例所规定的博士学位获得者所应达到的学术水平而提出的，即在本学科上掌握坚实宽广的基础理论和系统深入的专门知识，具有独立从事科学研究工作的能力，在科学或专门技术上做出创造性成果。

（1）论文的创新点。

作为高层次的研究生教育，创新已成为博士生必须具备的基础素质之一。学位论文工作是一项通过科研实践提高独立从事科研工作的能力和创新能力，最终做出创造性成果的过程。因此，论文成果的创新性是评价博士论文质量的最重要的指标。其创新性体现在研究对象、研究方法和研究结果三方面，创新思维的根源在于研究对象和研究方法。

衡量论文的创新性标准包括：理论正确，在科学知识领域中开拓了新的研究方向，如提出了新的命题，形成了一套完整的理论体系；提出了新的解决办法，创造了经济效益；发展或解决了重大的问题及对某些知识或方法进行综合和系统化等。为了确保论文的创新要求，要克服信息手段落后，以及研究生自身获取信息能力不强的局限，重视学位论文的课题查新。在论文选题和开题阶段，利用计算机检索、手工检索等方式全面系统地进行有关文献的普查、分析，做到查准、查全，让论文撰写有一个良好的开端。

（2）论文创新的条件与保证。

① 选择符合科技发展需要且具有前沿性和高起点的课题是取得创造性成果的前提。虽然好的论文选题未必能做出优秀的博士论文，但是选题不当是绝不可能做出好的博士论文的。因此，选题的好坏直接影响博士论文的水平，是评价博士论文的一个必不可少的指标。

② 论文中反映出的知识和能力水平是创新的基础。当今时代，科学技术发展极快，新学科、交叉学科不断涌现，博士生只有具备学位条件所要求的素质和能力，才能通过科研实践，形成独立学习和自我更新知识的能力，提高分析问题、解决问题及创造性工作的能力，最终做出创造性成果。因此，将论文中反映出的基础理论和专门知识及独立工作的能力列入论文的评价指标，可对博士生实际具有的水平及能力做出全面、准确的描述。

③ 写好文献综述是发现和解决课题创新性的钥匙和必要途径。在写作论文之前必须查阅大量的文献资料，透彻了解本学科领域研究的历史、现状与最新进展，搞清楚自己所要研究问题的难点及国内外已有的研究成果，才能确定研究目标，从而站在"前人肩膀上"来完成具有创造性成果的博士论文。文献综述集中体现了博士生对本学科及相关学科发展动向的熟悉程度及归纳问题、总结问题、提出问题、解决问题的能力，是反映论文的学术水平及作者的治学态度的一个重要方面，也是论文价值的反映和衬托。

④ 论文的工作量和难度是获得创造性成果的保证。科研工作不可能一蹴而就，"实践、认识、再实践、再认识"是获得真理的唯一途径。具有一定难度的题目能取得创造性成果，而创造性成果也只有经过相当长一段时间的探索、思考和反复验证后才会产生。

⑤ 论文的主题提炼与写作是创新成果的表现和升华。学位论文比开题报告、综述、工作报告、阶段成果报告更深入、更严谨。整个科研过程的创造性成果只有通过清楚和准确的文字表达，才能展现于世人。因此，论文的结论部分是博士生学习阶段所有科研工作的全面

表现和升华,是衡量博士论文质量的重要指标。

（3）论文的主要缺陷。

目前,我国博士学位论文的总体水平与国际一流大学相比尚有一定的差距。除了具有前文所述的硕士学位论文的共同缺陷外,其在论文的创新性的表现力度上存在新颖度模糊、可参考性差等缺陷。

① 对作者自身的工作,特别是对研究成果的创造性表述得不够。通篇论文中,无论引言、正文或结论均缺乏或根本没有与该论文成果相关的工作评价与比较研究,读者无法明了论文工作与相关工作的关系、地位和历史沿革,以及作者所取得的新成果。

② 参考文献引用不当。参考文献引用不当主要表现在所引文献陈旧、数量太少和引用不准确、不到位等。在国外,科研论文对相关问题的评述与引用不仅在引言中提纲挈领,而且在全文中也随处可见。在我国,有的学位论文参考文献主要是数年前出版的教材或一些内部技术报告和若干专著,新近的期刊资料和会议论文资料不多,因而未能及时反映最新的研究进展。

3. 学位论文的写作步骤

1）选题

学士论文一般由指导教师给出选题范围,让学生从中选择;硕士论文的课题是在导师的指导下,由硕士研究生独立选择的,其中,导师主要在选题方向、思路方面给予指点,并创造条件以充分发挥硕士研究生的主观能动性,培养其独立选题的能力;博士论文的课题则是由博士生依靠自己的探索和创新能力,独立进行选择的。用某种实验手段或方法对研究对象某方面的特性或效应进行实验观察或调查的观察性课题,比较适合学士、硕士论文的写作;用自己已有的或创新的手段或方法探索研究对象的本质或事物的机制的探索性课题,如创建新的测试方法、某种疾病的病因学研究等,则比较适合于博士论文的写作。当然,选题应尽可能与导师或导师小组成员的专业及研究方向相近。

2）搜集资料

撰写学位论文首先要求对涉及的专业领域文献信息有一个完整的了解和系统的积累,范围尽可能广一些,基础医学的、临床医学的、本专业学科的、邻近学科及边缘学科的文献都应该搜集,特别要阅读本学科专业的文献综述、相关专著、学术期刊的原始文献等,并先写出文献综述。

3）开题报告

课题选定后,在研究工作开始之前,要向导师、同行专家做开题报告。报告的内容主要是选题的目的、意义,课题的历史背景、现状和发展趋势,本人研究的初步方案,要解决的问题和突破的难点,预期的结果,完成的主客观条件,以及对课题的先进性和可行性的论证。在导师、同行专家评议后,再做必要的修改和补充,经导师最后审阅通过后,进入研究工作阶段。在研究的某个阶段或研究结束后,便可着手论文的写作。

4）撰写论文

撰写论文的过程实际是一个再创造的过程,是对作者完成的创新成果的归纳、演绎和再验证。写作时必须先拟定提纲,再写成初稿,最后修改定稿。在论文中不应该有任何的夸张和猜测,要尽可能全面引证和严谨推导,使得创新结果更有说服力。

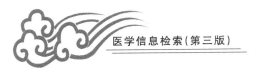

5）论文答辩报告

学位论文答辩是对学生知识结构、科研水平的检验，也是对其思维能力、表达能力、解决问题的能力、信息素养等的综合考察。答辩中要重视研究的数据和结果，还要看治学态度和学风。答辩报告是学生在答辩开始时做的关于论文内容的简要报告。报告的内容和思路大致如下：先说明为什么要选择这个研究课题，关于这个课题前人曾做过哪些方面的研究，解决了哪些问题，还存在哪些问题，自己的主攻方向是什么，研究主要根据什么理论、采用什么方法、获得哪些结果、取得什么成果、有何资料佐证、创新之处何在、有何不足、有什么新的打算，等等。另外，还要做好回答论文中所涉及的各种学术问题的准备。回答问题时要冷静，对于有把握的问题要进一步阐述自己的理由；对于拿不准的问题不能盲目辩解，应实事求是地回答；对于指定回答的问题不清楚的，应谦虚地当场问清楚，然后作答。

6）学位论文的再加工

答辩结束后，可以按照专家的意见对原学位论文进行修改，让论文以更完美的形式保存下来。

11.5　文献的合理利用

医学论文是医学工作者在医学研究工作中，通过医学实践，经过搜集、整理、归纳和统计分析而写成的文章。撰写医学论文是为了进行经验交流，促进医学科学事业的发展。在飞速发展的医学事业中，在信息瞬息万变的时代，如何利用医学文献检索写出更好、更新颖的文章，不仅直接影响到医学论文的质量，也是提高医学论文命中率的关键所在。

1. 及时了解研究内容的发展状况

在开展科研工作、撰写医学论文的过程中，必须及时、准确地了解该课题的历史、现状及发展，了解有关细节问题。要做到博览群书，尤其应学会利用计算机进行文献检索，了解到哪些人或机构对该课题进行了何种程度的研究，才能最大限度地掌握该课题的情况，做到心中有数、有的放矢，做到知己知彼、百战不殆。

2. 避免课题重复研究与重复报道

在现代通信和网络环境下，医学领域的难题有许多人在研究，面对相同的课题可以有不同的研究方法，而要突显自己的独到见解，则应该通过医学文献检索，借鉴前人的经验来实现。只有尽快掌握前人已掌握的知识，才能最大限度地吸取前人的成功经验及失败教训。而要充分利用前人的研究成果，就要进行开拓性、创造性的研究。

3. 医学文献检索有助于医学研究和医学论文质量的提高

评价科研成果和医学论文的价值依据：内容质量是否胜人一筹，发表成果时间是否先人一步，在同类课题中是否具有独特之处。这些问题不是单纯靠几个专家能解决的，若想获得有价值、高质量的科研课题，只有通过对大量文献信息的检索、比较和分析，且必须经过权威检索机构的认可。通过医学文献信息检索可掌握大量有关信息，有助于缩短科研周期，得到更多、更有价值的论证依据。实践证明，科研的重复率和论著的重复性有增多的趋势，这提示我们加强和重视医学文献信息检索已迫在眉睫，以便减少人力、财力、物力的浪费。

11.6　投稿指南

医学论文撰写结束后,要选择合适的刊物投稿,以期获得发表。除了期刊约稿外,所有文稿的投寄均有一个选择期刊的问题,如何投稿就变得很重要。

11.6.1　选择刊物

1.了解刊物的类型

在准备投稿之前,首先要知道有哪些刊物,准备向什么刊物投稿,要了解刊物是否与自己从事的专业内容一致。其次要了解该刊物是国家级的还是省级的,是属于统计源期刊还是非统计源期刊,是核心期刊还是非核心期刊。一般来说,统计源期刊的要求高于非统计源期刊的要求,核心期刊的要求高于非核心期刊的要求。可以根据自己论文的质量与水平决定刊物的投寄方向。

当然,在投稿前应该了解拟投刊物的稿约。它有对稿件的详细要求,例如,专业的要求、文稿格式的要求等。

2.了解刊物的刊登内容

每种专业刊物都有相对固定的栏目,每期都有一个相对突出的重点专题。因此在投稿前,应该查阅该刊物最近 2～3 年的出版内容,了解拟投稿件研究的内容在该刊发表的相似文章的数量。这样,就会对编辑感兴趣的内容有个大致的了解。这样,作者就可选择有针对性、实效性的刊物发表论文。

3.考虑期刊的周期容量

周期容量是科技期刊的出版频率和每期载文数量。初次投稿的作者可适当选择出版周期短、刊载数量多的期刊,尽量避免向半年刊、年刊、不定期刊投稿。

11.6.2　了解期刊的投稿方式

现在医学期刊的投稿方式有邮寄稿件、发送电子邮件等不同传递方式。有的杂志还要求一式两份或一式三份,以便于送专家复审,有的要求邮寄打印稿的同时发送电子稿。作者应该充分了解期刊编辑部的要求,以免发生不该发生的失误。

11.6.3　尽量联系编辑

在论文具有较高质量的前提下,作者投寄稿件时,如果同时附有一封给编辑的言辞恳切的信,则让人感到亲切,增加编辑的好感,有利于稿件的采用。

思 考 题

1. 医学科技写作有哪些基本要求?
2. 简述科研选题的原则。
3. 简述科技查新与文献检索的区别。
4. 什么是文献标识码?文献标识码有哪些?

参 考 文 献

[1] 刘绿茵. 电子信息检索与利用[M]. 北京:机械工业出版社,2007.

[2] 邢美园,苏开颜. 生物医学信息检索[M]. 杭州:浙江大学出版社,2003.

[3] 许春芳. 网络信息检索与利用[M]. 长春:吉林科学技术出版社,2006.

[4] 蔡莉静. 科技信息检索教程[M]. 北京:海洋出版社,2002.

[5] 谢志耘. 实用生物医学信息检索[M]. 北京:北京大学医学出版社,2006.

[6] 赵静. 现代信息查询与利用[M]. 北京:科学出版社,2004.

[7] 仇晓春,张文浩. 医学文献检索[M]. 2版.北京:科学出版社,2006.

[8] 王秀平. 生物医学信息检索[M]. 北京:科学技术文献出版社,2004.

[9] 邱飚曾. 医学信息检索[M]. 北京:科学出版社,2001.

[10] 郭继军. 医学文献检索[M]. 3版.北京:人民卫生出版社,2010.

[11] 方平. 医学文献信息检索[M]. 北京:人民卫生出版社,2005.

[12] 赵玲秀. 医学信息检索[M]. 北京:中国协和医科大学出版社,2002.

[13] 贺霞,凌征强,司马敬敏. 信息检索与实践[M]. 北京:人民邮电出版社,2010.

[14] 董建成. 医学信息检索教程[M]. 2版.南京:东南大学出版社,2009.

[15] 李晓玲,夏知平. 医学信息检索与利用[M]. 4版. 上海:复旦大学出版社,2008.

[16] 夏知平. 医学信息检索与利用[M]. 3版. 上海:复旦大学出版社,2004.

[17] 谢英花,牛晓艳,马燕山. 医学信息检索与利用[M]. 北京:海洋出版社,2008.

[18] 陈雅芝. 信息检索[M]. 北京:清华大学出版社,2006.

[19] 陈柏暖. 国外科技信息及文献检索[M]. 北京:机械工业出版社,2006.

[20] 阎维兰,刘二稳. 信息检索[M]. 北京:北京邮电大学出版社,2005.

[21] 陈冬花. 文献信息检索与利用[M]. 上海:上海交通大学出版社,2005.

[22] 袁豪杰,颜先卓. 现代信息检索与利用[M]. 北京:北京邮电大学出版社,2004.

[23] 周和玉,郭玉强. 信息检索与情报分析[M]. 武汉:武汉理工大学出版社,2004.

[24] 卢小宾,李景峰. 信息检索[M]. 北京:科学出版社,2003.

[25] 齐宪生. 信息检索与利用[M]. 石家庄:河北人民出版社,2003.

[26] 陈界. 医学信息检索与利用[M]. 3版.北京:中国科学技术出版社,2004.

[27] 徐一新,夏知平. 医学信息检索[M]. 2版.北京:高等教育出版社,2004.